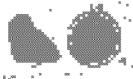

国家卫生健康委员会"十四五"规划教材

全国高等中医药教育教材

供中药学等专业用

药事管理学

第 3 版

中药

主　编　谢　明　田　侃

副主编　王英姿　王世宇　叶耀辉　张文玉

人民卫生出版社

·北京·

图书在版编目（CIP）数据

药事管理学 / 谢明，田侃主编 . —3 版 . —北京：
人民卫生出版社，2021.6（2023.8重印）
ISBN 978-7-117-31525-8

Ⅰ.①药… Ⅱ.①谢…②田… Ⅲ.①药政管理 —高
等学校 —教材 Ⅳ.①R95

中国版本图书馆 CIP 数据核字（2021）第 110772 号

人卫智网	**www.ipmph.com**	医学教育、学术、考试、健康，
		购书智慧智能综合服务平台
人卫官网	**www.pmph.com**	人卫官方资讯发布平台

药事管理学
Yaoshi Guanlixue
第 3 版

主　　编：谢　明　田　侃
出版发行：人民卫生出版社（中继线 010-59780011）
地　　址：北京市朝阳区潘家园南里 19 号
邮　　编：100021
E - mail：pmph @ pmph.com
购书热线：010-59787592　010-59787584　010-65264830
印　　刷：天津市光明印务有限公司
经　　销：新华书店
开　　本：850×1168　1/16　印张：19
字　　数：498 千字
版　　次：2012 年 5 月第 1 版　　2021 年 6 月第 3 版
印　　次：2023 年 8 月第 4 次印刷
标准书号：ISBN 978-7-117-31525-8
定　　价：68.00 元

◇◇◇ 修 订 说 明 ◇◇◇

为了更好地贯彻落实《中医药发展战略规划纲要(2016—2030年)》《中共中央国务院关于促进中医药传承创新发展的意见》《教育部 国家卫生健康委 国家中医药管理局关于深化医教协同进一步推动中医药教育改革与高质量发展的实施意见》《关于加快中医药特色发展的若干政策措施》和新时代全国高等学校本科教育工作会议精神,做好第四轮全国高等中医药教育教材建设工作,人民卫生出版社在教育部、国家卫生健康委员会、国家中医药管理局的领导下,在上一轮教材建设的基础上,组织和规划了全国高等中医药教育本科国家卫生健康委员会"十四五"规划教材的编写和修订工作。

为做好新一轮教材的出版工作,人民卫生出版社在教育部高等学校中医学类专业教学指导委员会、中药学类专业教学指导委员会和第三届全国高等中医药教育教材建设指导委员会的大力支持下,先后成立了第四届全国高等中医药教育教材建设指导委员会和相应的教材评审委员会,以指导和组织教材的遴选、评审和修订工作,确保教材编写质量。

根据"十四五"期间高等中医药教育教学改革和高等中医药人才培养目标,在上述工作的基础上,人民卫生出版社规划、确定了第一批中医学、针灸推拿学、中医骨伤科学、中药学、护理学5个专业100种国家卫生健康委员会"十四五"规划教材。教材主编、副主编和编委的遴选按照公开、公平、公正的原则进行。在全国50余所高等院校2 400余位专家和学者申报的基础上,2 000余位申报者经教材建设指导委员会、教材评审委员会审定批准,聘任为主编、副主编、编委。

本套教材的主要特色如下:

1. 立德树人,思政教育　坚持以文化人,以文载道,以德育人,以德为先。将立德树人深化到各学科、各领域,加强学生理想信念教育,厚植爱国主义情怀,把社会主义核心价值观融入教育教学全过程。根据不同专业人才培养特点和专业能力素质要求,科学合理地设计思政教育内容。教材中有机融入中医药文化元素和思想政治教育元素,形成专业课教学与思政理论教育、课程思政与专业思政紧密结合的教材建设格局。

2. 准确定位,联系实际　教材的深度和广度符合各专业教学大纲的要求和特定学制、特定对象、特定层次的培养目标,紧扣教学活动和知识结构。以解决目前各院校教材使用中的突出问题为出发点和落脚点,对人才培养体系、课程体系、教材体系进行充分调研和论证,使之更加符合教改实际、适应中医药人才培养要求和社会需求。

3. 夯实基础,整体优化　以科学严谨的治学态度,对教材体系进行科学设计、整体优化,体现中医药基本理论、基本知识、基本思维、基本技能;教材编写综合考虑学科的分化、交叉,既充分体现不同学科自身特点,又注意各学科之间有机衔接;确保理论体系完善,知识点结合完备,内容精练、完整,概念准确,切合教学实际。

4. 注重衔接,合理区分　严格界定本科教材与职业教育教材、研究生教材、毕业后教育教材的知识范畴,认真总结、详细讨论现阶段中医药本科各课程的知识和理论框架,使其在教材中得以凸显,既要相互联系,又要在编写思路、框架设计、内容取舍等方面有一定的区分度。

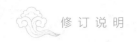

5. **体现传承,突出特色** 本套教材是培养复合型、创新型中医药人才的重要工具,是中医药文明传承的重要载体。传统的中医药文化是国家软实力的重要体现。因此,教材必须遵循中医药传承发展规律,既要反映原汁原味的中医药知识,培养学生的中医思维,又要使学生中西医学融会贯通,既要传承经典,又要创新发挥,体现新版教材"传承精华、守正创新"的特点。

6. **与时俱进,纸数融合** 本套教材新增中医抗疫知识,培养学生的探索精神、创新精神,强化中医药防疫人才培养。同时,教材编写充分体现与时代融合、与现代科技融合、与现代医学融合的特色和理念,将移动互联、网络增值、慕课、翻转课堂等新的教学理念和教学技术、学习方式融入教材建设之中。书中设有随文二维码,通过扫码,学生可对教材的数字增值服务内容进行自主学习。

7. **创新形式,提高效用** 教材在形式上仍将传承上版模块化编写的设计思路,图文并茂、版式精美;内容方面注重提高效用,同时应用问题导入、案例教学、探究教学等教材编写理念,以提高学生的学习兴趣和学习效果。

8. **突出实用,注重技能** 增设技能教材、实验实训内容及相关栏目,适当增加实践教学学时数,增强学生综合运用所学知识的能力和动手能力,体现医学生早临床、多临床、反复临床的特点,使学生好学、临床好用、教师好教。

9. **立足精品,树立标准** 始终坚持具有中国特色的教材建设机制和模式,编委会精心编写,出版社精心审校,全程全员坚持质量控制体系,把打造精品教材作为崇高的历史使命,严把各个环节质量关,力保教材的精品属性,使精品和金课互相促进,通过教材建设推动和深化高等中医药教育教学改革,力争打造国内外高等中医药教育标准化教材。

10. **三点兼顾,有机结合** 以基本知识点作为主体内容,适度增加新进展、新技术、新方法,并与相关部门制定的职业技能鉴定规范和国家执业医师(药师)资格考试有效衔接,使知识点、创新点、执业点三点结合;紧密联系临床和科研实际情况,避免理论与实践脱节、教学与临床脱节。

本轮教材的修订编写,教育部、国家卫生健康委员会、国家中医药管理局有关领导和教育部高等学校中医学类专业教学指导委员会、中药学类专业教学指导委员会等相关专家给予了大力支持和指导,得到了全国各医药卫生院校和部分医院、科研机构领导、专家和教师的积极支持和参与,在此,对有关单位和个人表示衷心的感谢!希望各院校在教学使用中,以及在探索课程体系、课程标准和教材建设与改革的进程中,及时提出宝贵意见或建议,以便不断修订和完善,为下一轮教材的修订工作奠定坚实的基础。

人民卫生出版社

2021 年 3 月

◇◇◇ 前　言 ◇◇◇

为适应当前高等中医药教学和药事管理实践工作的需要,及时反映药事管理方向的新法规、新动态,适应国家执业药师资格考试的新变化,满足社会从业人员需求,人民卫生出版社于2020年组织全国29所高等中医药院校一线教师,修订编写了国家卫生健康委员会"十四五"规划教材《药事管理学(第3版)》。

与上版教材比较,本版教材具有以下特点:

1. 紧密结合现行药事管理法规　增加2016年8月以来,国家公布、修订的药事法规、政策的新内容。

2. 突出传统中药管理特色,培养中医药思维　对人才培养体系、课程体系、教材体系进行充分调研和论证,适应中药学类专业人才培养的要求。

3. 以国家执业中药师资格考试大纲为参考　尽量覆盖执业中药师资格考试大纲的相关知识点,与执业中药师资格考试对接。

4. 通过体例创新提高理论教学效果　通过数字资源拓展学生的知识面,通过"学习目标"使学生明确学习任务,利用"复习思考题"完成知识的复习和总结。

5. 融入课程思政内容　通过"思政元素""案例分析"等模块融入课程思政内容,有助于增强专业课教学的吸引力和强化大学生的学习动力,推进药事管理学课程思政建设。

本版教材在编写过程中,得到人民卫生出版社,辽宁中医药大学、南京中医药大学等29所医药高等院校,以及沈抚改革创新示范区市场监督管理局等单位的大力支持,在此深表谢意。

限于编者水平,不妥之处及错漏在所难免,欢迎广大读者在使用过程中提出宝贵意见,以便修订与完善。

编者

2021年5月

目 录

第一章

绪　论

PPT 课件

01章PPT

📖 学习目标

　　通过本章学习,熟悉药事管理学的相关概念、研究内容、研究方法及药事管理学科的形成与发展;同时围绕中药现代化熟悉中药的相关定义及中药现代化的内涵、目标、任务和措施,为本教材以后各章的学习奠定基础。

第一节　药事管理学概述

一、药学事业与药事管理

(一) 药学事业的概念

　　药学事业(pharmaceutical affair)是指与药品的研究、生产、流通、检验、使用、教育、价格、广告、信息、监督管理等活动有关的事项。药学事业简称药事。

🔍 知识链接

药　事

　　"药事"一词早在药学文献中广泛使用。我国古代史书《册府元龟》中记载北齐门下省尚药局,有典御药二人,侍御药二人,尚药监四人,总御药之事。北周设有"主药"六人,主管药物事宜。由此可见,早在南北朝时代(420—589 年),医药管理已有明确的分工,设有专职人员负责掌管药事工作。随着社会的发展,药事一词的含义也在变化。

(二) 药事管理

　　1. 药事管理的概念　药事管理(pharmacy administration)是指对药学事业的综合管理。它是人类管理活动的一部分,是运用管理科学的基本原理和研究方法对药学事业各部分的活动进行研究,总结其管理活动规律,并用以指导药学事业健康发展的社会活动。药事管理有宏观与微观之分:宏观的药事管理是指国家对药事的监督管理;微观的药事管理是指药事各部门内部的管理,包括人员管理、财务管理、物资设备管理、药品质量管理、技术管理、药学信息管理、药学服务管理等工作。

　　2. 药事管理的特点　药事管理的特点表现在专业性、政策性、实践性 3 个方面。

(1)专业性：从事药事管理人员应掌握药学和社会科学的基础理论、专业知识和基本方法，运用管理学、法学、社会学、经济学的原理和方法研究药学事业各部门的活动，总结其管理规律，指导其健康发展。

(2)政策性：药事管理是主管部门按照法律、行政法规和行政规章，行使国家权力对药学事业的管理，主管部门代表国家、政府对药品进行管理，需与不同的部门、人员打交道，处事要有政策、法律依据，公正、公平，科学严谨。

(3)实践性：药事管理离不开实践活动。药事管理的法律、法规和规章的制定来自药事管理实践，经过总结、升华而成，反过来用于指导实践工作，并接受实践的检验。对于不适应的部分，适时予以修订、完善，使药事管理工作不断改进、提高和发展。

二、药事管理学的概念、性质及任务

(一) 药事管理学的概念

药事管理学是应用社会科学的原理和方法研究药事管理活动的规律和方法的科学，是药学与社会科学相互交叉、渗透而形成的以药学、法学、管理学、社会学、经济学为主要基础的药学类边缘学科。

(二) 药事管理学的性质

1. 药事管理学是一门交叉学科　药事管理学是药学与社会科学(管理学、社会学、法学、经济学等)交叉渗透而形成的边缘学科，涵盖了药学、管理学、社会学、法学、经济学、心理学等学科的理论和知识。

2. 药事管理学是药学的一个分支学科　药事管理学是药学科学与药学实践的重要组成部分，运用社会科学的原理和方法研究现代药学事业各部门活动及其管理，探讨药学事业科学管理的规律，促进药学事业的发展，因而是药学科学的一个分支学科。

3. 药事管理学具有社会科学的性质　药事管理学主要探讨与药事有关的人们的行为和社会现象的系统知识，研究对象是药事活动中管理组织、管理对象的活动、行为规范以及他们之间的相互关系。因此，药事管理学具有社会科学的性质。

(三) 药事管理学的任务及研究内容

1. 药事管理学的任务　药事管理学科的任务是促进药学事业的发展，保证人民用药安全、有效、经济、合理。药事管理学科研究的最终目的，是通过对药学领域各种社会、经济现象的探讨，剖析其影响因素，揭示其内在规律和发展趋势，从而为发展药学事业提供理论依据和对策建议。

2. 药事管理学的研究内容　药事管理学是研究药学事业的活动和管理问题，该学科和其他药学学科一起，为社会提供安全、有效、稳定、经济的药品，提供药物的信息和药学服务，从而保障用药安全和用药的合法权益、维护人民身体健康。随着药学科学和药学实践的发展，药事管理学研究内容也在不断完善。根据教学、科研和实践情况，药事管理学的研究内容主要有以下9个方面：

(1)药事管理体制：研究药事工作的组织方式、管理制度和管理方法，国家权力机关关于药事组织机构设置、职能配置及运行机制等方面的制度。运用社会科学的理论，进行分析、比较、设计和建立完善的药事组织机构及制度，优化职能配备，减少行业、部门之间重叠的职责设置，提高管理水平。

(2)药品监督管理：研究药品的特殊性及其管理的方法，制定药品质量标准，制定影响药品质量标准的工作标准、制度，制定国家药物政策，包括基本药物目录、实施药品分类管理制度、药品不良反应监测报告制度、药品质量公报制度等，对上市药品进行再评价，提出整顿与淘汰的药品品种,并对药品质量监督、检验进行研究。

(3)药品法制管理:用法律的方法管理药品和药事活动,是大多数国家和政府的基本做法和有效措施。药品和药学实践管理的立法与执法,是药事管理的一项重要内容,要根据社会和药学事业的发展,完善药事管理法规体系,对不适应社会需求的或过时的法律、法规、规章要适时修订。药事法规是从事药学实践工作的基础,药学人员应能够在实践工作中辨别合法与不合法行为,做到依法办事,同时具备运用药事管理与法规的基本知识和有关规定分析和解决药品生产、经营、使用、管理等环节实际问题的能力。

(4)药品注册管理:主要对药品注册管理制度进行探讨,包括新药注册管理和仿制药、进口药品、非处方药注册管理和药品标准的管理。对新药的分类、药物临床前研究质量管理、临床研究质量管理及其申报、审批进行规范化、科学化的管理,制定实施管理规范如《药物非临床研究质量管理规范》(Good Laboratory Practice,GLP)、《药物临床试验质量管理规范》(Good Clinical Practice,GCP),建立公平、合理、高效的评审机制,提高我国上市药品在国际市场的竞争力。

(5)药品生产、经营管理:运用管理科学的原理和方法,研究国家对药品生产、经营企业的管理和药品企业自身的科学管理,研究制定科学的管理规范,如《药品生产质量管理规范》(Good Manufacturing Practice,GMP)、《药品经营质量管理规范》(Good Supplying Practice,GSP)指导企业生产和经营活动。药品生产企业自身应依据 GMP 组织生产,药品经营企业应依据 GSP 组织经营,国家对生产、经营企业符合规范的情况组织认证。

(6)药品使用管理:药品使用管理的核心问题是向患者提供优质服务,保证合理用药,提高医疗质量。研究的内容涉及药房的工作任务、组织机构,药师的职责及其能力,药师与医护人员、患者的关系及信息的沟通与交流,药品的分级管理、经济管理、信息管理以及临床药学、药学服务的管理。随着临床药学、药学服务工作的普及与深入开展,如何运用社会和行为科学的原理和方法,研究在使用药品的过程中药师、医护人员和患者的心理与行为,研究沟通技术,推动药师和医生、护士的交流,药师和患者的互动,提高用药的依从性是今后药品使用管理的一项重点内容。

(7)药品信息管理:药品信息管理包括对药品信息活动的管理和国家对药品信息的监督管理。从药事管理的角度来讲,主要讨论国家对药品信息的监督管理,以保证药品信息的真实性、准确性、全面性,以完成保障人们用药安全有效,维护人们健康的基本任务。国家对药品信息的监督管理包括药品说明书和标签的管理、药品广告管理、互联网药品信息服务管理、药品管理的计算机信息化。

(8)药品知识产权保护:药品知识产权保护包括知识产权的性质、特征、专利制度、药品专利的类型、授予专利权的条件,运用专利法律对药品知识产权进行保护,涉及药品的注册商标保护、专利保护、中药品种保护等内容。

(9)药学服务人员管理:药学服务人员的管理在药事管理中尤为重要。保证药品的质量,首先要有一支依法经过资格认定的药学技术人员队伍。他们要有良好的职业道德和精湛的业务技术水平,优良的药学服务能力。因此,研究执业药师及相关药学服务人员管理的制度、办法,通过立法的手段实施药学服务人员管理是非常必要的。

三、药事管理学的地位与作用

(一) 药事管理学的地位

药事管理学是 1984 年以来在我国发展起来的一门新兴边缘学科,是研究现代药学管理活动基本规律和一般方法的科学。药事管理学是药学与社会科学等部分学科相互渗透而形

笔记栏

成的综合性交叉的应用学科,是现代药学科学与实践的重要组成部分,是药学的重要分支学科,在促进药学学科发展和实现药学社会功能、保障用药安全和用药的合法权益、维护人民身体健康、促进药品规范化管理、促进药学教育和人才培养等方面具有重要的地位与作用。随着该学科自身的不断完善和发展,其在药学学科发展中的地位日益提升和突显出来。

（二）药事管理学的作用

1. 促进药品的规范化管理　药品的规范化管理是当今世界药学三大中心任务之一。药品作为特殊商品,其质量直接关系到社会公众的身体健康与生命安全。药事管理学通过宏观与微观的科学药事管理,在药品的研制、生产、流通和使用的全过程建立严格的质量监督体制、强制性的标准、严格的规章制度等,并运用先进的管理方法、管理技术和管理手段,促进药品实现规范化管理。

2. 促进我国药学事业国际化发展　加强药事管理,建立适合中国国情的药事行政管理体制,实现中国药事行政管理的科学化、法制化和现代化,是促进药学学科向规范化、法制化、科学化、国际化发展,增强我国医药经济全球竞争力,促进药学科学技术和药学事业快速发展和与国际接轨的重要途径。

3. 促进药学教育发展　随着中国进入世界贸易组织（WTO）及人民生活质量的不断提高,对医药产品及医疗服务的品质、疗效及安全性要求也在明显提高,全球医药卫生领域正在不断发生巨大的变化,这些发展与变化必将需要一大批既掌握医药基本知识,又懂得经济管理理论和国内外药事管理法律法规的专业人才,这必然对当前药学教育的方向与目标提出了更高的要求。药事管理学学科发展,有利于培养药学相关专业人才,从而更好地为药学学科发展、国家医药经济建设及人民大众安全合理用药提供更好的服务和人才保障。

第二节　药事管理发展历程

一、国外药事管理发展历程

19 世纪的美国,贸易发展迅速,开设了很多药房、药店,药师既要配方发药又要经营生意。学习如何开展药房的经营业务以维持药房的生存,被列入当时的学徒式药学教育活动,这是药事管理学科的萌芽。1821 年费城药学院成立,开始了药学教育,并将"药房业务管理"列为药学教育基本课程;1910 年,美国药学教师联合会首次在药学教育中提出了"商业药学"课程,1916 年,开设了"商业与法律药学"课程,在 1928 年,又将其更名为"药学经济",1950 年再次更名为"药事管理",最终将其定名为"药事管理学科",对应的英文为"the discipline of pharmacy administration"。在随后几十年中,药事管理学科有了较大的发展。各药学院校相继成立了药事管理教研室,开设了多门课程。据 1993 年美国药学院协会统计,美国 35% 的药学院校开设了经济学、管理学、行为药学、药物流行病学、药学经济与政策、药品市场、药学实践伦理学、药学法律和规范等课程。20 世纪 50 年代以后,药事管理学科在美国高等药学教育中日益受到重视,该学科不仅招收学士,而且还招收硕士、博士。目前,攻读药事管理的硕士、博士研究生占全美药学研究生的 8% 左右。在高校,该学科的教师人数与药剂学、药物化学、药理学等学科基本相同。

前苏联将"药事管理学科"称为"药事组织"。1924 年,苏联在药学教育大会上明确提出"药事组织学"是中、高等药学教育的必修专业课,各药学院校均设置药事组织学教研室。国家设有中央药事科学研究所和地方药事科学研究室（站）。20 世纪 50 年代后,在全苏药师进修学校设有"药事组织"专业,开设多门专业课程,其课程侧重于药事行政组织机构、规章制度及行政管理方面。

一些欧洲国家及日本称药事管理学为社会药学(social pharmacy)。在药学教育中也开设多门课程,如日本设有医院药局学、药事关系法规、药业经济、品质管理等课程。

二、我国药事管理发展历程

我国药事管理学科创建于 20 世纪 30 年代,当时只有部分教会学校开设了"药物管理学及药学伦理""药房管理"等课程。1954 年高等教育部仿前苏联,在颁布的药学专业教学计划中将"药学组织"列为高等药学院(系)药学专业的必修课程和生产实习内容。各高等药学院校 1956 年普遍开设了"药事组织"课程。1966 年"文革"开始,由于各种原因,被迫停开此类课程。1987 年,我国创办《中国药事》杂志。1995 年,国家执业药师、执业中药师资格考试将"药事管理与法规"列为四大考试科目之一,并组织专家编写了《药事管理》《中药药事管理》《药事法规汇编》等应试指导性教材。1996 年,中国药学会组建成立药事管理专业委员会,每年举办全国性药事学术交流。我国药事管理学科进入健康、快速发展的时期。

三、我国药事管理学科发展历程

我国药事管理学科发展起步较晚,大体经历两个阶段。第一阶段(1930—1979 年)为学科引进和探索阶段,主要引进英美等发达国家的相关课程,传授和宣传药事管理学的作用和意义。第二阶段(1980 年以来)为成长阶段,从我国药事管理实际出发,借鉴国外经验,建立了符合我国药品监督管理和药业发展的药事管理学科体系。

1906—1948 年,全国仅有 2 所院校药学系开设有此类课程,如药房管理、药物管理法、药学伦理等。

1954—1963 年,各院校(系)参照前苏联模式开设了药事组织课程,之后中断。

1984 年我国颁布了《中华人民共和国药品管理法》(以下简称《药品管理法》),在 1985 年 7 月 1 日正式实施后,我国药事管理学科建设得到医药卫生、教育行政主管部门重视。原卫生部先后在当时的华西医科大学、浙江医科大学以及大连市建立了三个国家级药事管理干部培训中心,在全国建立了七个卫生干部培训中心,对在职医药卫生干部进行现代管理知识和药事管理专业技术培训。

1985 年,华西医科大学药学院、北京医科大学药学院、中国药科大学等先后开设"药事管理学"课程。

1987 年,国家教育委员会发布的高等教育专业目录中将"药事管理学"列为药学、制药学、中药学、医药企业管理等专业的必修课程。

1988 年,李超进主编的《药事管理学》由人民卫生出版社出版发行。

1993 年,吴蓬主编的卫生部规划教材《药事管理学》出版发行,之后对该教材进行了三次修订。

1994 年,我国高等医学院校开始招收药事管理方向硕士研究生。

1995 年,山东中医药大学、辽宁中医药大学等 10 所高等中医药大学合作编写出版了我国第一本供高等中药类专业使用的《药事管理学》教材。之后,各种《药事管理学》教材陆续出版发行。除此之外,有些院校还自编特色讲义和教材。

1996 年,中国药科大学首次开设药事管理学本科专业。2002 年,北京中医药大学开设"工商管理专业药事管理(方向)"本科专业。

1998 年起,国内部分高校自主设立药事管理专业。

笔记栏

2000 年,沈阳药科大学开始按照药学一级学科招收药事管理方向博士研究生。随后,其他大学也陆续招收了药事管理博士研究生。

2000 年以后,全国各高校药学院校(系)均普遍开设了《药事管理学》课程,许多院校还开设了药品市场营销学、医药商贸、药学概论、医药国际贸易等课程。

2012 年起,药事管理专业纳入教育部《普通高等学校本科专业目录》,授予理学学士学位。目前国内约有 400 余所高等院校设立药学类专业点(2017 年度统计数据),其中 13 所(3.22%)高校设立了药事管理专业,1 所高校(沈阳药科大学)自主设置医疗产品管理专业(授予管理学学士学位)。

2018—2019 年,中文科技期刊上发表的药事管理学术论文有近万篇,其中约 2 600 篇发表在中文核心期刊。药事管理学科研究持续升温,以院校、协会或科研单位为中心,通过各类学术会议、论坛、峰会等活动,促进政府机关、医药产业、院校、科研单位及社会其他主体对药事管理学科相关的问题进行探索交流和研究,促进了我国医药产业的健康快速发展。

药事管理学科的发展,对药学学科和药学实践做出了重大贡献。一个国家、一个地区药品管理的有效经验,通过药事管理学科的传播,能迅速地推广到其他国家和地区。药事管理理论与药学实践相结合,提高了药学领域各分支系统自身的水平,活跃了学术气氛,促进了整个药学事业的发展进步。

第三节　药事管理学研究方法

一、研究方法

药事管理的研究方法是指研究者通过何种手段和途径得出研究结论。药事管理研究具有社会科学性质,主要探讨与药事有关的人们的行为以及社会现象的系统知识。药事管理研究虽然也具有自然科学研究的客观性、系统性、实证性、验证性、复制性等特征,但因研究对象以“人”及“社会”为主,故其研究环境与条件、研究结果的解释程度等,均与以“物”及“自然”为主要研究对象的自然科学研究有所差别,主要表现在复制性低、因素复杂、间接测量、普遍性低、误差较大等方面。药事管理的研究方法可分为文献研究、调查研究、实验研究、实地研究 4 种。

1. 文献研究方法　文献研究法是一种不直接接触研究对象的研究方式,或称为无干扰研究。该方法主要通过搜集、鉴别、整理文献,并通过对文献的研究,形成对事实科学认识。其研究数据和信息的来源主要是二手资料。文献研究可划分为内容分析、二次分析以及现存统计资料分析三种。内容分析是一种对文献的内容进行客观、系统和定量描述的研究技术。二次分析是指直接利用其他研究者所收集的原始资料数据进行新的分析或对数据加以深度开发。现有统计资料分析是对各种官方统计资料进行的分析研究。

2. 调查研究方法　调查研究既是一种研究方法,也是一种最常用的收集资料的方法。作为一种研究方法,调查研究是以特定群体为对象,应用问卷访问测量或其他工具,经由系统化程序,收集有关群体的资料及信息,借以了解该群体的普遍特征。调查研究是收集第一手数据用以描述一个难以直接观察的大总体的最佳方法。调查研究方法的一般特征是准确性较低,而可靠性较高。调查研究方法广泛应用于描述研究、解释研究和探索研究。

调查研究有两种基本类型,即普查和样本调查。药事管理研究常用的是样本调查。样本调查中的基本步骤是抽样,抽样设计对研究结果影响较大。样本大小、抽样方式和判断标准是样本设计的关键环节。

问卷是收集调查数据的重要方法,包括自填式问卷、访问调查问卷。问卷由封面信、指导语、问题及答案、编码等构成。问题和答案是问卷的主体,问卷中的问题,形式上可分为开放式和封闭式两类。开放式问题指不提供具体答案而由回答者自由填答的问题;封闭式问题是在提出问题时,给出若干答案,让调查者选择。从问题的内容来看,可归结为特征、行为和态度三个方面的问题。特征问题是指用来测量被调查者基本情况的问题,如年龄、性别、职业、文化程度等;行为问题用来测量被调查者过去发生或现在进行的某些实际行为和事件;态度问题则是指被调查者对某一事物的看法、意愿、情感、认识等涉及主观因素的问题。

3. 实验研究方法　实验研究的目的是研究原因和结果的关系,即研究分析"为什么"。它通过比较分析经过"处理"的实验组与未接受"处理"的对照组,研究因果关系。所谓"处理"是指采取了某项措施,例如为了提高药师水平,采取继续教育的措施。实验研究方法适用于概念和命题相对有限的、定义明确的研究课题以及假设检验课题。实验研究是在控制变量的情况下,进行比较分析,结果比较准确。实验研究包括以下环节:①明确自变量与因变量;②选取实验组与对照组;③进行事前测量与事后测量。实验研究方法实施中有以下要求:①提出假设;②明确自变量、因变量,并分别给出定义;③选定测量因变量的指标及测量方法;④确定实验组、对照组的抽样方法(样本数及抽取样本的方法);⑤根据研究目的与要求,以及主客观条件的可能选定实验设计。

实验方法的优点是可以控制自变量,可以重复,因果关系的结论较准确。其弱点在于其人为性质,往往不能代表现实的社会过程,容易失真。

4. 实地研究方法　实地研究是对自然状态下的研究对象进行直接观察,收集一段时间内若干变量的数据,是一种定性的研究方式。参与观察、个案研究都是重要的实地研究形式。其本质特点是研究者深入所研究对象的生活环境中,通过参与观察和询问,去感受、感悟研究对象的行为方式及其在这些行为方式背后所蕴含的信息。实地研究最主要的优点是其综合性,研究者通过直接观察研究对象可以获得许多形象信息供直觉判断,有些研究课题靠定量分析往往不够或不合适,实地观察则可以发现用其他研究方式难以发现的问题。

二、调查研究的一般程序

调查研究的一般程序是指对实际问题进行调查、研究和解答的全过程,分为准备阶段、实施阶段和总结阶段三个步骤。

1. 准备阶段　准备阶段包括确定研究课题、研究设计以及组织安排。

(1)确定研究课题:进行一项调查研究首先必须确定研究课题,也即必须说明研究的对象是什么,为什么进行这样的研究,应根据社会需要来选题。药事管理学研究选题要通过对药厂、医药公司、医院药剂科、药品检验所、药品监督管理部门及广大人群的调查,了解药学各个领域工作的现状,发现问题,针对工作中存在的尚未解决的实际问题确定研究内容。

研究课题提出来后,必须对它加以评价。评价主要是说明课题研究的意义、价值、可行性、研究条件等问题。评价一个课题是否值得研究,可根据以下 3 个原则来衡量:

1)需要性原则:该原则体现了科学研究的目的性。有两种需要,一是实际工作中发现的对加强药事管理,提高药品质量,提高服务质量,维护人民健康有直接影响的问题,即社会实践的需要;另一种是事实与现有理论之间出现矛盾的问题,即科学发展的需要。

2)创造性原则:该原则体现了科学研究的价值,题目应新颖、创新,国内外尚无人研究。

3)科学性原则:该原则体现了科学研究的根据,研究课题必须以客观事实和理论为依据。对研究课题的主、客观条件要进行可行性论证。主观条件是指研究人员的数量、专业知识、技能,有关人力、物力的配备,经费来源等。客观条件主要是指科学发展的程序,各方面资料的积累,研究方法是否可行等。

(2)研究设计:为实现研究的目的而进行的道路选择和工具准备。包括3个方面:

1)研究课题的具体化:确定研究的对象即分析单位和研究内容,为方案设计奠定基础。

2)选择研究方式:如调查研究、实验研究、实地研究、文献研究,根据研究条件、内容、目的以及课题需要加以取舍。

3)制定收集资料的具体形式:如调查问卷、访谈提纲、抽样方案的设计等。

(3)组织安排:即对一项研究的具体实施做出安排。需要选取或勘探好调查实施的地点,并就相关方面的联系、调查员的挑选与培训、实施过程的人员配置、物质供应、日程等做出具体安排。

2. 实施阶段 指根据研究方案抽样、收集资料、整理资料。

(1)抽样:是从总体中按一定方式选择或抽取样本的过程,它是人们从部分认识整体的关键环节,其基本作用是向人们提供一种实现由部分认识总体的途径和手段。在药品质量检验或监督检查时,常常用到抽样的方法。抽样方法分为概率抽样与非概率抽样两大类,前者是依据概率论的基本原理,按照随机原则进行的抽样,可以避免抽样过程中的人为影响,保证样本的代表性。非概率抽样则主要是依据研究者的主观意愿判断或是否方便等因素来抽取对象,因而往往有较大的误差,难以保证样本的代表性。

(2)收集资料:选定具体方法收集有关资料,如采用问卷法收集资料。收集资料相关过程是相关的研究人员根据收集的各种资料并将资料进行整理分析的过程。

(3)整理资料:资料的整理是统计分析的前提,其任务是对收集来的资料进行系统的科学加工,包括校对和简录。校对是对调查来的原始资料进行审查,看有无错误或遗漏,以便及时修正或补充;简录是对原始资料进行编码、登录和汇总,加以科学地分组,使材料系统化,为统计分析奠定基础。

3. 总结阶段 总结阶段是在全面占有调查资料的基础上,对资料进行系统分析和理论分析,进而写出研究报告。

(1)统计分析:统计分析包括叙述统计(统计描述)和推论统计(统计推断)。统计分析主要依据样本资料计算样本的统计值,找出数据的分布特征,计算出一些有代表性的统计数字,包括频数、累积频数、集中趋势、离散程度等。推论统计是在统计分析的基础上,利用数据所传递的信息,通过局部对全体的情形加以推断,包括区间估计、假设检验等内容。

(2)理论分析:是在对资料整理汇总统计分析的基础上进行思维加工,从感性认识上升到理性认识。此过程是各种科学认识方法的综合。

(3)撰写研究报告:研究报告是反映社会研究成果的一种书面报告,它以文字、图表等形式将研究的过程、方法和结果表现出来。其目的是告诉有关读者,作者是如何研究此问题的,取得了哪些结果,这些结果对于认识和解决此问题有哪些理论意义和实际意义等,以便与他人进行交流。

第四节 中药的发展与规划

一、中药药事管理

我国是一个具有悠久历史的文明古国,应用中药进行预防、治疗、保健、康复已有数千年的历史,为中华民族的繁衍生息做出了巨大贡献。我国宪法规定"发展现代药和传统药";国家鼓励和支持中药新药的研制和生产;保护传统中药加工技术和工艺,支持传统剂型中成药的生产,鼓励运用现代科学技术研究开发传统中成药。这些都说明了党和国家对中医药的高度重视。

(一) 中药的概念

中药(traditional Chinese medicine)是指在中医理论指导下,用于预防、治疗疾病并具有康复与保健作用的物质,包括中药材、中药饮片和中成药。

中药过去称"官药",清朝末年,西药输入我国后,为与西药区别,人们将我国传统药物称为中药或传统中药。中药泛指中华民族传统药,除传统中药外,尚包括民族药、民间药以及由境外引进的植物药、动物药及矿物药,这些药物依其自然属性均属天然,故统称天然药物。所谓民族药,系指我国某些地区少数民族经长期医疗实践的积累,并用少数民族文字记载的药物,在使用上有一定的地域性,如藏药、苗药和蒙药等。

中药治病的理论和经验,都是在中医辨证(民族医药)理论的指导下,根据药物的性能组合在方剂中使用。中药的性能主要包括性味、归经、升降浮沉、有毒无毒等;功效主要指理气、安神、活血化瘀、通里攻下等。

(二) 中药材管理

1. 中药材的概念　中药材(Chinese crude drug)是指药用植物、动物、矿物的药用部分采收后经产地初加工形成的原料药材。

目前应用广泛的中药材,大多为人工栽培品,少数来源于野生或家养动物,矿物类药材及人工制成品只占中药材来源的一小部分。

道地药材是指在特定的自然条件下,某地产优质、高产的正品药材。一般都有固定的产地、明确的采集期和讲究的加工方法,其本身具有最合适的有效成分含量、范围和最佳的各成分之间的比例关系,质量和疗效一般说来比较稳定。近年来,我国的中药学工作者在政府的重视和支持下,大力建设和发展道地产区,研究道地药材的栽培技术和生态系统,为确保药材原有性能和功效、不断提高其产品质量,做了大量卓有成效的工作,在全国范围内已形成了公认的道地药材产区。

2. 中药材生产　国家在积极推广《中药材生产质量管理规范》(Good Agricultural Practice,GAP)同时,正在对集中规模化栽培养殖、质量可控并符合规定条件的中药材品种建立和完善中药材的现代质量标准。GAP的核心内容和最终目标就是优质高效地生产名优药材。科技部重点支持的60个中药材品种的规范化种植研究示范基地已经完成了规范化研究并进入了示范化基地建设阶段。

3. 中药材市场　根据《药品管理法》第六十条和1994年《国务院关于进一步加强药品管理工作的紧急通知》等文件规定,城乡集市贸易市场可以出售自种自采的地产中药材。中药材专业市场禁止销售国家规定限制销售的27种毒性中药材和42种野生药材,禁止出售中药饮片、中成药、化学原料药及其制剂、抗生素、生化药品、放射性药品、血清疫苗、血液制品和诊断药品等。地方各级人民政府无权审批开办中药材专业市场。

4. 中药材保护和发展规划　中药材是中医药事业传承和发展的物质基础,是关系国计民生的战略性资源。2015年,工业和信息化部、国家中医药管理局等12部委联合制定了《中药材保护和发展规划(2015—2020年)》(以下简称《规划》),这是我国第一个关于中药材保护和发展的国家级专项规划,对我国中药材资源保护和中药材产业发展、中医药事业健康可持续发展、深化医药卫生体制改革、保障人民用药安全等方面具有十分重要的意义和作用。

ER 1-2

法规原文

ER 1-3

知识拓展:
中药材专业
市场

（三）中药饮片管理

1. 中药饮片的定义　中药饮片（Chinese herbal pieces）是指药材经过炮制后可直接用于中医临床或制剂生产使用的处方药品。

2. 中药饮片工业　中药饮片工业从无到有,逐步发展壮大。中华人民共和国成立初期,中药铺一般是前店配方,后坊进行饮片加工炮制,均为手工生产。1954年,中央提出试办中药加工部门,截至2020年11月,全国已有中药饮片生产企业2 468家。从20世纪80年代开始,政府对全国50家重点中药饮片生产企业组织技术改造,生产条件和技术装备得到明显改善,增加了品种,提高了质量,为中药饮片加工炮制逐步走向规模化、规范化奠定了基础。中药饮片已作为中药商品之一进入了流通领域。

3. 中药饮片的质量标准　中药饮片是中药产业三大支柱之一,从20世纪50年代至今,中药饮片经历了单味中药水剂、颗粒型饮片、单味中药浓缩颗粒、单味中药超微饮片等变革。1984年,我国政府颁布《药品管理法》后,各省级卫生行政部门根据各地的社会、文化差异和用药习惯,制定了各自辖区的中药饮片炮制规范。然而,这些仅对饮片的炮制工艺、中医临床用药起到了一定的规范作用,尚不能全面控制饮片质量。《药品管理法》第四十四条规定:中药饮片应当按照国家药品标准炮制;国家药品标准没有规定的,应当按照省、自治区、直辖市人民政府药品监督管理部门制定的炮制规范炮制。根据中药标准化、现代化的需求,中药饮片质量标准除应符合中药材标准外,还应重视制定洁净度、色泽、气味、含水量、灰分含量、片型和破碎度、农药残留限量、重金属限量等指标,必须达到卫生学质量要求。

4. 中药饮片的生产　国家药品监督管理局（National Medical Products Administration, NMPA）与国家中医药管理局正在抓紧组织制定中药饮片的批准文号目录。今后生产中药饮片,除没有实施批准文号管理的中药饮片外,必须经NMPA批准取得药品批准文号并在包装上注明。生产中药饮片,应当选用与药品性质相适应的包装材料和容器,中药饮片包装必须印有或贴有标签,标签必须注明品名、规格、产地、生产企业、产品批号、生产日期等。NMPA还对毒性中药饮片生产实行"统一规划、合理布局、定点生产"。

为实施好中药饮片GMP工作,国家食品药品监督管理局（SFDA）于2003年1月30日颁发了"中药饮片GMP补充规定",通过认证试点,制定《中药饮片GMP认证检查项目》,共111项,其中关键项目18项,一般项目93项。中药饮片生产企业必须达到其检查项目标准,符合GMP的生产和质量管理要求,才能取得中药饮片"药品GMP证书"。按照SFDA的统一安排和要求:①自2008年1月1日起,所有中药饮片生产企业必须在符合GMP的条件下生产。届时对未在规定期限内达到GMP要求,并取得"药品GMP证书"的中药饮片生产企业一律停止生产。②自2005年1月1日起,各省级药品监管部门已经开始实施对辖区内中药饮片生产企业的GMP认证工作。③为规范中药饮片的生产管理,在企业申报中药饮片认证和核发中药饮片"药品GMP证书"时,其认证范围应注明含毒性饮片、直接服用饮片及相应的炮制范围,包括净制、切制、炒制、炙制、煅制、蒸制等。根据《药品管理法》规定,自2019年12月1日起,取消药品GMP、GSP认证,不再受理GMP、GSP认证申请,不再发放药品GMP、GSP证书。2019年12月1日以前受理的认证申请,按照原药品GMP、GSP认证有关规定办理。2019年12月1日前完成现场检查并符合要求的,发放药品GMP、GSP证书。凡现行法规要求进行现场检查的,2019年12月1日后应当继续开展现场检查,并将现场检查结果通知企业;检查不符合要求的,按照规定依法予以处理。

5. 中药饮片的购销和调配　《药品管理法》第五十五条规定:"药品上市许可持有人、药品生产企业、药品经营企业和医疗机构应当从药品上市许可持有人或者具有药品生产、经营资格的企业购进药品;购进未实施审批管理的中药材除外。"药品经营企业和医疗机构,继续执行国家中医药管理局 1996 年发布的《药品零售企业中药饮片质量管理办法》和国家中医药管理局与卫生部于 2007 年发布的《医院中药饮片管理规范》两个规章。这两个规章对中药饮片从业人员管理、采购管理、检查、保管、调剂等多方面都作了严格的要求。包装不符合规定的中药饮片不得销售。

（四）中成药管理

1. 中成药的定义　中成药（traditional Chinese medicine preparations）是根据疗效确切、应用广泛的处方、验方或秘方，经药品监督管理部门审批同意，有严格要求的质量标准和生产工艺，批量生产、供应的中药成方制剂。

2. 中成药管理规定

（1）《药品注册管理办法》（2020 年版）：该办法对中药注册分类及申报材料要求作出了明确的规定，为中药研制提供了法规依据。为进一步规范药品研究过程与注册申报材料，我国陆续制定了一系列药品注册管理技术要求和药物研究技术指导原则，如《中药质量标准不明确的判定标准及处理原则》《含濒危药材中药品种处理原则》《中药工艺相关问题的处理原则》《含毒性药材及其他安全性问题中药品种的处理原则》《中药改剂型品种剂型选择合理性的技术要求》等。

（2）《中药注册管理补充规定》：根据《药品注册管理办法》对中药新药、中药复方制剂的研制要求、中药复方制剂注册申报资料、非临床研究与临床研究方面作了补充规定。对已上市药品改变剂型但不改变给药途径的注册申请，强调应提供充分依据说明其科学合理性，应当采用新技术以提高药品的质量和安全性，且与原剂型比较有明显的临床应用优势。

（3）《关于开展中药注射剂安全性再评价工作的通知》：对进一步控制中药注射剂安全风险、做好安全性再评价工作进行了详细的规定，并进一步制订了《中药注射剂安全性再评价工作方案》。

3. 中成药的现代化进展　经过半个多世纪特别是改革开放 40 余年的发展，中成药已经从传统的丸、散、膏、丹剂型扩大到片剂、针剂、浓缩丸、气雾剂等 40 多种剂型 8 000 多个品种。近 20 年来，国家相继批准了 1 000 余种各类中药新药。其中，大部分是以传统中药汤剂学为基础，吸收化学、生物学等现代科学的研究成果，采用现代分离、分析技术，结合中医药理论研制的。这为建成一个具有相当规模的现代化中药产业奠定了良好的基础。

据不完全统计，我国中成药生产企业超过 5 000 家，中成药的产品质量和生产水平不断得到提高。

4. 中成药的研制和注册　《药品注册管理办法》第四条、第十九条分别规定，中药注册按照中药创新药、中药改良型新药、古代经典名方中药复方制剂、同名同方药等进行分类；NMPA 支持中药传承和创新，建立和完善符合中药特点的注册管理制度和技术评价体系，鼓励运用现代科学技术和传统研究方法研制中药，加强中药质量控制，提高中药临床试验水平。

5. 中成药生产　鉴于中成药生产所用药材的来源和有效成分复杂，有效物质不明确或药效物质含量差别较大，致使大多数中成药的现行质量标准难以对所有成分进行定性、定量，靠事后检验难以保证其质量。《药品管理法》第四十四条规定：药品应当按照国家药品标准和经药品监督管理部门核准的生产工艺进行生产。生产、检验记录应当完整准确，不得编造。药品生产企业改变影响药品质量生产工艺的，必须报原批准部门审核批准。众所周知，中药提取工艺过程长而复杂，其中的提取、浓缩、萃取、干燥等每一步都对质量至关重要，因此，国家正在考虑制定《中药提取质量管理规范》，意在确保中成药的质量。

6. 中药生产企业　国家注重提高中药生产企业的整体素质。《药品管理法》第四十三条规定：从事药品生产活动，应当遵守 GMP，建立健全药品生产质量管理体系，保证药品生产全

笔记栏

过程持续符合法定要求。根据国家食品药品监督管理总局发布的《关于取消中药材生产质量管理规范认证有关事宜的公告》(2016年第72号),自2016年3月17日发布公告之日起,国家食品药品监督管理总局不再开展中药材GAP认证工作,不再受理相关申请;将继续做好取消认证后中药材GAP的监督实施工作,对中药材GAP实施备案管理;已经通过认证的中药材生产企业应继续按照中药材GAP规定,切实加强全过程质量管理,保证持续合规。

(五)中药的进出口管理

1. 中药的进口管理 中药的进口,主要是中药材,必须严格执行国家市场监督管理总局颁布的《进口药材管理办法》,确保进口药材质量。

(1)药材进口单位:办理首次进口药材审批的申请人或者办理进口药材备案的单位,应当是中国境内的中成药上市许可持有人、中药生产企业,以及具有中药材或者中药饮片经营范围的药品经营企业。

(2)首次进口药材申请与审批:申请人应当通过NMPA的信息系统填写进口药材申请表,并向所在地省级药品监督管理部门报送相关材料。

(3)进口药材备案:首次进口药材申请人应当在取得进口药材批件后1年内,从进口药材批件注明的到货口岸组织药材进口。进口单位应当向口岸药品监督管理部门备案,通过信息系统填报进口药材报验单,并报送相关资料。

(4)口岸检验:口岸药品检验机构收到进口药材口岸检验通知书后,应当在2日内与进口单位商定现场抽样时间,按时到规定的存货地点进行现场抽样。现场抽样时,进口单位应当出示产地证明原件。

2. 中药的出口管理 我国的药品出口管理,根据《药品管理法》有关规定,经过不断调整和改革,基本上形成了一整套比较适合国情的,与WTO初步接轨的管理规章制度、政策和措施。

(1)推行药用植物及制剂进出口绿色标志:中药材农药残留和重金属污染是中药出口的瓶颈。国家通过发布《药用植物及制剂进出口绿色行业标准》(简称《标准》,从2001年7月1日起实施),使用"药用植物及制剂进出口绿色标志",保护国内市场,促进植物类中药的出口。

该《标准》是我国对外经济贸易活动中,药用植物及制剂进出口的重要质量标准之一,适用于药用植物原料及制剂的进出口品质检验。《标准》对进出口药用植物和制剂的范围、术语、引用标准、检测方法、检测规则、包装、标志、运输和贮存等都作了详细的规定。同时,对中药的重金属和砷盐及农药残留的限量指标也做了具体规定(表1-1、表1-2)。

表1-1 重金属和砷盐的限量指标

项目	重金属总量	铅(Pb)	镉(Cd)	汞(Hg)	铜(Cu)	砷(As)
限量指标/mg·kg^{-1}	≤ 20.0	≤ 5.0	≤ 0.3	≤ 0.2	≤ 20.0	≤ 2.0

表1-2 农药残留限量指标

项目	六六六(BHC)	DDT	五氯硝基苯(PCNB)	艾氏剂(Aldrin)
限量指标/mg·kg^{-1}	≤ 0.1	≤ 0.1	≤ 0.1	≤ 0.02

《标准》规定的黄曲霉毒素含量、微生物限度:黄曲霉毒素B_1(aflatoxin)≤ 5μg/kg暂定;微生物限度参照现行《中华人民共和国药典》(以下简称《中国药典》)执行(注射剂除外)。

该《标准》规定的检测方法,引用《中国药典》(2000年版)一部附录中的ⅨE重金属检测方法,ⅨQ 有机氯农药残留量测定法,ⅩⅢC 微生物限度检查法通则中,食品中铅、镉、铜、总汞、总砷的测定方法及出口茶叶中黄曲霉毒素 B_1 检测方法。

进出口产品需按《标准》经指定检验机构检验合格后,方可申请使用"药用植物及制剂进出口绿色标志"产品标签。使用中国"药用植物及制剂进出口绿色标志"应遵照中国医药保健品出口商会有关规定。

(2)经济、药用野生动植物及其产品的出口管理:根据《中华人民共和国野生动植物保护法》和《濒危野生动植物国际贸易公约》的有关规定,凡经营出口经济、药用野生动植物及其产品的,如鹿茸、熊胆、天麻、石斛、云木香、兰花、珊瑚及含豹骨、麝香、犀牛角的药品等,需向中华人民共和国濒危物种进出口管理办公室申报,凭其批准件或允许出口证明书,再予办理检疫、检验、放行。

(3)建立扩大中医药出口部际联合工作机制,有效扩大中医药出口,更好地应对国际上阻碍中药出口的突发事件:由商务部牵头,会同国家卫生健康委员会、国家市场监督管理局、国家中医药管理局、中国医药保健品进出口商会,建立了扩大中医药出口部际联合工作机制。其主要职责是:制定与实施鼓励中药出口的政策与措施加强与国外的交流与谈判,推动世界对中医药的承认,更快更好地解决中药出口中遇到的问题。

二、中药的发展和规范

中药现代化,就是把传统中药的特色与现代科技相结合,按照国际认可的标准规范,对中药进行研究、开发、生产、管理,为社会服务的过程。因此,中药现代化的程度就是中药的国际化水平的体现,中药的国际化,是使以现代医药为主体的国家认同并接受中医药。中医药的故乡是中国,我国应发挥在世界传统医药领域的领先地位,研究、制定出易于被国际认可的药材的种植、饮片的炮制、方剂的有效性与安全的实验,以及临床研究、中成药生产及其质量控制等中药系列标准规范,并使之逐步完善成为世界各国参照的准则。

(一)现代化的中药产业

中药现代化,归根到底是中药产业的现代化。现代化中药产业包括四大产业:第一产业是以产业化经营和规范化生产(GAP)为特色的中药农业;第二产业是以中药饮片炮制规范、统一质量标准为特色的中药饮片工业,以及以现代化制药技术设备与规范化生产(GMP)为特色的中成药工业;第三产业是适合于市场经济的,以药品批发、零售、连锁经营及互联网药品交易为特色的中药商业;第四产业是以中药技术创新和药品信息服务为主要内容的中药知识产业。

(二)中医药发展战略规划纲要

中医药作为我国独特的卫生资源、潜力巨大的经济资源、具有原创优势的科技资源、优秀的文化资源和重要的生态资源,在经济社会发展中发挥着重要作用。随着我国新型工业化、信息化、城镇化、农业现代化深入发展,人口老龄化进程加快,健康服务业蓬勃发展,人民群众对中医药服务的需求越来越旺盛,迫切需要继承、发展、利用好中医药,充分发挥中医药在深化医药卫生体制改革中的作用,造福人类健康。为明确未来十五年我国中医药发展方向和工作重点,促进中医药事业健康发展,国务院于 2016 年 2 月 26 日发布《中医药发展战略规划纲要(2016—2030 年)》。

1. 发展目标 到 2030 年,中医药治理体系和治理能力现代化水平显著提升,中医药服务领域实现全覆盖,中医药健康服务能力显著增强,在治未病中的主导作用、在重大疾病治疗中的协同作用、在疾病康复中的核心作用得到充分发挥;中医药科技水平显著提高,基本形成一支由百名国医大师、万名中医名师、百万中医师、千万职业技能人员组成的中医药人才队伍;公民中医健康文化素养大幅度提升;中医药工业智能化水平迈上新台阶,对经济社会发展的贡献率进一步增强,我国在世界传统医药发展中的引领地位更加巩固,实现中医药继承创新发展、统筹协调发展、生态绿色发展、包容开放发展和人民共享发展,为健康中国建设奠定坚实基础。

2. 重点任务

(1)切实提高中医医疗服务能力:完善覆盖城乡的中医医疗服务网络;提高中医药防病治病能力;促进中西医结合;促进民族医药发展;放宽中医药服务准入;推动"互联网+"中医医疗。

(2)大力发展中医养生保健服务:加快中医养生保健服务体系建设;提升中医养生保健服务能力;发展中医药健康养老服务;发展中医药健康旅游服务。

(3)扎实推进中医药继承:加强中医药理论方法继承;加强中医药传统知识保护与技术挖掘;强化中医药师承教育。

(4)着力推进中医药创新:健全中医药协同创新体系;加强中医药科学研究;完善中医药科研评价体系。

(5)全面提升中药产业发展水平:加强中药资源保护利用;推进中药材规范化种植养殖;促进中药工业转型升级;构建现代中药材流通体系。

(6)大力弘扬中医药文化:繁荣发展中医药文化;发展中医药文化产业。

(7)积极推动中医药海外发展:加强中医药对外交流合作;扩大中医药国际贸易。

3. 保障措施

(1)健全中医药法律体系:推动颁布并实施《中华人民共和国中医药法》(以下简称《中医药法》),研究制定配套政策法规和部门规章,推动修订执业医师法、药品管理法和医疗机构管理条例、中药品种保护条例等法律法规,进一步完善中医类别执业医师、中医医疗机构分类和管理、中药审批管理、中医药传统知识保护等领域相关法律规定,构建适应中医药发展需要的法律法规体系。指导地方加强中医药立法工作。

(2)完善中医药标准体系:为保障中医药服务质量安全,实施中医药标准化工程,重点开展中医临床诊疗指南、技术操作规范和疗效评价标准的制定、推广与应用。系统开展中医治未病标准、药膳制作标准和中医药保健品标准等研究制定。健全完善中药质量标准体系,加强中药质量管理,重点强化中药炮制、中药鉴定、中药制剂、中药配方颗粒以及道地药材的标准制定与质量管理。加快中药数字化标准及中药材标本建设。加快国内标准向国际标准转化。加强中医药监督体系建设,建立中医药监督信息数据平台。推进中医药认证管理,发挥社会力量的监督作用。

(3)加大中医药政策扶持力度:落实政府对中医药事业的投入政策。改革中医药价格形成机制,合理确定中医医疗服务收费项目和价格,降低中成药虚高药价,破除以药补医机制。继续实施不取消中药饮片加成政策。在《国家基本药物目录》中进一步增加中成药品种数量,不断提高国家基本药物中成药质量。地方各级政府要在土地利用总体规划和城乡规划中统筹考虑中医药发展需要,扩大中医医疗、养生保健、中医药健康养老服务等用地供给。

(4)加强中医药人才队伍建设:建立健全院校教育、毕业后教育、继续教育有机衔接以及师承教育贯穿始终的中医药人才培养体系。重点培养中医重点学科、重点专科及中医药临床科研领军人才。加强全科医生人才、基层中医药人才以及民族医药、中西医结合等各类专业技能人才培养。开展临床类别医师和乡村医生中医药知识与技能培训。建立中医药职业技能人员系列,合理设置中医药健康服务技能岗位。深化中医药教育改革,建立中医学专业认证制度,探索适应中医医师执业分类管理的人才培养模式,加强一批中医药重点学科建设,鼓励有条件的民族地区和高等院校开办民族医药专业,开展民族医药研究生教育,打造一批世界一流的中医药名校和学科。健全国医大师评选表彰制度,完善中医药人才评价机制。建立吸引、稳定基层中医药人才的保障和长效激励机制。

(5)推进中医药信息化建设:按照健康医疗大数据应用工作部署,在健康中国云服务计划中,加强中医药大数据应用。加强中医医院信息基础设施建设,完善中医医院信息系统。建立对患者处方真实有效性的网络核查机制,实现与人口健康信息纵向贯通、横向互通。完善中医药信息统计制度建设,建立全国中医药综合统计网络直报体系。

(三)促进中医药传承创新发展

传承创新发展中医药是新时代中国特色社会主义事业的重要内容,是中华民族伟大复兴的大事,对于坚持中西医并重、打造中医药和西医药相互补充协调发展的中国特色卫生健康发展模式,发挥中医药原创优势、推动我国生命科学实现创新突破,弘扬中华优秀传统文化、增强民族自信和文化自信,促进文明互鉴和民心相通、推动构建人类命运共同体具有重要意义。为深入贯彻习近平新时代中国特色社会主义思想和党的十九大精神,认真落实习近平总书记关于中医药工作的重要论述,促进中医药传承创新发展,国务院于 2019 年 10 月 20 日提出《关于促进中医药传承创新发展的意见》。

1. 健全中医药服务体系 加强中医药服务机构建设;筑牢基层中医药服务阵地;以信息化支撑服务体系建设。

2. 发挥中医药在维护和促进人民健康中的独特作用 彰显中医药在疾病治疗中的优势;强化中医药在疾病预防中的作用;提升中医药特色康复能力。

3. 大力推动中药质量提升和产业高质量发展 加强中药材质量控制;促进中药饮片和中成药质量提升;改革完善中药注册管理;加强中药质量安全监管。

4. 加强中医药人才队伍建设 改革人才培养模式;优化人才成长途径;健全人才评价激励机制。

5. 促进中医药传承与开放创新发展 挖掘和传承中医药宝库中的精华精髓;加快推进中医药科研和创新;推动中医药开放发展。

6. 改革完善中医药管理体制机制 完善中医药价格和医保政策;完善投入保障机制;健全中医药管理体制;加强组织实施。

案例分析

20 世纪 60 年代的反应停药物灾难

反应停,即沙利度胺(thalidomide),于 1956 年作为非处方安眠药正式推向市场,生产商宣称该药有镇静效果,低毒、无依赖性,可以减轻孕妇在怀孕初期常见的呕吐反应,是"孕妇的理想选择"。很多人吃了药后恶心、呕吐的症状的确得到了明显改善,于是反应停很快被大量生产,在欧洲、南美洲、加拿大及其他各国家或地区上市,仅在联邦德国就有近 100 万人服用过反应停。但随之而来的是,许多出生的婴儿都是短肢畸形,形同海豚,被称为海豚肢畸形。1961 年,海豚婴儿被证实是孕妇服用反应停所导致的。于是该药被禁用,然而,受其影响的婴儿已多达 1.2 万名。经过媒体的进一步披露,人们才发现,在反应停出售之前,生产商并未仔细检验其可能产生的副作用。"反应停事件"震惊了世界,引起了公众的极大愤怒,生产商被迫支付了巨额赔偿。正是在"反应停事件"的背景下,美英等国开始积极重视药事立法,加强药品监督管理。

案例分析
答案

笔记栏

问题：

1. "反应停事件"说明了药品应当具备何种基本属性？

2. 制药厂商在产品上市前应当向药品监督管理部门提供哪些证明资料？

3. 当前沙利度胺又作为治疗麻风反应症的药品在某些国家重新上市，这说明了什么问题？

📖 学习小结

1. 学习内容

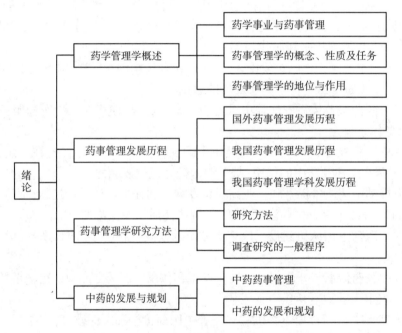

2. 学习方法 本章要结合药事管理学的发展，重点理解药事、药事管理及药事管理学的概念、性质及三者相互间联系等内容，对于药事管理学的研究方法及一般程序应结合实际加以掌握。中药相关专业的学生还应对中药相关概念有更深入的理解，结合中药产业的现状及未来，对中药现代化理论体系及内涵在中药管理活动中的应用，加以理解与掌握，为后续的学习及以后的实际工作打基础。

（谢 明 袁 妮 徐美玲）

复习思考题

1. 简述药事、药事管理、药事管理学之间的关系。

2. 简述药事管理学科的研究内容。

3. 简述药事管理研究的方法。

4. 简述药事管理调查研究的一般程序。

5. 简述中药现代化的概念。

扫一扫
测一测

PPT 课件

第二章
药品与药品监督管理

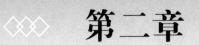

📐 学习目标

通过本章的学习,认识药品定义与分类、药品标准及药品标准分类,了解药品标准的原则和指导思想,掌握国家药品监督管理体制及国家对药品实施监督管理的原则与方法,为今后从事药品管理活动奠定基础。

❤ 思政元素

生命第一,健康至上

药品与人的健康和性命息息相关,必须树立生命第一、健康至上的从业理念。作为从业人员,要树立法律意识,自觉遵守法律准则,依法从业;在行业监管中,必须坚持以事实为依据,以法律为准绳,遵守法定程序,实施监督管理,从而保证药品质量,保障人体用药安全有效,维护公众身体健康和用药的合法权益。

第一节 药品概念及分类

一、药品的概念

《药品管理法》规定,药品是指"用于预防、治疗、诊断人的疾病,有目的地调节人的生理机能并规定有适应证或者功能主治、用法和用量的物质,包括中药、化学药和生物制品等"。此定义规定了药品具有特定的内涵和外延。

1. 药品特指人用药品,不包括兽药与农药。

2. 药品的使用目的、方法有严格规定。使用目的是用于预防、治疗、诊断人的疾病,有目的地调节人的生理功能,使用方法要求必须遵循规定的适应证或者功能主治、用法和用量。

3. 药品不单指药物成品或者药物制剂,也包括原料药和中药材。虽然原料药必须经过加工制成某种制剂,大部分中药材亦需加工制成中药饮片才能供临床应用,原料也没有规定用于治疗疾病的方法、用量,但在我国《药品管理法》中,也将其作为药品管理。

4.《药品管理法》界定的药品包括诊断药品。诊断药品包括体内使用的诊断药品和按药品管理的用于血源筛查的体外诊断试剂和采用放射性核素标记的体外诊断试剂。其他更多的体外诊断试剂在我国是按医疗器械进行管理的。

二、药品的分类

药品的法定范围大致分为3类：

1. 中药 包括中药材、中药饮片、中成药。

2. 化学药 包括化学原料药及其制剂、抗生素。

3. 生物制品 包括血清、疫苗、血液制品等。

同时，《药品管理法》有关条文对药品进行了其他分类。根据相关条文，药品在一定程度上还可分为现代药和传统药；处方药与非处方药；实行一般管理的药品与实行特殊管理的药品。

另外，在药品注册管理中，对中药、化学药和生物制品等按药品注册进行分类。中药注册分类：中药创新药、中药改良型新药、古代经典名方中药复方制剂、同名同方药等。化学药注册分类：化学药创新药，化学药改良型新药，仿制药等。生物制品注册分类：生物制品创新药、生物制品改良型新药，已上市生物制品（含生物类似药）等。

三、药品的质量特性及特殊性

1. 药品的质量特性 主要表现在以下4个方面：

（1）有效性：指在规定的适应证、用法和用量条件下，能满足预防、治疗、诊断人的疾病，有目的地调节人的生理功能的要求。有效性是药品的固有特性。我国对药品的有效性按在人体达到所规定的效应程度分为"痊愈""显效""有效"。国际上有的采用"完全缓解""部分缓解""稳定"来区别。

（2）安全性：指按规定的适应证和用法、用量使用药品后，人体产生毒副作用的程度。只有在衡量有效性大于毒副反应，或可解除、缓解毒副作用的情况下才能使用某种药品。如果某种物质对一些疾病治疗有效，但是对人体致畸、致癌、甚至致死，那么该物质就不能成为药品。

（3）稳定性：指在规定的条件下保持药品有效性和安全性的能力。所谓规定的条件是指在规定的有效期内，以及生产、贮存、运输和使用条件。

（4）均一性：指药物制剂的每一单位产品都符合有效性、安全性的规定要求。药物制剂的单位产品指一片药、一支注射剂、一袋冲剂、一瓶糖浆剂等。

2. 药品的特殊性 表现在以下四个方面：

（1）专属性：表现在对症治疗，患什么病用什么药。处方药必须在医生的检查、诊断、指导下合理使用；非处方药必须根据患者病情，按照药品说明书、标签的说明使用或在药师指导下购买和使用。

（2）两重性：指药品一方面具有防病治病的作用，另一方面也具有不良反应。管理有方，用之得当，可以治病救人，造福人类；若管理不当，使用不善，则会致病，危害人体健康，甚至危及生命安全。

（3）质量的重要性：《药品管理法》规定"药品必须符合国家药品标准"。也就是说，国家药品标准是保证药品质量和划分药品合格与不合格的唯一依据。此外，药品质量的重要性还体现在《中药材生产质量管理规范》（GAP）、《药物非临床研究质量管理规范》（GLP）、《药物临床试验质量管理规范》（GCP）、《药品生产质量管理规范》（GMP）、《药品经营质量管理规范》（GSP）等国家推行的质量管理制度中，用以规范药品的研制、生产、流通、使用行为，实行严格的质量管理，确保药品质量。

(4)时限性:人们只有防病治病时才需要用药,但药品生产、经营部门平时就应有适当数量的药品储备。只能药等病,不能病等药。有些药品虽然用量少、有效期短,也必须保证生产、供应和适当储备,以备临床急需。

第二节　药品标准

一、药品标准概述

(一)定义

药品标准(drug standard),也称药品质量标准,是指对药品的质量指标、生产工艺和检验方法等所作的技术要求和规范,是鉴别药品真伪,控制药品质量的依据。根据不同药品类别的特点,设置不同的质量标准项目。

(二)药品标准的发展历程

1978年7月,国务院颁布了《药政管理条例》,将药品标准分为3类,国家标准、卫生部标准(又称"部颁标准")和地方标准,三者共同构成了我国的药品标准体系。随着这一系列标准及相关管理制度的陆续颁布实施,我国药品标准工作逐步走上法制化、规范化发展道路。

1985年,我国第一部药品监督管理法律——《药品管理法》正式实施。《药品管理法》规定,药品必须符合国家药品标准或者省、自治区、直辖市药品标准。国务院卫生行政部门颁布的《中国药典》和药品标准为国家药品标准。国务院卫生行政部门的药典委员会,负责组织国家药品标准的制定和修订。《药品管理法》实施后,卫生部针对地方药品标准存在的名称不规范、组方不合理、疗效不确切、质量参差不齐等问题,相继开展了中成药品种整顿和化学药品品种再评价等药品标准整顿工作。期间陆续颁布了1985年版、1990年版及1995年版《中国药典》和一系列部颁标准,并进行了地方标准的集中治理,为全面实施国家药品管理奠定了坚实基础。

2001年修订的《药品管理法》规定,药品必须符合国家标准。中药饮片依据本法第十条第二款的规定执行,国务院药品监督管理部门颁布的《中华人民共和药典》和药品标准为国家药品标准。至2002年底,卫生部相继完成了遗留的中成药地方标准、化学药地方标准品种再评价和中药保健品整顿等工作。我国药品标准逐渐进入法制化、规范化管理轨道。

2004年,国家药品监督管理部门启动了国家药品标准提高计划,国家的政策支持和投入力度也不断加大,我国药品标准整体水平全面提升。

我国已经建立起了以《中国药典》为核心,涵盖中药材、中药饮片、中成药、化学药品、生物制品、药用辅料、药包材、药品标准物质等门类齐全的药品标准体系。

(三)药品标准的制定原则

药品标准与药品的生产技术和质量管理水平相关,反映了企业、国家在药品领域的实力。在制定药品标准时,如果标准定得过高,生产者很难达到,会给该行业设置技术壁垒,增加成本;如果标准定得太低,一方面会给消费者带来健康隐患,另外在一定程度上会影响整个行业的发展,拉低行业水平。在制定药品标准时,需遵循以下几个原则:

首先,坚持质量第一,体现"安全有效、技术先进、科学严谨、经济合理"的原则,向国际高水平标准看齐,促进质量发展,择优提高。

其次,充分考虑行业发展水平,考虑到在生产流通的各个环节对药品质量可能造成影响的因素,对不同类别的药品有针对性地设置检测项目,加强药品内在质量的控制。标准规定的各种限量应结合实践,要保证药品在整个生命周期内的质量。

再次,根据"准确、灵敏、简便、迅速"的原则选择并规定检测方法,在结合实际水平和条件的基础上,体现新技术的优势。

制定的原则通过药品质量特性的各种参数和指标以技术文件的形式体现,要可靠、有效。具体项目,如纯度、成分含量、组分、生物等效性、疗效、无菌度、物理化学性质、杂质限量等指标的检测结果,都应该是可识别或热原是能够定量的。

(四) 药品标准的分类

药品标准按照法定效力可以分为法定标准及非法定标准。法定标准是包括《中国药典》在内的国家药品标准和经国务院药品监督管理部门核准的药品质量标准,属于强制性标准,是药品质量的最低标准,上市销售的任何药品都必须达到法定标准。考虑到各地中药习惯用法不同和医疗机构制剂的特殊性,国家规定省级中药饮片炮制规范和医疗机构制剂标准作为省级地方标准,具有法定药品标准的法律效力。《药品管理法》规定中药饮片必须按照国家药品标准炮制;国家药品标准没有规定的,必须按照省级药品监督管理部门制定的炮制规范炮制。非法定标准有行业标准、企业标准、团体标准等。这些标准只能作为组织的内控标准,在组织内通行,各项指标均不得低于国家药品标准。

按照适用范围,也可以将药品标准划分为国家药品标准、地方药品标准和企业药品标准。

1. 《中华人民共和国药典》 《中华人民共和国药典》(The Pharmacopoeia of the People's Republic of China,ChP),简称《中国药典》,由国家药典委员会编撰,经国家药品监督管理部门批准并颁布。《中国药典》是国家药品标准的重要组成部分,是国家对药品质量要求和检验方法所做的技术规定,是药品生产、供应、使用、检验和管理共同遵循的法定依据,也是国家药品标准的核心,是具有法律地位的药品标准,拥有最高的权威性。

2. 其他药品标准 为了促进药品生产,提高药品质量,保证用药安全,除了《中国药典》收载的药品品种外,还有卫生部门颁布的《中华人民共和国卫生部药品标准——中药成方制剂》《中华人民共和国卫生部药品标准——化学药品及制剂》《中华人民共和国卫生部药品标准——抗生素药品》《中华人民共和国卫生部药品标准——新药转正标准》(第 1~15 册)等,国家药品监督管理部门颁布的《国家药品监督管理局药品标准——化学药品地方标准上升国家标准)》《国家药品监督管理局国家中成药标准汇编——中成药地方标准上升国家标准》《国家食品药品监督管理局国家药品标准——新药转正标准》(第 16~88 册)、《进口药品复核标准汇编》等,以及经国家药品监督管理部门核准的药品注册标准,受地域用药习惯影响较大的部分中药材和中药炮制地方标准等。它们和《中国药典》同属国家药品标准,具有法律约束力。

《药品管理法》(中华人民共和国主席令第 31 号,2019 年)第二十八条第一款规定,药品应当符合国家药品标准。经国务院药品监督管理部门核准的药品质量标准高于国家药品标准的,按照经核准的药品质量标准执行;没有国家药品标准的,应当符合经核准的药品质量标准,首次从法律层面明确"经国务院药品监督管理部门核准的药品质量标准"的法定效力。

3. 地方药品标准 地方药品标准是指由各省、直辖市、自治区药品监督管理部门颁布并实施的中药材标准、中药饮片炮制规范和医疗机构制剂标准,在本行政辖区内具有指导意义和法律约束力。

《药品管理法》规定,中药饮片必须按照国家药品标准炮制。我国国家药品监督管理部门只对部分中药材和中药饮片品种制定了国家药品标准。对于国家药品标准中没有规定的品种,必须按照省、直辖市、自治区药品监督管理部门制定的中药饮片炮制规范炮制。各省级药品监督管理部门制定、修订的中药饮片炮制规范必须上报国家药品监督管理部门备案。

我国医疗机构制剂的质量标准尚未实行国家统一管理,目前医疗机构制剂的质量标准由各省级药品监督管理部门制定和审核批准。

4. 药品注册标准　药品注册标准是国家药品监督管理部门核准给申请人特定药品的质量标准,生产该药品的生产企业必须执行该注册标准。

注册标准的本质是药品标准,应当符合《中国药典》的通用要求,符合国家药品监督管理部门发布的技术指导原则及国家药品标准编写原则。注册标准的内容、形式与国家药品标准基本相同,应包含性状、鉴别、检查、含量测定、类别、规格、贮藏、有效期等项目。但注册标准是针对特定申请人的特定申请而批准的质量标准,还需要在此基础上体现该药物的个性化要求。

（五）药品标准的内容

药品标准的内容主要包括药品的名称、成分、组成;含量及其检验方法;制剂中用到的辅料规格;杂质及限量;药品的作用、用法、用量;注意事项;贮藏方法等。药品标准是鉴别药品真伪,控制药品质量的主要依据。

二、《中华人民共和国药典》

（一）简介

中华人民共和国成立以后,党和政府高度重视医药卫生事业,建国伊始即着手启动药品标准体系建设。1950 年成立了第一届药典委员会,按立项、起草、复核、公示、批准、颁布等环节进行制定,并于 1953 年颁布了第一版《中国药典》。此后陆续部颁了 1963 年版、1977年版、1985 年版、1990 年版、1995 年版、2000 年版、2005 年版、2010 年版、2015 年版、2020 年版,共 11 版。新版《中国药典》颁布实施后,原版《中国药典》载入的及增补本的药品标准同时作废。历版《中国药典》均客观地反映了我国不同历史时期医药产业和临床用药水平,对于提升我国药品质量控制水平发挥着不可替代的重要作用。

载入《中国药典》的药品标准,是国家对同品种药品质量的最基本要求,该药品的研制、生产、经营、使用、监督及检验等活动的标准均不得低于《中国药典》的要求。

（二）《中国药典》(2020 年版)的特点

《中国药典》(2020 年版)以建立"最严谨的标准"为指导,以提升药品质量、保障用药安全、服务药品监管为宗旨。本版药典收载品种 5 911 种,新增 319 种。一部中药收载 2 711种,二部化学药收载 2 712 种,三部生物制品收载 153 种,四部收载通用技术要求 361 个,药用辅料 335 种。《中国药典》品种收载进一步满足了《国家基本药物目录》、国家基本医疗保险用药目录收录品种的需求。

新版药典编制秉承科学性、先进性、实用性和规范性原则,不断强化《中国药典》在国家药品标准中的核心地位,标准体系更加完善、标准制定更加规范、标准内容更加严谨、与国际标准更加协调,药品标准整体水平得到进一步提升,全面反映出我国医药发展和检测技术应用的现状,在提高我国药品质量,保障公众用药安全,促进医药产业健康发展,提升《中国药典》国际影响力等方面发挥着重要作用。

（三）《中国药典》(2020 年版)中药和饮片部分编制的总体目标及思路

中药材和饮片部分编制的总体目标以中医临床为导向制定中药材和饮片质量标准,完善以《中国药典》为核心主体的符合中医药特点的中药标准体系;发挥我国中药材和饮片的特色与优势,进一步加强国际交流与合作,实现中药标准继续主导国际标准制定。中药材和饮片质量标准增修订工作重点是为了保障中药的有效性和安全性,修订提高中药饮片质量标准；加强栽培和野生抚育中药材、产地加工中药材的质量研究，在质量保障的前提下，修订中药材、中药饮片的相关检测项目和标准；进一步加强中药材和饮片的专属性鉴别和整体性质量控制；制定中药材和饮片的重金属及有害元素、农药残留、真菌毒素的限量标准。

《中国药典》中药（包括中药材、中药饮片、提取物和中成药）质量标准为一个整体的标准体系，不是孤立的某一项检测项目。以中药材为例，其质量标准由名称、来源、性状、鉴别、检查、浸出物、指纹图谱/特征图谱、含量测定等组成，列入标准中的各项内容都必须符合规定，才是一个可以上市的中药材。质量标准体系中设置的各项内容对中药的质量控制和保障临床用药安全有效均有其特有的目的和意义。

中药材化学成分复杂、功能主治广泛，完全阐明中药材的功效物质或药效物质非常困难。中药材的质量标准或质量控制是保障中药材质量的相对一致，即保障每批药材所含成分及其含量相对一致。《中国药典》对于药效或有效成分明确的中药材，建立了药效或有效成分的含量测定；对于药效或有效成分尚未明确的中药材，建立了指标性成分的含量测定。

三、中药标准化

（一）中药标准化的意义

中药标准化是指运用现代科学手段，遵循法定依据，从中药来源、中药品质、中药的加工工艺、中药的剂型改革等方面进行规范、深入的研究，以保证中药的质量。中药产品质量安全标准的实施，能够保障广大人民群众的用药安全，进一步提高中医药医疗服务水平。中药标准化，对促进中药国际传播，增强中药国际竞争优势，推动中药国际化，进一步扩大中药的资源优势有重要意义。

（二）中药标准化的发展历程

中药标准化是中医药事业发展的重要组成部分，引领和支撑了中医药事业的发展，对中医药继承和创新具有重要意义。国家高度重视中药标准化工作的发展。2006年，《国民经济和社会发展第十一个五年规划纲要》将推进中医药标准化、规范化纳入新时期的重点任务。2011年，《国民经济和社会发展第十二个五年规划纲要》把加强中药资源保护、研究开发和合理利用，推进质量认证和标准建设作为具体目标。2016年，《中医药法》的颁布从法律层面上对中医药事业继承和发展做出肯定，使中医药迈入法制化、标准化和规范化的发展新时期。2016年2月，国务院印发了《中医药发展战略规划纲要（2016—2030年）》，提出未来15年中医药中长期发展以"完善中医药标准体系"为重点工作，加强中药炮制、中药鉴定和道地药材的质量标准管理，加快国内标准和国际标准之间的相互转化和中药数字化标准的建设，完善中药质量标准体系。2016年10月，商务部启动"中医药服务贸易国际标准体系建设"项目，围绕中医药服务贸易，搭建中医药国际服务贸易标准体系。2018年12月，《全国道地药材生产基地建设规划（2018—2025年）》提出到2020年，建立道地药材标准化生产体系，到2025年，健全道地药材资源保护与监测体系。2017年，国家中医药管理局印发《中医药人才发展"十三五"规划》，要求加强中医药标准化人才队伍建设，建立一支实践能力力强、复合型、外向型的中医药标准化人才队伍。

第三节 药品监督管理体制

药品监督管理体制是指一定社会制度下药品监督管理系统的机构设置、职责划分及其相应关系的制度，即采取怎样的组织形式以及如何将这些组织形式结合成为一个合理的有机系统,并以怎样的手段、方法来实现监督管理的任务和目的。具体来说,药品监督管理体制是规定中央、地方、部门的管理范围、职责权限、利益及其相互关系的准则。其核心是药品监督管理机构的设置、职责分配以及各级构建的相互协调,其强弱直接影响到管理的效率和效能,在整个管理中起着决定性作用。目前,我国药品监督管理体制主要由药品监督管理机构和药品监督管理技术支撑机构组成。

一、我国药品监督管理的历史沿革

中华人民共和国成立后,药品管理工作开始起步。1950年卫生部成立了第一届《中国药典》编撰委员会,组织编印了第一部《中国药典》(1953年)。1963年颁布了综合性药政管理行政法规《关于药政管理的若干意见》,对药厂进行了第一次全国范围的大整顿。改革开放以后,医药购销全面放开,生产流通体制逐步完善,外资进入医药领域,医药产业迅猛发展,我国政府职能也不断转变,先后进行了三次行政管理体制改革,组建了国家医药管理局等专业管理部门,出台了《药品管理法》等法律法规,逐步规范药品管理。

1998年,我国进行了第四次行政管理体制改革,此次改革的重要措施之一是将卫生部下属的药政管理局和国家经济贸易委员会管理的国家医药管理局合并,组建国家药品监督管理局,为国务院直属机构,划入国家质量技术监督局承担的中、西药质量监督管理职能,划入国家中医药管理局的中药流通监管职能,负责对药品(含医疗器械)研究、生产、流通、使用全过程的监督管理,药品集中统一监管体制正式建立。

2000年,国务院批转药品监督管理体制改革方案,明确省级以下药品监督管理机构实行垂直管理,省、自治区、直辖市药品监督管理局领导省级以下药品监督管理机构,履行法定的药品监督管理职能。省级和省级以下药品监督管理机构所属技术机构的设置,按照区域设置、重组联合的原则,统筹规划,合理布局。

2003年,我国继续围绕转变政府职能这一主题,进行了第五次行政体制改革,在国家药品监督管理局基础上组建国家食品药品监督管理局,为国务院直属机构,主要职责是继续行使药品监督管理职能,并负责对食品、保健食品、化妆品安全管理的综合监督和组织协调,依法组织开展重大事故的查处。

2008年第十一届全国人民代表大会第一次会议审议通过的《关于国务院机构改革方案的说明》指出,食品药品直接关系人民群众的身体健康和生命安全,为进一步落实食品安全综合监督责任,理顺医疗管理和药品管理的关系,明确由卫生部承担食品安全综合协调、组织查处食品重大事故的责任,同时将国家食品药品监督管理局改由卫生部管理,相应对食品安全监管队伍进行整合。2008年11月,国务院办公厅印发了《关于调整省级以下食品药品监督管理体制有关问题的通知》(国办发〔2008〕123号),要求将食品药品监督管理机构省级以下垂直管理改为由地方政府分级管理,业务接受上级主管部门和同级卫生部门的组织指导和监督。

2013年,根据第十二届全国人民代表大会第一次会议通过的《国务院机构改革和职能转变方案》和《国务院关于机构设置的通知》(国发〔2013〕14号),将国务院食品安全委员会办公室职能、国家食品药品监督管理局职能、国家质量监督检验检疫总局中的生产环节食品安全监督管理职能、国家工商行政管理总局中的流通环节食品安全监督管理职能整合到一起,组建国家食品药品监督管理总局(CFDA),为国务院直属机构。2013年11月《中共中央关于全面深化改革若干重大问题的决定》提出,完善统一权威的食品药品安全监管机构,建立最严格的覆盖全过程的监管制度。各省(区、市)参照中央政府机构改革和设置要求,结合各地实际,先后对省级以下食品药品监管部门的职责和管理体制进行了调整。

2018年,根据党的十九届三中全会审议通过的《中共中央关于深化党和国家机构改革的决定》《深化党和国家机构改革方案》和第十三届全国人民代表大会第一次会议审议批准的《国务院机构改革方案》、《国务院关于机构设置的通知》(国发〔2018〕6号)、《国务院关于部委管理的国家局设置的通知》(国发〔2018〕7号),将原国家工商行政管理总局的职责,原国家质量监督检验检疫总局的职责,原国家食品药品监督管理局的职责,国家发展和改革委员会的价格监督检查与反垄断执法以及国务院反垄断委员会办公室等职责整合,组建了国家市场监督管理总局,为国务院直属机构。同时,考虑到药品监管的特殊性,单独组建国家药品监督管理局,由国家市场监督管理总局管理。

二、药品监督管理部门

药品监督管理部门是指依照法律法规的授权和相关规定,承担药品研制、生产、流通和使用环节监督管理职责的组织机构。国家药品监督管理局负责制定药品、医疗器械和化妆品监管制度,负责药品、医疗器械和化妆品研制环节的许可、检查和处罚。省级药品监督管理部门负责药品、医疗器械、化妆品生产环节的许可、检查和处罚。市县两级市场监督管理部门负责药品零售、医疗器械经营的许可、检查和处罚,以及化妆品经营和药品、医疗器械使用环节质量的检查和处罚。

（一）国家药品监督管理局

根据《国家药品监督管理局职能配置、内设机构和人员编制规定》,国家药品监督管理局（National Medical Products Administration, NMPA）贯彻落实党中央关于药品监督管理工作的方针政策和决策部署,在履行职责过程中坚持和加强党对药品监督管理工作的集中统一领导。其主要职责是:

1. 负责药品(含中药、民族药,下同)、医疗器械和化妆品安全监督管理。拟订监督管理政策规划,组织起草法律法规草案,拟订部门规章,并监督实施。研究拟订鼓励药品、医疗器械和化妆品新技术新产品的管理与服务政策。

2. 负责药品、医疗器械和化妆品标准管理。组织制定、公布国家药典等药品、医疗器械标准,组织拟订化妆品标准,组织制定分类管理制度,并监督实施。参与制定《国家基本药物目录》,配合实施国家基本药物制度。

3. 负责药品、医疗器械和化妆品注册管理。制定注册管理制度,严格上市审评审批,完善审评审批服务便利化措施,并组织实施。

4. 负责药品、医疗器械和化妆品质量管理。制定研制质量管理规范并监督实施。制定生产质量管理规范并依职责监督实施。制定经营、使用质量管理规范并指导实施。

5. 负责药品、医疗器械和化妆品上市后风险管理。组织开展药品不良反应、医疗器械不良事件和化妆品不良反应的监测、评价和处置工作。依法承担药品、医疗器械和化妆品安全应急管理工作。

6. 负责执业药师资格准入管理。制定执业药师资格准入制度,指导监督执业药师注册工作。

7. 负责组织指导药品、医疗器械和化妆品监督检查。制定检查制度,依法查处药品、医疗器械和化妆品注册环节的违法行为,依职责组织指导查处生产环节的违法行为。

8. 负责药品、医疗器械和化妆品监督管理领域对外交流与合作,参与相关国际监管规则和标准的制定。

9. 负责指导省、自治区、直辖市药品监督管理部门工作。

10. 完成党中央、国务院交办的其他任务。

（二）地方药品监督管理局

1. 省级药品监督管理部门

（1）负责药品、医疗器械和化妆品安全监督管理。组织实施相关法律法规，拟订监督管理政策规划，组织起草相关地方性法规、规章草案，并监督实施。

（2）负责药品、医疗器械和化妆品标准的监督实施。依法制定地方中药材标准、中药饮片炮制规范并监督实施，配合实施基本药物制度。

（3）负责药品、医疗器械和化妆品相关许可和注册管理。负责药品、医疗器械和化妆品生产环节的许可、医疗机构制剂配制许可，以及药品批发许可、零售连锁总部许可、互联网药品和医疗器械信息服务资格审批、互联网销售第三方平台备案。依法负责医疗机构制剂的注册。

（4）负责药品、医疗器械和化妆品质量管理。监督实施生产质量管理规范，依职责监督实施研制、经营质量管理规范，指导实施使用质量管理规范。

（5）负责药品、医疗器械和化妆品上市后风险管理。组织开展药品不良反应、医疗器械不良事件和化妆品不良反应的监测、评价和处置工作。依法承担药品、医疗器械和化妆品安全应急管理工作。

（6）负责组织开展药品、医疗器械和化妆品生产环节以及药品批发、零售连锁总部、互联网销售第三方平台监督检查，依法查处违法行为。

（7）实施执业药师资格准入制度，负责执业药师注册管理工作。

2. 市、县级药品监督管理部门

（1）负责辖区内药品、医疗器械和化妆品安全监督管理。制定药品零售和使用、医疗器械经营和使用、化妆品经营环节监管制度。

（2）监督实施药品、医疗器械和化妆品相关环节标准以及分类管理制度。

（3）依职责组织实施药品、医疗器械、化妆品经营行政许可制度。指导、监督实施药品、医疗器械和化妆品相关环节经营、使用质量管理规范。

（4）组织指导实施药品、医疗器械和化妆品相关环节的监督检查。依职责组织查处药品、医疗器械和化妆品相关环节的违法行为。

（5）负责药品、医疗器械和化妆品上市后相关风险管理，组织开展药品不良反应、医疗器械不良事件和化妆品不良反应的监测、评价和处置工作，组织开展相关环节质量抽查检验工作。

（6）依法承担药品、医疗器械和化妆品安全应急管理工作。

（7）依职责开展执业药师监督管理相关工作。

（三）药品管理工作相关部门

根据现行法律法规和相关部委的主要职责、内设机构和人员编制规定，药品管理工作涉及多个政府职能部门，除药品监督管理部门以外还涉及以下行政管理部门：

1. 市场监督管理部门　国家、省（区、市）市场监督管理机构管理同级药品监督管理机构。市、县两级市场监督管理部门负责药品零售、医疗器械经营的许可、检查和处罚，以及化妆品经营和药品、医疗器械使用环节质量的检查和处罚。市场监督管理部门负责相关市场主体登记注册和《营业执照》核发，查处准入、生产、经营、交易中的有关违法行为，实施反垄断执法、价格监督检查和反不正当竞争，负责药品、保健食品、医疗器械、特殊医学用途配方食品广告审查和监督处罚。

2. 卫生健康部门　卫生健康部门负责协调推进深化医药卫生体制改革，研究提出深化医药卫生体制改革重大方针、政策、措施的建议。组织制定国家药物政策和国家基本药物制度,开展药品使用监测、临床综合评价和短缺药品预警,提出国家基本药物价格政策的建议,参与制定国家药典。同时,国家药品监督管理局会同国家卫生健康委员会组织国家药典委员会并制定国家药典,建立重大药品不良反应和医疗器械不良事件相互通报机制和联合处置机制。

3. 中医药管理部门　拟订中医药和民族医药事业发展的战略、规划、政策和相关标准,起草有关法律法规和部门规章草案,参与国家重大中医药项目的规划和组织实施。承担中医医疗、预防、保健、康复及临床用药等的监督管理责任。规划、指导和协调中医医疗、科研机构的结构布局及其运行机制的改革。负责指导民族医药的理论、医术、药物的发掘、整理、总结和提高工作,拟订民族医医疗机构管理规范和技术标准并监督执行。组织开展中药资源普查,促进中药资源的保护、开发和合理利用,参与制定中药产业发展规划、产业政策和中医药的扶持政策,参与国家基本药物制度建设。组织拟订中医药人才发展规划,会同有关部门拟订中医药专业技术人员资格标准并组织实施。会同有关部门组织开展中医药师承教育、毕业后教育、继续教育和相关人才培训工作,参与指导中医药教育教学改革,参与拟订各级各类中医药教育发展规划。拟订和组织实施中医药科学研究、技术开发规划,指导中医药科研条件和能力建设,管理国家重点中医药科研项目,促进中医药科技成果的转化、应用和推广。承担保护濒临消亡的中医诊疗技术和中药生产加工技术的责任,组织开展对中医古籍的整理研究和中医药文化的继承发展,提出保护中医非物质文化遗产的建议,推动中医药防病治病知识普及。组织开展中医药国际推广、应用和传播工作,开展中医药国际交流合作和与港澳台的中医药合作。国家中医药管理局由国家卫生健康委员会管理。

4. 医疗保障部门　医疗保障部门负责组织制定城乡统一的药品、医用耗材、医疗服务项目、医疗服务设施等医保目录和支付标准,建立动态调整机制,制定医保目录准入谈判规则并组织实施。组织制定药品、医用耗材价格和医疗服务项目医疗服务设施收费等政策,建立医保支付医药服务价格合理确定和动态调整机制,推动建立市场主导的社会医药服务价格形成机制,建立价格信息监测和信息发布制度。制定药品、医用耗材的招标采购政策并监督实施,指导药品、医用耗材招标采购平台建设。

5. 发展和改革宏观调控部门　国家发展和改革委员会负责监测和管理药品宏观经济。2018年国务院机构改革,将国家发展和改革委员会的价格监督检查与反垄断执法职责划入国家市场监督管理总局,国家发展和改革委员会的药品和医疗服务价格管理职责划入国家医疗保障局。

6. 人力资源和社会保障部　人力资源和社会保障部负责拟订人力资源和社会保障事业发展政策、规划。统筹推进建立覆盖城乡的多层次社会保障体系;拟订养老、失业、工伤等社会保险及其补充保险政策和标准。拟订养老保险全国统筹办法和全国统一的养老、失业、工伤保险关系转续办法。组织拟订养老、失业、工伤等社会保险及其补充保险基金管理和监督制度。会同有关部门实施全民参保计划并建立全国统一的社会保险公共服务平台。统筹拟订劳动人事争议调解仲裁制度和劳动关系政策,组织实施劳动保障监察,协调劳动者维权工作。牵头推进深化职称制度改革,拟订专业技术人员管理、继续教育管理等政策。完善职业资格制度,健全职业技能多元化评价政策。

7. 工业和信息化部　工业和信息化部门负责研究提出工业发展战略,拟订工业行业规划和产业政策并组织实施。拟订高技术产业中涉及生物医药、新材料等的规划、政策和标准并组织实施,指导行业技术创新和技术进步,以先进适用技术改造提升传统产业。承担食品、医药工业等的行业管理工作;拟订卷烟、食盐、和糖精的生产计划;承担盐业和国家储备盐行政管理、中药材生产扶持项目管理、国家药品储备管理工作。

同时,工业和信息化主管部门负责配合有关部门依法处置发布药品虚假违法广告、涉嫌仿冒他人网站发布互联网广告的违法违规网站、无线电台、积极引导行业自律。

8. 商务部　商务部负责拟订药品流通发展规划和政策,药品监督管理部门在药品监督管理工作中,配合执行药品流通发展规划和政策。商务部发放药品类易制毒化学品进口许可前,应当征得国家药品监督管理局同意。

9. 公安部门　公安部负责组织指导药品、医疗器械和化妆品犯罪案件侦查工作。药品监督管理部门与公安部门建立行政执法和刑事司法工作衔接机制。药品监督管理部门发现违法行为涉嫌犯罪的,按照有关规定及时移送公安机关,公安机关应当迅速进行审查,并依法作出立案或者不予立案的决定。公安机关依法提请药品监督管理部门作出检验、鉴定、认定等协助的,药品监督管理部门应当予以协助。

10. 海关　海关负责药品进出口口岸的设置;药品进口与出口的监管、同级与分析。

11. 网信办　配合相关部门进一步加强互联网药品广告管理,大力整治网上虚假违法违规信息,严厉查处发布虚假违法广告信息的网站平台,营造风清气正的网络空间。

12. 新闻宣传部门　新闻宣传部门负责加强药品安全新闻宣传和舆论引导工作。组织新闻媒体围绕贯彻落实《中华人民共和国广告法》(以下简称《广告法》)和有关法律法规,做好阐释解读。协调新闻媒体曝光虚假违法广告典型案例,开展舆论监督。指导监督媒体健全广告刊播管理制度,履行法定广告审查义务。

13. 新闻出版广电部门　新闻出版广电部门负责督促指导媒体单位履行药品广告发布审查职责,严格规范广告发布行为。强化指导,提升药品广告内容的艺术格调。清理查处违规媒体和广告,及时受理群众对药品虚假违法广告的投诉举报。进一步规范电视购物节目播放,清理整治各种利用健康资讯、养生等节(栏)目、专版等方式,变相发布广告的行为;对不履行广告发布审查责任、虚假违法广告问题屡查屡犯的广播电视报刊出版单位以及相关负责人,依法依规予以处理。

三、药品监督管理专业技术机构

药品监督管理技术支撑机构是药品监督管理的重要组成部分,为药品行政监督提供技术支撑与保障。在国家药品监督管理部门中,药品监督管理专业技术机构主要包括:中国食品药品检定研究院,国家药典委员会,国家药品监督管理局药品审评中心、食品药品审核查验中心、药品评价中心、行政事项受理服务和投诉举报中心、执业药师资格认证中心、高级研修学院,国家中药品种保护审评委员会等。

1. 中国食品药品检定研究院(医疗器械标准管理中心)　中国食品药品检定研究院的前身系中国药品生物制品检定所,最初是由原卫生部药物食品检验所和生物制品检定所于1961年合并成立的卫生部药品生物制品检定所,1986年更名为中国药品生物制品检定所,对外使用"中国药品检验总所"的名称,2010年9月26日更名为中国食品药品检定研究院,是国家药品监督管理局的直属事业单位,是国家检验药品、生物制品质量的法定机构。其主要职责为:承担食品、药品、医疗器械、化妆品及有关药用辅料、包装材料与容器(以下统称为"食品药品")的检验检测工作。组织开展药品、医疗器械、化妆品抽验和质量分析工作。负责相关复验、技术仲裁。组织开展进口药品注册检验以及上市后有关数据收集分析等工作。承担药品、医疗器械、化妆品质量标准、技术规范、技术要求、检验检测方法的制定修订以及技术复核工作。组织开展检验检测新技术、新方法、新标准研究。承担相关产品严重不良反应、严重不良事件原因的实验研究工作。承担生物制品批签发相关工作。负责生产用菌毒种、细胞株的检定工作。承担医用标准菌毒种、细胞株的收集、鉴定、保存、分发和管理工作。承担实验动物饲育、保种、供应和实验动物及相关产品的质量检测工作。承担食品药品检验检测机构实验室间比对以及能力验证、考核与评价等技术工作。组织开展对食品药品相关单位质量检验检测工作的培训和技术指导。开展食品药品检验检测国际(地区)交流与合作。

2. 国家药典委员会　国家药典委员会成立于1950年,是法定的国家药品标准工作专业管理机构。其主要职责为:组织编制、修订和编译《中国药典》及配套标准。组织制定修订国家药品标准。参与拟订有关药品标准管理制度和工作机制。组织《中国药典》收载品种的医学和药学遴选工作。负责药品通用名称命名。组织评估《中国药典》和国家药品标准执行情况。开展药品标准发展战略、管理政策和技术法规研究。承担药品标准信息化建设工作。开展药品标准国际(地区)协调和技术交流,参与国际(地区)间药品标准适用性认证合作工作。组织开展《中国药典》和国家药品标准宣传培训与技术咨询,负责《中国药品标准》等刊物编辑出版工作。负责药典委员会各专业委员会的组织协调及服务保障工作。

3. 国家药品监督管理局药品审评中心　国家药品监督管理局药品审评中心是国家药品注册技术审评机构。其主要职责为:负责药物临床试验、药品上市许可申请的受理和技术审评。负责仿制药质量和疗效一致性评价的技术审评。承担再生医学与组织工程等新兴医疗产品涉及药品的技术审评。参与拟订药品注册管理相关法律法规和规范性文件,组织拟订药品审评规范和技术指导原则并组织实施。协调药品审评相关检查、检验等工作。开展药品审评相关理论、技术、发展趋势及法律问题研究。组织开展相关业务咨询服务及学术交流,开展药品审评相关的国际(地区)交流与合作。承担国家药品监督管理局国际人用药品注册技术协调会议(ICH)相关技术工作。

4. 国家药品监督管理局食品药品审核查验中心　主要职责为:组织制定和修订药品、医疗器械、化妆品检查制度规范和技术文件。承担药物临床试验、非临床研究机构资格认定(认证)和研制现场检查。承担药品注册现场检查。承担药品生产环节的有因检查。承担药品境外检查。承担医疗器械临床试验监督抽查和生产环节的有因检查。承担医疗器械境外检查。承担化妆品研制、生产环节的有因检查。承担化妆品境外检查。承担国家级检查员考核、使用等管理工作。开展检查理论、技术和发展趋势研究、学术交流及技术咨询。承担药品、医疗器械、化妆品检查的国际(地区)交流与合作。承担市场监督管理总局委托的食品检查工作。

5. 国家药品监督管理局药品评价中心(国家药品不良反应监测中心)　主要职责为:组织制定和修订药品不良反应、医疗器械不良事件、化妆品不良反应监测与上市后安全性评价以及药物滥用监测的技术标准和规范。组织开展药品不良反应、医疗器械不良事件、化妆品不良反应、药物滥用监测工作。开展药品、医疗器械、化妆品的上市后安全性评价工作。指导地方相关监测与上市后安全性评价工作。组织开展相关监测与上市后安全性评价的方法研究、技术咨询和国际(地区)交流合作。参与拟订、调整《国家基本药物目录》。参与拟订、调整非处方药目录。

6. 国家药品监督管理局行政事项受理服务和投诉举报中心　主要职责为:负责药品、医疗器械、化妆品行政事项的受理服务和审批结果相关文书的制作、送达工作。受理和转办药品、医疗器械、化妆品涉嫌违法违规行为的投诉举报。负责药品、医疗器械、化妆品行政事项受理和投诉举报相关信息的汇总、分析、报送工作。负责药品、医疗器械、化妆品重大投诉举报办理工作的组织协调、跟踪督办,监督办理结果反馈。参与拟订药品、医疗器械、化妆品行政事项和投诉举报相关法规、规范性文件和规章制度。负责投诉举报新型、共性问题的筛查和分析,提出相关安全监管建议。承担国家局执法办案、整治行动的投诉举报案源信息报送工作。承担国家局行政事项受理服务大厅的运行管理工作。参与国家局行政事项受理、审批网络系统的运行管理。承担国家药品监督管理局行政事项收费工作。参与药品、医疗器械审评审批制度改革以及国家药品监督管理局"互联网＋政务服务"平台建设、受理服务工作。指导协调省级药品监管行政事项受理服务及投诉举报工作。开展与药品、医疗器械、化妆品行政事项受理及投诉举报工作有关的国际(地区)交流与合作。

国家市场监督管理总局发布的《关于整合建设 12315 行政执法体系更好服务市场监管执法的意见》(国市监网监〔2019〕46 号)明确,整合原工商、质检、食品药品、物价、知识产权等部门对外设置的投诉举报热线电话、互联网、微信、手机 App 等网络诉求接受频道,建立统一、权威、高效的 12315 行政执法体系,以 12315 一个号码对外、全国一个 12315 平台受理,为企业和社会公众提供便捷高效的市场监管投诉举报服务。

7. 国家药品监督管理局执业药师资格认证中心 主要职责为:开展执业药师资格准入制度及执业药师队伍发展战略研究,参与拟订完善执业药师资格准入标准并组织实施。承担执业药师资格考试相关工作。组织开展执业药师资格考试命审题工作,编写考试大纲和考试指南。负责执业药师资格考试命审题专家库、考试题库的建设和管理。组织制定执业药师认证注册工作标准和规范并监督实施。承担执业药师认证注册管理工作。组织制定执业药师认证注册与继续教育衔接标准。拟订执业药师执业标准和业务规范,协助开展执业药师配备使用政策研究和相关执业监督工作。承担全国执业药师管理信息系统的建设、管理和维护工作,收集报告相关信息。指导地方执业药师资格认证相关工作。开展执业药师资格认证国际(地区)交流与合作。协助实施执业药师能力与学历提升工程。

8. 国家药品监督管理局高级研修学院(国家药品监督管理局安全应急演练中心) 主要职责为:实施公务人员高级研修,承担监管政策理论研究及人才队伍发展战略研究。承担职业化药品检查员教育培训工作。承担药品监管系统教育培训研究、课题开发和培训教学实施。组织开展执业药师考前培训、继续教育、师资培训及相关工作。负责药品安全关键岗位从业人员(工种)技能鉴定相关工作。拟定药品监管教育培训相关学科、课程和教材体系建设规划并组织实施。

9. 国家中药品种保护审评委员会 国家中药品种保护审评委员会目前与国家市场监督管理总局食品审评中心实行一套机构、两块牌子管理,为国家市场监督管理总局直属事业单位,负责组织国家中药品种保护的技术审评工作。

第四节 药品监督管理

案例分析

2016 年 2 月底至 4 月 27 日期间,河北省井陉县某医药药材公司在未取得《药品生产许可证》的情况下,无证分装中药饮片,销售给井陉县某医院等多家单位,销售金额 64 789.9 元。存放于阴凉库内未销售的违法分装中药饮片货值金额 13 775.5 元。执法人员对该公司无证分装的中药饮片违法所得 64 789.9 元,无证分装中药饮片货值金额 78 565.4 元予以认定。药监部门责令该公司立即停止无证分装销售中药饮品违法行为;依法没收违法分装中药饮片所用的工具、违法分装的中药饮片;没收违法所得 64 789.9 元,并处货值金额 78 565.4 元 5 倍即 392 827 元罚款,共计罚没 457 616.9 元。

问题:请分析该药材公司为什么受到了处罚?

ER-2-2

案例分析
答案

笔记栏

一、药品监督管理概述

药品监督管理是药事管理的主要内容,国家通过制定药品监督管理的法律法规,建立药品监督管理的机构和体制,对药品依法实施监督管理。

（一）药品监督管理的概念

药品监督管理(supervision and management of drug)是指各级药品监督管理机构依据法律法规,对药品的研制、生产、经营、使用等环节进行监督与检查,以保证药品质量,保障人体用药安全有效,维护公众身体健康和用药的合法权益。同时,保证药事管理法律法规的贯彻实施,规范药品的研制、生产、经营和使用的行为与秩序,保障企业、单位及个人从事药品领域活动的合法权益,促进健康发展。对违反药事管理法律法规的行为,依据法定的程序和方式追究其法律责任。

（二）药品监督管理的原则

1. 依法实施监督管理原则 依法实施监督管理是依法治国方针在药品监督管理中的体现,是国家药品监督管理的最基本原则。其包含 3 个方面的含义:一是任何药品监督管理行为必须具有法律、法规依据;二是在药品管理法律、法规规定的权限内实施监督管理;三是适用药品管理法律、法规准确无误。

2. 遵守法定程序原则 根据行政法治原则,药品监督管理行为合法有效的要件包括实体合法和程序合法两个方面。实体合法要件是指药品监督管理部门处理药事活动要符合药事管理法律、法规规定的原则和精神,事实清楚、适用法律正确;程序合法要件是指药品监督管理的时限、步骤以及方式方法符合药品监督管理法律、法规的规定和要求。如果药品监督管理的程序不合法,无论其行政处理的决定是否正确,都会因程序不合法而导致药品监督管理部门在行政诉讼中败诉。

3. 以事实为依据,以法律为准绳原则 药品监督管理部门在监督管理过程中必须一切从实际出发,尊重客观事实,以客观存在的事实为依据,决不能凭主观想象。

（三）药品监督管理的分类

1. 按照药品监督管理的过程,可以分为预防性药品监督管理和一般性药品监督管理。预防性药品监督管理是指药品监督管理部门为防止危害后果的发生,依据药品监督管理法律、法规的规定,对药品的研制、生产、经营和使用等事项进行事前审批、验收或审核等监督管理活动,主要包括开办药品生产企业、药品经营企业的审批,GLP 等认证,委托生产审批,药品注册审批等。一般性药品监督管理是指药品监督管理部门定期或不定期地对辖区内发生的药品的研制、生产、流通、使用活动等进行监督检查,以保证药事管理法律、法规得到正确地贯彻、实施,维护公众用药安全、有效。这种监督属于事中监督,如监督抽验、发布药品质量公告、不良反应监测、GMP 跟踪检查、飞行检查等。

2. 按照药品监督管理的行为方式,可以分为依职权的药品监督管理和依申请的药品监督管理。依职权的药品监督管理是药品监督管理的主要行为方式,是指药品监督管理部门根据法律、法规的授权,对药品的研制、生产、流通、使用活动是否遵守药事管理法律、法规的规定进行监督管理,发现问题及时采取措施,发现违法行为及时纠正和处理,维护药品管理法律、法规的正确实施,保证公众用药安全、有效。依申请的药品监督管理是药品监督管理部门只在管理相对人提出申请的情况下,才能依法采取的药品监督管理行为。例如,《药品生产许可证》《药品经营许可证》的审批,药品注册的审批等。对于管理相对人的申请,药品监督管理部门必须在法律、法规规定的期限内实施相应的管理行为,并对相对人的申请做出正式答复。药品监督管理部门如未按法律、法规规定的期限答复的,即构成违法,要承担相应的法律责任。

二、药品安全规划

国务院发布的《国家药品安全"十三五"规划》(国发〔2017〕12号)(从药品标准、生产、流通、使用、监管等方面提出了"十三五"期间国家药品安全保障工作的具体指标和任务。

（一）发展目标

药品质量安全水平、药品安全治理能力、医药产业发展水平和人民群众满意度明显提升。

1. 总体目标　经过5年努力，药品质量安全水平、药品安全治理能力、医药产业发展水平和人民群众满意度明显提升。药品质量进一步提高，药品医疗器械标准不断提升，药品审评审批体系逐步完善，药品检查能力进一步提升，监测评价水平进一步提高，检验检测和监管执法能力得到增强，执业药师服务水平显著提高。

药品标准和药品质量大幅提高，药品监管体系进一步完善，药品研制、生产、流通秩序和使用行为进一步规范，药品安全保障能力整体接近国际先进水平，药品安全水平和人民群众用药安全满意度显著提高。

2. 规划目标

（1）批准上市的新药以解决临床问题为导向，具有明显的疗效；批准上市的仿制药质量和疗效一致。分期分批对已上市的药品进行质量和疗效一致性评价。2018年底前，完成《国家基本药物目录》(2012年版)中2007年10月1日前批准上市的289个化学药品仿制药口服固体制剂的一致性评价；鼓励企业对其他已上市品种开展一致性评价。

（2）制修订完成国家药品标准3 050个和医疗器械标准500项。

（3）药品医疗器械审评审批制度更加健全，权责更加明晰，流程更加顺畅，能力明显增强，实现按规定时限审评审批。

（4）依托现有资源，使职业化检查员的数量、素质满足检查需要，加大检查频次。

（5）药品不良反应和医疗器械不良事件报告体系以及以企业为主体的评价制度不断完善，监测评价能力达到国际先进水平，药品定期安全幸福更新报告评价率达到100%。

（6）药品医疗器械检验检测机构达到国家相应建设标准。实现各级监管队伍装备配备标准化。

（7）每万人口执业药师数超过4人，所有零售药店主要管理者具备执业药师资格、营业时有执业药师指导合理用药。

（二）主要任务

"十三五"期间，我国药品安全的主要任务是加快推进仿制药质量和疗效一致性评价，深化药品医疗器械审评审批制度改革，健全法规标准体系，加强全过程监管，全面加强能力建设。

（三）保障措施

《国家药品安全"十三五"规划》提出四个方面的保障措施：一是加强政策保障。坚持部门协同，全链条发动，将保障药品安全与进一步改革完善药品生产流通使用政策更好统筹起来，通过深化改革，破除影响药品质量安全的体制机制问题。二是合理保障经费。合理确定中央和地方各级政府在药品监管经费上的保障责任。三是深化国际合作。推进政府间监管交流，加强多边合作，积极加入相关国际组织。开展国际项目合作，搭建民间国际交流平台。加大培训和国外智力引进力度。积极参与国际标准和规则制定，推动我国监管理念、方法、标准与国际先进水平相协调。四是加强组织领导。地方各级政府要根据本规划确定的发展目标和主要任务，将药品安全工作纳入重要议事日程和本地区经济社会发展规划。实行综合执法的地方要充实基层监管力量，将药品安全监管作为首要职责。各有关部门要按照职责分工,细化目标,分解任务,制订具体实施方案。国家药品监督管理部门牵头对本规划执行情况进行中期评估和中期考核,确保各项任务落实到位。

三、药品行政监督管理

根据法律法规的规定,药品监督管理部门行使以下行政监督管理职权:

（一）监督检查

各级药品监督管理部门有权按照法律法规的规定,对药品的研制、生产、流通、使用等全过程进行监督检查,接受监督检查的单位不得拒绝和隐瞒,应当主动配合。接受监督检查时,应当向药品监督管理部门提供真实情况,如研制资料、原始记录、生产记录、购销记录、处方登记等。

药品监督管理部门除了一般性监督检查,还应当对通过药品生产企业、药品经营企业进行跟踪检查,对企业贯彻执行 GMP、GSP 的情况实施动态监督管理。

（二）发布药品质量公告

药品质量公告是药品监督管理中的一项重要内容。从保障人民用药安全有效,对药品实行严格规范管理的角度出发,药品质量公告的重点是公告不符合国家药品质量标准的药品。2003 年 2 月,国家食品药品监督管理局发布了《药品质量监督抽验管理规定》,就药品质量公告作了以下规定:药品质量公告由国家和省(区、市)药品监督管理部门定期发布。国家药品质量公告每年至少 4 期,每季度至少 1 期。省(区、市)药品质量公告每年至少 2 期,每半年至少 1 期。国家药品质量公告公布国家药品质量监督抽验结果。省(区、市)药品质量公告公布本省(区、市)药品质量监督抽验结果。省(区、市)药品质量公告,应当及时通过国家药品监督管理部门网站向社会公布,并在发布后 5 个工作日内报国家药品监督管理部门备案。公告不当的,必须在原公告范围内予以更正。

（三）采取行政强制措施与实施行政处罚

行政强制措施是对紧急情况的控制,目的在于防止可能存在质量问题的药品在社会上扩散,防止能够证明可能存在违法行为的证据的转移和灭失,不带有惩罚性,不属于行政处罚。药品监督管理部门对有证据证明可能危害公众健康的药品及有关材料可以采取查封、扣押的行政强制措施,并在 7 日内作出行政处理决定;药品需要检验的,必须自检验报告书发出之日起 15 日内作出行政处理决定。

药品监督管理部门实施查封、扣押的行政强制措施以后,有两种可能的后果,一种是经过进一步的调查,证明先前怀疑的药品和有关材料不存在危险或违法行为,应当及时解除行政强制措施,恢复正常的药品生产、经营秩序和药品使用秩序。另一种是经过进一步的调查,证明确实存在危害人体健康的药品和违法行为,依法作出正式的行政处罚决定或行政处理决定。依法实施行政处罚是药品监督管理部门的法定职责之一。实施处罚时,要遵守《中华人民共和国行政处罚法》规定的依法处罚原则,在其法定的职权范围内,以法律法规为依据,依照法定程序,在法定的处罚种类和处罚幅度内合理裁量和实施处罚。并且坚持处罚与教育相结合的原则,教育公众、法人或其他组织自觉遵守药事管理法律法规。公众、法人或其他组织享有陈述权、申辩权,对处罚不服的,有权依法申请行政复议或者提起行政诉讼。药品监督管理部门不得因陈述和申辩加重处罚。

（四）对药品不良反应危害采取必要的控制措施

药品监督管理部门应当组织药品不良反应的监测和上市后的药品再评价工作,对疗效不确切、不良反应大或者其他原因危害人体健康的药品,国家和省级药品监督管理部门可以采取停止生产、销售、使用的紧急控制措施,并应当于 5 日内组织鉴定,自鉴定结论作出之日起15日内依法作出行政处理决定。对已确认发生严重不良反应的药品应采取停止生产、销售和使用的紧急控制措施，防止该药品使用范围和损害继续扩大；同时，药品监督管理部门在采取紧急控制措施期间，可以组织有关专家进行鉴定，以便进一步作出行政处理决定。

行政处理决定包括以下两种情况：①经过权衡利弊，以最大可能保证用药者安全为前提，在可控制的条件下继续使用该药品。例如，采取修改说明书、调整用法用量、增加注意事项和给以特别警示等措施后，即可撤销对该药品的紧急控制措施；②经过鉴定后认为继续使用该药品不能保证用药者安全的，或者有其他更安全的同类药品可以取代的，由国家药品监督管理部门依法撤销该药品的注册批准文号或者进口药品注册证书；已经生产或进口的药品，由当地药品监督管理部门监督销毁或处理。

知识拓展：行政许可、行政强制、行政处罚的相关概念

四、药品技术监督管理

药品质量监督检验是药品技术监督管理的主要形式。药品质量监督检验是国家药品检验机构按照国家药品标准，对需要进行质量监督的药品进行抽样、检查和验证并发出相关质量结果报告的药品技术监督过程，是药品监督管理的重要组成部分。药品质量监督必须采用检验手段，检验的目的是监督。因此，开展药品质量监督检验的技术必须是可靠的，数据必须是真实的。

（一）药品质量监督检验的性质

药品监督检验与药品生产检验、药品验收检验的性质不同。药品监督检验具有以下性质：①公正性：药品质量监督检验属于第三方检验，不涉及买卖双方的经济利益，不以营利为目的，因此具有公正性；②权威性：药品监督检验是代表国家对研制、生产、经营和使用的药品质量进行检验，具有比生产企业的生产检验或经营企业等的验收检验更高的权威性；③仲裁性：药品监督检验是根据国家相关的药事法律法规的规定进行的检验，检验结果具有法定意义，在法律上具有仲裁性。

（二）药品质量监督检验机构

根据《药品管理法》及其他有关规定，各级药品检验机构是执行国家对药品监督检验的法定性专业机构。国家依法设置的药品检验机构分为四级：①中国食品药品检定研究院；②省级药品检验所；③地市级药品检验所；④县级药品检验所。省和省以下各级药品检验机构受同级药品监督管理部门领导，业务技术接受上一级药品检验所指导。

（三）药品质量监督检验的类型

药品质量监督检验根据其目的和处理方法不同，可分为抽查检验、注册检验、指定检验、复验等类型。

1. 抽查检验 简称药品抽验，是国家依法对生产、经营和使用的药品质量进行有目的的调查和检查的过程，是药品监督管理部门通过技术方法对药品质量合格与否作出判断的一种重要手段。根据《药品质量监督抽验管理规定》(国食药监市〔2006〕379号)，抽查检验分为评价性检验和监督检验。评价性检验是药品监督管理为掌握、了解辖区内药品质量总体水平与状态而进行的抽查检验工作，它是建立在以科学理论为基础，以数理统计为手段的药品质量评价抽检方式，准确客观地评价一类或一种药品的质量状况；监督检验是药品监督管理部门，为保证人民群众用药安全而对监督检查中发现的质量可疑药品所进行的有针对性的抽检。评价检验的抽样工作由药品检验机构承担；监督检验的抽样工作由药品监督管理部门承担，然后送达所属区划的药品检验机构检验。

药品抽查抽验分为国家和省（自治区、直辖市）两级。国家药品抽验以评价抽验为主，省级药品抽验以监督抽验为主。抽验结果由国家和省级药品监督管理部门定期发布在药品质

量公告上。抽查检验是一种强制性检验,不收取费用,所需费用由财政列支。

2. 注册检验　包括样品检验和药品标准复核。样品检验是指药品检验所按照申请人申报或国家药品监督管理局核定的药品标准对样品进行的检验;药品标准复核是指药品检验所对申报的药品标准中检验方法的可行性、科学性,设定的项目和指标能否控制药品质量等进行的实验室检验和审核工作。药品注册检验由中国食品药品检定研究院或省级药品检验所承担。进口药品的注册检验由中国食品药品检定研究院组织实施。

3. 指定检验　是指国家法律或药品监督管理部门规定的某些药品在销售前或者进口时,必须经过指定的药品检验机构检验,检验合格的,才准予销售的强制性药品检验。《药品管理法》规定下列药品在销售前或者进口时,必须经过指定药品检验机构检验,检验不合格的,不允许销售或者进口:①国家药品监督管理部门规定的生物制品;②首次在中国销售的药品;③国务院规定的其他药品。

4. 复验　是指药品抽验当事人对药品检验机构的检验结果有异议而向药品检验机构提出要求复核的检验。根据规定,当事人对检验结果有异议的,可以自收到药品检验结果 7 日内,向原药品检验机构或者上一级药品监督管理部门设置或确定的药品检验机构申请复验,也可以直接向中国食品药品检定研究院申请复验。除此以外的其他药品检验机构不得受理复验申请。复验的样品必须是原药品检验机构的同一药品的留样,除此之外的同品种、同批次的产品不得作为复验的样品。

法规原文

学习小结

1. 学习内容

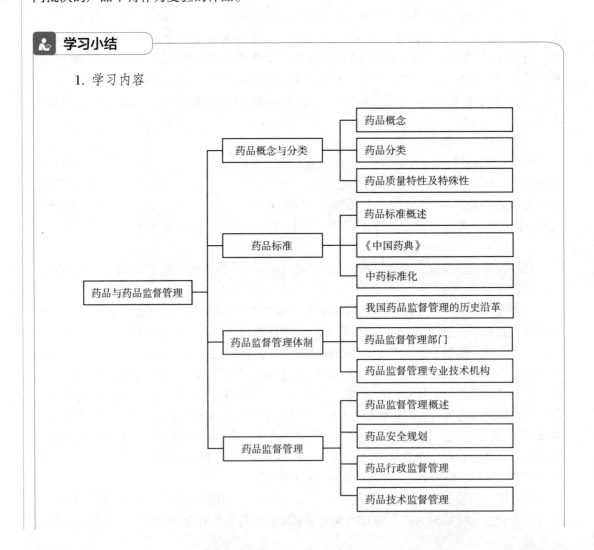

2. **学习方法**　药品的定义、分类及特征是学习本课程的基础,应准确掌握。药品标准是判断药品质量合格与否的依据,也是部分学生未来从事药学工作的重要工具,应系统掌握药品标准尤其是国家药品标准的分类及内容,熟悉各种标准的分类及地位。对药品监督管理的学习应从不同层级、不同分类出发,采用比较记忆方法及浏览相关政府网站,了解药品监督管理的内容及监管体制,重点是药品质量监督检验及药品监督管理专业技术机构的职责。

(臧玲玲　吕晓洁　张　硕)

复习思考题

1. 举例说明药品的两重性,以及对药品实施监督管理的必要性。
2. 我国的药品标准是由哪些部分组成的? 解释各自的适用范围和法律效力。
3. 药品质量监督检验的性质和类型是什么?
4. 我国药品监督管理专业技术机构怎样分布?
5. 2020 年版《中国药典》的特点体现在哪些方面?
6. 实施中药标准化的意义有哪些?

扫一扫
测一测

第三章

国家药物政策

学习目标

通过本章国家药物政策的相关内容和国家对医疗保险药品、基本药物、药品分类、药品储备等药品监督管理制度的学习,使学生了解其制定历程,掌握和熟悉相关管理要求,建立对国家药物政策的自信心。

思政元素

中药材资源与自然和谐发展

和谐是中国传统文化的基本理念,是社会主义核心价值观的重要内容。习近平总书记提出"绿水青山就是金山银山"的科学理念,彰显了人与自然和谐共处的深远意义。弘扬中华传统文化的纪录片《本草中国》中的第六集《根脉》中提到生长在高原地带的红景天等野生药材资源是大自然给予人类的馈赠。几千年来,护佑中华民族繁衍生息,不断发展壮大的野生药材资源何尝不都是大自然的馈赠呢?现代社会繁荣发展,我们在健康快乐地学习工作的时候,仍然有许多人,或年迈,或年轻,甘于寂寞,不辞艰辛,在竭尽全力保护着大自然给人类的馈赠——野生药材资源。有了他们的坚守,才有了今天的绿水青山以及人与自然和谐发展的美好未来。

第一节 国家药物政策概述

世界卫生组织(World Health Organization,WHO)在1975年第28届国际卫生会议上首次提出国家药物政策(National Medicine Policy,NMP),希望能制定一个涉及药品研发、生产、流通、使用、监管、教育培训等多方面的国家药物政策,在这个目标一致的整体框架下协调解决药品领域的诸多问题,并希望通过基本药物的遴选和保障供应满足大多数人的基本用药需求。

一、国家药物政策概念

国家药物政策是由政府制定的有关药物领域的目标、原则、战略和工作方法等的指导性文件,是一定时期内药品研制、生产、流通、使用和监督管理的行动纲领,包括政府在药品领域构建的中长期政策目标以及解决药品领域诸多问题的总体政策框架,以促进医药产业发展和公众健康水平提高。国家药物政策是国家卫生政策的组成部分。

二、国家药物政策与药品管理制度的关系

药品管理制度是为实现某一特定政策目标而建立的一组药品管理规则体系,包括药品研制管理制度、生产供应管理制度、使用管理制度以及经济管理制度等。这些规则中的一些内容可能已经上升为法律法规,也可能尚未上升为法律法规,以某种指导性文件的形式存在。

从国家药物政策、药物管理制度、药事管理法律法规三者的关系来看,国家药物政策是一种宏观性的纲领,为各项药物管理制度的建设提供宏观的政策环境,对各项药品管理制度的制定和实施以及药事管理立法具有普遍的导向作用。国家药物政策可以通过这种导向机制发挥作用,但更主要的作用机制是通过具体化为相关药品管理制度和药事管理法律法规,来保证实现其政策目标。尤其是国家药物政策上升为法律以后,其内容得到具体化和定型化,法律的国家强制性、严格的程序性、切实的可诉性,使国家药物政策目标的实现得到可靠的保障。

国家药品管理制度的建立和实施以及国家药事管理立法都需要国家药物政策的指导。各项药品管理制度是国家药物政策的具体化,同时对药事管理立法也具有一定的导向作用,许多药品管理制度也需要通过法律化,转化为法律制度,借助法律的国家强制力来保障各项管理制度的有效实施。

三、国家药物政策的目标与构成

从广泛的意义上讲,国家药物政策应该促进药物领域的平等和可持续性。国家药物政策总的目标是为确保:①药品的可获得性,基本药物(essential medicines)的公平获得和可承受力;②药品的质量安全,所有药品的质量可靠、安全、有效;③药品的合理应用,医务人员和消费者共同促进治疗合理性和药品的成本效益使用。

国家药物政策是一个综合框架,其中每个构成要素都为实现政策总体目标发挥着各自不同的重要作用。政策应该平衡这些不同的目的和目标,从而构成一个完整和连贯的体系。国家药物政策由一系列政策目标和政策措施构成,包括药品研制政策、生产供应政策、使用政策和经济政策等内容。具体内容包括:基本药物遴选、药品筹资(资金筹措)、经济可负担性、供应系统、药品监管、合理使用、人力资源、相关研究、监测评估等。

第二节　国家基本药物制度

一、国家基本药物制度的内涵

国家基本药物制度是药品供应保障体系的基础,是医疗卫生领域基本公共服务的重要内容,关系医药卫生事业健康发展,关系人民群众切身利益。我国政府历来非常重视基本药物制度的建立。1979年,我国开始参加WHO基本药物行动计划。1982年,国家卫生管理部门会同国家医药管理局制定了我国第一个《国家基本药物目录》(西药部分)。1992年,国家卫生管理部门颁布了《制订国家基本药物工作方案》,成立国家基本药物领导小组,将实施国家基本药物与医疗制度改革相结合。1997年,《中共中央、国务院关于卫生改革与发展的决定》提出国家建立并完善基本药物制度,对纳入《国家基本药物目录》和质优价廉的

药品,制定鼓励生产流通的政策。2006年,《中共中央关于构建社会主义和谐社会若干重大问题的决定》再次提出"建立国家基本药物制度,整顿药品生产和流通秩序,保证群众基本用药"。2009年1月,《中共中央、国务院关于深化医药卫生体制改革意见》提出初步建立国家基本药物制度,并从目录制定、生产供应、价格、规范使用、报销等方面进行详细规定。2009年8月,卫生部等六部委联合发布了"关于印发《关于建立国家基本药物制度的实施意见》的通知"和《国家基本药物目录管理办法(暂行)》,进一步明确基本药物及国家基本药物制度的概念、国家基本药物工作委员会职责和促进国家基本药物制度推行的相关措施。2015年4月,在评估调研基本药物目录实施情况的基础上,国家卫生计生委等九部委发布《国家基本药物目录管理办法》,该办法进一步巩固完善了基本药物制度,建立健全了《国家基本药物目录》遴选调整管理机制。2018年9月,国务院办公厅发布《关于完善国家基本药物制度的意见》,重点从目录遴选、保障供应、配备使用、保证质量、降低负担五个方面调整完善了基本药物制度,是对现行基本药物制度的继承和发展,是深化医改、强化医疗卫生基本公共服务的重要举措,切实保障了人民群众用药安全。2019年1月,国家卫健委国家中医药局联合发布《关于进一步加强公立医疗机构基本药物配备使用管理的通知》,从保证基本药物的主导地位,确保基本药物优先使用,做好基本药物供应管理,开展基本药物监测评价等方面落实国务院办公厅《关于完善国家基本药物制度的意见》的有关要求。《药品管理法》第九十三、九十四条明确国家实行基本药物制度、建立药品供求监测体系。2020年7月,国务院办公厅印发《深化医药卫生体制改革2020年下半年重点工作任务》,要求定期公布合理用药监测情况,推动医疗机构优化和规范用药结构,促进优先配备使用国家基本药物,健全药品供应保障体系,切实维护人民健康。

(一) 基本药物的概念

1977年,WHO首次提出了基本药物的概念,即"能够满足大部分人口卫生保健需要,人们健康需求中最重要的、基本的、必要的、不可缺少的药物"。基本药物的概念在实践中不断发展和完善,自20世纪70年代以来,WHO对基本药物的概念进行了多次修正。进入21世纪,基本药物的概念有了巨大发展,WHO赋予基本药物新内涵:基本药物是优先满足公众医疗需求,必须基于疾病流行情况、安全性和有效性证据及成本-效益比遴选的药物。基本药物在卫生系统的运作中,应保证其在任何时候都能以适宜的剂型、可靠的质量、足够的数量为公众所及,其价格应能被个人和社会所负担。公平可及、安全有效、合理使用是基本药物的三个基本目标。我国基本药物的概念也伴随着国家基本药物制度的逐渐完善在发生变化。WHO定义的基本药物是满足重点卫生保健需要的药物,也就是说,能够满足绝大部分临床需求而品种数量最少的药物集合中的药物就是基本药物。根据我国人口疾病情况、多层次的卫生需求、民族医药产业发展以及罕见病患者的需求,基本药物的概念结合我国国情及社会经济发展情况,不断完善和发展。1992年,国家基本药物领导小组提出国家基本药物是从我国目前临床应用的各类药物中经过科学评价而遴选出的在同类药品中具有代表性的药品,其特点是疗效肯定、不良反应小、质量稳定、价格合理、使用方便等。《关于建立国家基本药物制度的实施意见》以及《国家基本药物目录管理办法》均明确指出,基本药物是适应基本医疗卫生需求,剂型适宜,价格合理,能够保障供应,公众可公平获得的药品。《中华人民共和国基本医疗卫生与健康促进法》(以下简称《基本医疗卫生与健康促进法》)(2019年12月28日审议通过,2020年6月10日起施行)从法律层面对基本药物的概念作出了规定:基本药物,是指满足疾病防治基本用药需求,适应现阶段基本国情和保障能力,剂型适宜,价格合理,能够保障供应,可公平获得的药品。基本药物的特征是安全、必需、有效、廉价,功能定位是突出基本、防治必需、保障供应、优先使用、保证质量、降低负担。政府举办的基层医疗卫生机构全部配备和使用基本药物,其他各类医疗机构也都必须按规定使用基本药物。

（二）国家基本药物制度的概念

基本药物制度是全球化的概念,是国家药物政策的重要内容。国家基本药物制度（National Essential Drug System,NEDS）是为维护人民群众健康、保障公众基本用药权益而确立的一项重大国家医药卫生政策,是国家药品政策的核心和药品供应保障体系的基础,是对基本药物的遴选、生产、流通、使用、定价、报销、监测评价等多个环节实施有效管理的制度,与公共卫生、医疗服务、医疗保障体系相衔接。国家基本药物制度首先在政府举办的基层医疗卫生机构实施,主要内容包括《国家基本药物目录》的遴选调整、生产供应保障、集中招标采购和统一配送、零差率销售、全部配备使用、医保报销、财政补偿、质量安全监管以及绩效评估等相关政策与办法。

《基本医疗卫生与健康促进法》明确规定保障药品供应的重要举措是国家实施基本药物制度,遴选适当数量的基本药物品种,满足疾病防治基本用药需求。国家公布基本药物目录,根据药品临床应用实践、药品标准变化、药品新上市情况等,对基本药物目录进行动态调整。基本药物按照规定优先纳入基本医疗保险药品目录。国家提高基本药物的供给能力,强化基本药物质量监管,确保基本药物公平可及、合理使用。

我国幅员辽阔,城乡、地区发展差异大,在全国范围内建立基本药物制度,有利于提高群众获得基本药物的可及性,保证群众基本的用药需求;有利于维护群众的基本医疗卫生权益,促进社会公平正义;有利于改变医疗机构"以药补医"的运行机制,体现基本医疗卫生的公益性;有利于规范药品生产、流通、使用行为,促进合理用药,减轻群众负担;有利于基本药物制度建设,全面推进药品供应保障和质量保证体系建设;有利于促进上下级医疗机构用药衔接,推动分级诊疗制度建立;有利于深化供给侧结构性改革,推动医药产业结构调整和转型升级。

二、《国家基本药物目录》管理

基本药物目录是基本药物制度的龙头和实施载体,基本药物品种数量、类别结构与基本药物制度实施效果密切相关。《国家基本药物目录》是国家基本药物制度的核心和基础。1975 年,WHO 首次提出基本药物的理念,1977 年首次公布了《基本药物目录》（Essential Drugs List,EDL）。我国于 1982 年首次发布了《国家基本药物目录》,1996—2004 年,每 2 年调整一次目录。自 2009 年我国启动新一轮医疗卫生体制改革开始,原则上 3 年调整一次。《国家基本药物目录》实行动态调整、定期开展评估,如有必要,国家基本药物工作委员会适时组织调整,现行《国家基本药物目录》于 2018 年 11 月 1 日开始实施。我国历版《国家基本药物目录》见表 3-1。

法规原文

表 3-1　我国历版《国家基本药物目录》

发布（调整）时间	西药 （包括化学药品和生物制品）	中成药 （含民族药）	总计
1982 年	278 种	—	278 种
1996 年	699 种	1 699 种	2 398 种
1998 年	740 种	1 333 种	2 073 种
2000 年	770 种	1 249 种	2 019 种
2002 年	759 种	1 242 种	2 001 种

续表

发布(调整)时间	西药 (包括化学药品和生物制品)	中成药 (含民族药)	总计
2004 年	773 种	1 260 种	2 033 种
2009 年	205 种	102 种	307 种
2012 年	317 种	203 种	520 种
2018 年	417 种	268 种	685 种

注:2009 年版、2012 年版和 2018 年版还包含中药饮片,中药饮片管理暂按国务院有关部门关于中药饮片定价、采购、配送、使用和基本医疗保险给付等政策规定执行。

（一）《国家基本药物目录》的构成

《国家基本药物目录》中的药品包括化学药品、生物制品、中成药和中药饮片。化学药品和生物制品主要依据临床药理学分类,中成药主要依据功能分类。化学药品和生物制品的名称采用中文通用名称和英文国际非专利药名中表达的化学成分的部分,剂型单列;中成药采用药品通用名称。中药饮片未列出具体品种,但规定颁布了国家标准的中药饮片为国家基本药物,国家另有规定的除外。

《国家基本药物目录》中的化学药品、生物制品、中成药,应当是《中国药典》收载的,国家药品监管部门、原卫生部公布药品标准的品种。除急救、抢救用药外,独家生产品种纳入《国家基本药物目录》应当经过单独论证。《国家基本药物目录》在保持数量相对稳定的基础上实行动态管理。

2018 年版《国家基本药物目录》主要是在 2012 年版目录基础上进行调整完善。其特点为:①增加了品种数量,由原来的 520 种增加到 685 种,其中西药 417 种、中成药 268 种(含民族药),能够更好地服务各级各类医疗卫生机构,推动全面配备、优先使用基本药物。②优化了结构,突出常见病、慢性病以及负担重、危害大疾病和公共卫生等方面的基本用药需求,注重儿童等特殊人群用药,新增品种包括了肿瘤用药 12 种、临床急需儿童用药 22 种等。③进一步规范剂型、规格,685 种药品涉及剂型 1 110 余个、规格 1 810 余个,这对于指导基本药物生产流通、招标采购、合理用药、支付报销、全程监管等具有重要意义。④继续坚持中西药并重,增加了功能主治范围,覆盖更多中医临床证候。⑤强化了临床必需,本次目录调整新增的药品品种中,有 11 个药品为非医保药品,主要是临床必需、疗效确切的药品,比如抗病毒药物索磷布韦维帕他韦,专家一致认为可以治愈丙肝,疗效确切。

新版目录发布实施后,能够覆盖临床主要疾病病种,更好适应基本医疗卫生需求,为进一步完善基本药物制度提供基础支撑,高质量满足人民群众疾病防治基本用药需求。

（二）《国家基本药物目录》的遴选原则

国家基本药物的遴选按照防治必需、安全有效、价格合理、使用方便、中西药并重、基本保障、临床首选和基层能够配备的原则,结合我国用药特点,参照国际经验,合理确定品种(剂型)和数量。《国家基本药物目录》的制定应当与基本公共卫生服务体系、基本医疗服务体系、基本医疗保障体系相衔接。国家卫生管理部门会同有关部门起草《国家基本药物目录》遴选工作方案和具体的遴选原则,经国家基本药物工作委员会审核后组织实施。

《国家基本药物目录》遴选调整应当坚持科学、公正、公开、透明;建立健全循证医学、药物经济学评价标准和工作机制,科学合理地制定目录;广泛听取社会各界的意见和建议,接受社会监督。

（三）不纳入《国家基本药物目录》的药品范围

以下药品不得纳入目录遴选范围：①含有国家濒危野生动植物药材的；②主要用于滋补保健作用，易滥用的；③非临床治疗首选的；④因严重不良反应，国家药品监督管理部门明确规定暂停生产、销售或使用的；⑤违背国家法律、法规，或不符合伦理要求的；⑥国家基本药物工作委员会规定的其他情况。

（四）国家基本药物工作委员会

国家基本药物工作委员会负责协调、解决、制定和实施国家基本药物制度过程中各个环节的相关政策问题，确定国家基本药物制度框架，确定《国家基本药物目录》遴选和调整的原则、范围、程序和工作方案，审核《国家基本药物目录》，各有关部门在职责范围内做好国家基本药物遴选调整工作。委员会由国家卫生健康委员会、国家发展和改革委员会、工业和信息化部、监察部、财政部、人力资源和社会保障部、商务部、国家药品监督管理局、国家中医药管理局组成。办公室设在国家卫生健康委员会，承担国家基本药物工作委员会的日常工作。按照国家基本药物工作委员会确定的原则，国家卫生健康委员会负责组织建立国家基本药物专家库，报国家基本药物工作委员会审核。专家库主要由医学、药学、药物经济学、药品监管、药品生产供应管理、医疗保险管理、卫生管理和价格管理等方面专家组成，负责国家基本药物的咨询和评审工作。

（五）制定《国家基本药物目录》的程序

国家卫生健康委员会会同有关部门起草《国家基本药物目录》遴选工作方案和具体的遴选原则，经国家基本药物工作委员会审核后组织实施。

制定《国家基本药物目录》的程序如下：①从国家基本药物专家库中，随机抽取专家成立目录咨询专家组和目录评审专家组，咨询专家不参加目录评审工作，评审专家不参加目录制定的咨询工作；②咨询专家组根据循证医学、药物经济学对纳入遴选范围的药品进行技术评价，提出遴选意见，形成备选目录；③评审专家组对备选目录进行审核投票，形成目录初稿；④目录初稿征求有关部门意见，修改完善后形成送审稿；⑤送审稿经国家基本药物工作委员会审核后，授权国家卫生健康委员会发布。

（六）《国家基本药物目录》的调整

《国家基本药物目录》的调整应更加注重突出药品临床价值，坚持动态调整和调入调出并重。对新审批上市疗效确切、价格合理、效果较好的药品，能够更好地满足疾病防治需求的，可以适时启动调入程序，纳入目录。同时，考虑到基本药物制度已经在政府办基层医疗卫生机构实现全覆盖，原则上各地不增补药品，少数民族地区可增补少量民族药。

鼓励科研机构、医药企业、社会团体等开展国家基本药物循证医学、药物经济学评价工作。《国家基本药物目录》在保持数量相对稳定的基础上，实行动态管理，原则上 3 年调整一次。必要时，经国家基本药物工作委员会审核同意，可适时组织调整。

调整的品种和数量应当根据以下因素确定：①我国基本医疗卫生需求和基本医疗保障水平变化；②我国疾病谱变化；③药品不良反应监测评价；④国家基本药物应用情况监测和评估；⑤已上市药品循证医学、药物经济学评价；⑥国家基本药物工作委员会规定的其他情况。其中，药品调入的标准为：①结合疾病谱顺位、发病率、疾病负担等，满足常见病、慢性病以及负担重、危害大疾病和危急重症、公共卫生等方面的基本用药需求，从已在我国境内上市的药品中，遴选出适当数量基本药物；②支持中医药事业发展，支持医药行业发展创新，向中药（含民族药）、国产创新药倾斜。具有以下情形之一的品种应调出《国家基本药物目录》：①药品标准被取消或取代的；②国家药品监督管理部门撤销其药品批准证明文件的；③发生不良反应，经评估不宜再作为国家基本药物使用的；④根据药物经济学评价，可被风险效

笔记栏

益比或成本效益比更优的品种所替代的;⑤国家基本药物工作委员会认为应当调出的其他情形。

三、基本药物质量监督管理

依据《关于建立国家基本药物制度的实施意见》,为加强基本药物质量安全监管,2009年9月,国务院办公厅下发《关于完善国家基本药物制度的意见》,国家食品药品监督管理局下发《关于加强基本药物质量监督管理的规定》等文件,就提升基本药物的质量管理和质量安全水平进一步作出了明确的规定。

1. 明确监管职责 国家药品监督管理部门负责组织协调、监督指导全国基本药物质量监督管理工作;省级药品监督管理部门负责组织实施和指导协调本辖区内基本药物质量监督管理工作;省以下药品监督管理部门负责具体实施基本药物生产、配送和使用环节的质量监督管理工作。各级药品监督管理部门应当按照职责分工和属地管理的原则,各负其责,切实加强基本药物质量监督管理,确保基本药物质量。省级药品监督管理部门之间应当相互配合,加强沟通协调,建立和完善信息通报机制,强化基本药物质量监督管理。地方各级药品监督管理部门应当进一步加强对城市社区和农村基本药物质量监督管理,充分发挥农村药品监督网在保证基本药物质量监督管理中的作用。

法规原文

2. 提高质量标准 基本药物生产企业应当主动开展药品标准研究和修订工作,完善和提高药品标准。国家药品监督管理局组织对基本药物的标准逐一进行评估,加快推进基本药物标准提高工作。对需要完善标准的,基本药物生产企业应当按照要求完成标准的修订工作;对同一药品存在不同标准的,国家药品监督管理局按照标准先进性的原则予以统一提高。国家药品管理部门将基本药物的标准优先纳入《中国药典》。

3. 完善基本药物生产、配送质量规范

(1)生产企业:①根据基层医疗卫生机构和其他不同层级医疗机构的用药特点,在确保基本药物质量的前提下,采用适宜包装,方便使用;②改变基本药物剂型和规格必须严格按照《药品注册管理办法》的规定办理;③对处方和工艺进行自查,针对基本药物生产规模大、批次多的特点,严格按照《药品生产质量管理规范》组织生产,建立和实施质量受权人制度,完善质量管理、强化风险控制体系建设,对原辅料采购、投料、工艺控制及验证、产品检验、放行等环节加强管理,确保药品质量;④省级药品监督管理部门应当组织对基本药物生产企业进行处方和工艺核查,建立基本药物生产核查品种档案,核查结果不符合要求的,企业不得组织生产;⑤鼓励企业技术进步和技术改造,推动优势企业建设与国际先进水平接轨的生产质量体系,增强基本药物生产供应能力;⑥开展生产企业现状调查,对于临床必需、用量小或交易价格偏低、企业生产动力不足等因素造成市场供应易短缺的基本药物,可由政府搭建平台,通过市场撮合确定合理采购价格、定点生产、统一配送、纳入储备等措施保证供应;⑦提前预防药品短缺,通过监测预警及早应对药品易短缺问题,多渠道、多方式保障基本药物不断档、不缺货。

法规原文

(2)配送企业:国家鼓励和推动基本药物配送企业兼并重组、整合配送资源,发展现代物流,提高药品配送能力。基本药物的配送企业应当严格按照《药品经营质量管理规范》的要求,加强对基本药物进货、验收、储存、出库、运输等环节的管理;对农村、偏远地区的药品配送,必须根据药品包装及道路、天气状况等采取相应措施,防止运输过程中不良因素对药品质量造成影响。省级药品监督管理部门应当加强对基本药物配送企业的监督管理,对在监督检查中发现的违法行为,依法予以查处,并将查处结果通报本省基本药物招标采购机构。

(3)医疗机构和零售药店:医疗机构和零售药店必须按照规定加强对基本药物进货、验

笔记栏

收、储存、调配等环节的管理,保证基本药物质量。零售药店应当充分发挥执业药师等药学技术人员的作用,指导患者合理用药。药品监督管理部门应当加强对医疗机构和零售药店基本药物质量的日常监督检查,对违法行为要依法予以查处,对医疗机构的查处结果应当及时通报同级卫生行政部门。

4. 提升质量安全监管水平　对基本药物定期进行质量抽检,并向社会及时公布抽检结果。国家对基本药物实行全品种覆盖抽查检验,并及时向社会公布抽验结果。鼓励企业开展药品上市后再评价。加强对基本药物生产环节的监督检查,督促企业依法合规生产,保证质量。国家药品监督管理局组织基本药物的评价抽验,在年度药品抽验计划中加大对基本药物的抽验比例。省级药品监督管理部门应当根据生产企业的诚信记录、既往监督检查的情况,合理安排监管资源,提高监管效率,加强对本辖区内基本药物生产企业的监督检查,每年组织常规检查不得少于两次。对检查中发现的问题,及时督促企业整改。对存在违法行为的,依法予以查处,并将查处结果通报本省基本药物招标采购机构。应制定基本药物的监督抽验年度计划,统一组织、统筹协调辖区内基本药物的监督抽验,每年至少对辖区内基本药物生产企业生产的基本药物进行一次抽验。县级以上药品监督管理部门应当结合本辖区实际,加强对辖区内基本药物经营企业和使用单位的监督抽验。

推进仿制药质量和疗效一致性评价。对通过一致性评价的药品品种,按程序优先纳入基本药物目录。对已纳入基本药物目录的仿制药,鼓励企业开展一致性评价,未通过一致性评价的基本药物品种,逐步调出目录,进一步强化基本药物是"安全药""放心药"的特点。鼓励医疗机构优先采购和使用通过一致性评价、价格适宜的基本药物。

法规原文

5. 建设信息化药品追溯体系　药品信息化追溯体系是药品上市许可持有人、生产企业、经营企业、使用单位、药品监督管理部门、消费者等与药品质量安全相关的追溯相关方,通过信息化手段,对药品生产、流通和使用等各环节的信息进行追踪、溯源的有机整体。药品电子监管码是信息化追溯体系的重要组成部分。国家药品监督管理部门于 2010 年 5 月发布《关于基本药物进行全品种电子监管工作的通知》,2012 年 2 月发布《关于基本药物生产配送企业全面实行电子监管有关事宜的公告》,2018 年 11 月发布《关于药品信息化追溯体系建设的指导意见》,2019 年 8 月发布新修订的《药品管理法》等法规文件,明确要求:①凡生产基本药物品种的中标企业,应在 2011 年 3 月 31 日前加入药品电子监管网,基本药物品种出厂前,生产企业须按规定在上市产品最小销售包装上加印(贴)统一标识的药品电子监管码,并通过监管网进行数据采集和报送;凡经营基本药物品种的企业,须按规定进行监管码信息采集和报送;② 2011 年 4 月 1 日起,对列入基本药物目录的品种,未入网及未使用药品电子监管码统一标识的,一律不得参与基本药物招标采购;③对未中标的基本药物目录品种生产企业的电子监管工作,要按照国家局的部署逐步完成;④ 2012 年 2 月底前,所有生产企业生产的基本药物品种必须赋码,所有基本药物配送企业必须通过电子监管网实现数据上传,不能开展基本药物品种核注核销的企业不得承担基本药物配送工作;⑤基本药物、医保报销药物等消费者普遍关注的产品尽快建立药品信息化追溯体系,其他药品逐步纳入药品信息化追溯体系;⑥国家建立健全药品追溯制度,国务院药品监督管理部门应当制定统一的药品追溯标准和规范,推进药品追溯信息互通互享,实现药品可追溯。未按照规定建立并实施药品追溯制度的情形,责令限期改正,给予警告;逾期不改正的,处 10 万元以上 50 万元以下的罚款。

法规原文

6. 加强不良反应监测与报告　基本药物生产企业应加强和完善基本药物不良反应监测,建立健全药品安全预警和应急处置机制,完善药品召回管理制度,保证用药安全。基本药物生产、配送企业以及医疗机构和零售药店应当建立健全药品不良反应报告、调查、分析、评价和处理制度,主动监测、及时分析、处理和上报药品不良反应信息,对存在安全隐患的,应当按规定及时召回。各级药品监督管理部门应当进一步加强药品不良反应报告与监测工作,及时分析评价基本药物不良反应的病例报告,完善药品安全预警和应急处置机制。国家药品监督管理局组织开展基本药物品种的再评价工作,并将再评价结果及时通报国家卫生管理部门。

四、基本药物采购供应管理

实施国家基本药物制度是贯彻落实习近平新时代中国特色社会主义思想和党的十九大精神、深化医改的具体举措。完善公立医院药品集中采购工作是深化医药卫生体制改革的重要内容和关键环节,对于加快公立医院改革,规范药品流通秩序,建立健全以基本药物制度为基础的药品供应保障体系具有重要意义。我国推行省(区、市)为单位的网上药品集中采购工作以来,在规范药品采购行为、保证药品质量和用药安全、降低药品虚高价格、遏制医药购销领域不正之风等方面发挥了积极作用,特别是实施基本药物制度,构建基层药品采购新机制,取得了新突破,人民群众得到了明显实惠,各地也积累了丰富经验。2015 年 6 月国家卫生计生委印发了《关于落实完善公立医院药品集中采购工作指导意见的通知》(国卫药政发〔2015〕70 号)、2019 年 1 月国家卫健委印发了《关于进一步加强公立医疗机构基本药物配备使用管理的通知》(国卫药政发〔2019〕1 号),明确了我国基本药物借鉴国际药品采购通行做法,充分吸收基本药物采购经验,坚持以省(区、市)为单位的网上药品集中采购方向,实行一个平台、上下联动、公开透明、分类采购,采取招采合一、量价挂钩、双信封制、全程监控等措施,加强药品采购全过程综合监管,切实保障药品质量和供应。同时鼓励地方结合实际探索创新,进一步提高医院在药品采购中的参与度。

(一)采购配送管理

充分考虑药品的特殊商品属性,发挥政府和市场两方面作用,坚持集中采购方向,落实药品分类采购,引导形成合理价格。做好上下级医疗机构用药衔接,推进市(县)域内公立医疗机构集中带量采购,推动降药价,规范基本药物采购的品种、剂型、规格,满足群众需求。鼓励肿瘤等专科医院开展跨区域联合采购。生产企业作为保障基本药物供应配送的第一责任人,应当切实履行合同,尤其要保障偏远、交通不便地区的药品配送。因企业原因造成用药短缺,企业应当承担违约责任,并由相关部门和单位及时列入失信记录。医保经办机构应当按照协议约定及时向医疗机构拨付医保资金。医疗机构应当严格按照合同约定及时结算货款;对拖延货款的,要给予通报批评,并责令限期整改。

政府举办的医疗卫生机构使用的基本药物,由省级人民政府指定以政府为主导的药品集中采购相关机构按《招标投标法》和《政府采购法》的有关规定,实行省级集中网上公开招标采购。药品招标采购要坚持"质量优先、价格合理"的原则,坚持全国统一市场,不同地区、不同所有制企业平等参与、公平竞争。充分依托现有资源,逐步形成全国基本药物集中采购信息网络。参与投标的基本药物生产、经营企业资格条件由各地结合企业的产品质量、服务和保障能力制定。由招标选择的药品生产企业、具有现代物流能力的药品经营企业或具备条件的其他企业统一配送。药品配送费用经招标确定。其他医疗机构和零售药店基本药物采购方式由各地确定。

医院使用的所有药品(不含中药饮片)均应通过省级药品集中采购平台采购。省级药品采购机构应汇总医院上报的采购计划和预算,依据《国家基本药物目录》《国家基本药物临床应用指南》《国家基本药物处方集》等,按照上述原则合理编制本行政区域医院药品采购目录,分类列明招标采购药品、谈判采购药品、医院直接采购药品、定点生产药品等。鼓励省际跨区域、专科医院等联合采购。采购周期原则上一年一次。对采购周期内新批准上市的药品，各地可根据疾病防治需要，经过药物经济学和循证医学评价，另行组织以省（区、市）为单位的集中采购。鼓励医疗机构优先采购和使用通过一致性评价、价格适宜的基本药物。

（二）采购平台建设

采购平台实施规范化建设。药品集中采购平台要坚持政府主导，维护非营利性的公益性质。要保障平台规范化建设所需的人力、财力、物力，要借助互联网、大数据等现代信息技术，不断扩展升级采购平台服务和监管功能，提高平台智能化水平，适应签订电子合同、在线支付结算、网上电子交易等新特点、新要求，为推进医院与药品生产企业直接结算药款，生产企业与配送企业结算配送费用提供便捷条件。

（三）短缺药供应保障

短缺药（小品种药）是指临床必需、用量小、市场供应不稳定、易出现临床短缺的药品。在有效解决"已短缺"药品供应的基础上，特别加强"易短缺"药品风险监测预警，把提早防范作为解决短缺苗头问题的重要措施。

保障生产供应是提高基本药物可及性的基础和前提。短缺药品供应保障是一项长期性工作，具体举措如下：①制定支持政策，增强生产供应能力。通过完善医药产业政策和行业发展规划，鼓励基本药物企业技术进步和技术改造，推动优势企业建设与国际先进水平接轨的生产质量体系，促进企业做优做强。同时，鼓励医疗机构优先采购和使用通过一致性评价、价格适宜的基本药物。②完善采购机制，增强生产供应动力。落实药品分类采购，采取集中招标、带量采购，通过竞争逐步减少中标的供货企业数量，提高行业集中度，引导企业合理降价。同时，严格协议约定和合同执行，医保经办机构及时向医疗机构拨付医保资金，医疗机构及时与企业结算货款，调动企业生产供应积极性。③强化信息联通，增强风险防范能力。通过全国短缺药品监测预警系统，从药品研发、生产、流通、使用等多环节采集信息，实现各级医疗机构短缺药品网络直报，跟踪监测原料药货源、企业库存和市场交易行为等情况，综合研判潜在短缺因素和趋势，尽早发现短缺风险，区别不同短缺原因分类应对。④强化政府主导，增强供应保障能力。对于临床必需、用量小或交易价格偏低、企业生产动力不足等因素造成市场供应易短缺的基本药物，可由政府搭建平台，在保障企业合理利润，通过市场撮合确定合理采购价格、定点生产、统一配送、纳入储备等措施保证供应。

截至 2017 年，工业和信息化部确定的基本药物定点生产试点第一批部分品种继续延续试点，鉴于盐酸多巴酚丁胺注射液生产企业数量有所增加的实际，同时结合考虑去乙酰毛花苷注射液生产企业意愿，对上述两个品种不再继续实施定点生产，将其纳入短缺药品重点监测范围。2020 年 7 月国务院办公厅印发了《深化医药卫生体制改革 2020 年下半年重点工作任务》（国办发〔2020〕25 号），要求做好短缺药品保供稳价工作，推进短缺药品多源信息采集平台和部门协同监测机制建设；实施短缺药品停产报告制度和清单管理制度；建立健全药品耗材价格常态化监测预警机制，加强国内采购价格动态监测和国外价格追踪。加大对原料药、进口药等垄断违法行为的执法力度。

（四）购销合同

加强基本药物购销合同管理。生产企业、经营企业和医疗卫生机构按照《中华人民共和国合同法》等规定，根据集中采购结果签订合同，履行药品购销合同规定的责任和义务。合同中应明确品种、规格、数量、价格、回款时间、履约方式、违约责任等内容。各级卫生行政部门要会同有关部门督促检查。

ER-3-7

法规原文

五、基本药物的报销与补偿

凡是纳入《国家基本医疗保险、工伤保险和生育保险药品目录》(以下简称《药品目录》)范围的药物,因病情需要使用且符合医保相关报销规定的,均能得到规定比例的报销。基本药物全部纳入《药品目录》范围,而且报销比例明显高于非基本药物。

各级卫生健康行政部门要将基本药物使用情况与基层实施基本药物制度补助资金的拨付挂钩。要按照国务院办公厅《关于完善国家基本药物制度的意见》确定的方式和要求,积极协调医保等部门,深化医保支付方式改革,加快出台医保支付标准,落实医保经办机构与医疗机构间"结余留用、合理超支分担"的激励和风险分担相关政策,建立处方审核调剂环节的激励机制,引导公立医疗机构和医务人员优先合理使用基本药物。

国家要求实施基本药物制度的政府举办城市社区卫生服务机构和基层医疗卫生机构,要全部配备使用基本药物并实现零差率销售。基本药物零差率销售,降低了基本药物价格,但也使基层医疗卫生机构的收入减少。为维持正常的运行,《国务院办公厅关于建立健全基层医疗卫生机构补偿机制的意见》(国办发〔2010〕62号)、《关于巩固完善基本药物制度和基层运行新机制的意见》(国办发〔2013〕14号),《基层医疗卫生机构实施国家基本药物制度补助资金管理办法》等文件规定,建立健全稳定长效的多渠道补偿机制,支持各地实施基本药物制度。

实施基本药物制度后,中央财政为支持基层医疗卫生机构实施国家基本药物制度、推进基层医疗卫生机构综合改革设立了专项补助资金。政府举办的乡镇卫生院、城市社区卫生服务机构的人员支出和业务支出等运行成本通过服务收费和政府补助补偿。基本医疗服务主要通过医疗保障付费和个人付费补偿;基本公共卫生服务通过政府建立的城乡基本公共卫生服务经费保障机制补偿;经常性收支差额由政府按照"核定任务、核定收支、绩效考核补助"的办法补助。政府负责其举办的乡镇卫生院、城市社区卫生服务机构按国家规定核定的基本建设经费、设备购置经费、人员经费和其承担公共卫生服务的业务经费。按扣除政府补助后的服务成本制定医疗服务价格,体现医疗服务合理成本和技术劳务价值,并逐步调整到位。按上述原则补偿后出现的经常性收支差额由政府进行绩效考核后,根据服务数量和质量等绩效将基本公共卫生服务经费及时足额拨付到基层医疗卫生机构予以补助。

另外,应更加注重与医保支付报销政策做好衔接,兼顾公共卫生、疾病防治等方面的需要,明确基本药物目录内的治疗性药品,医保部门在调整《药品目录》时,按程序将符合条件的优先纳入《药品目录》或调整甲乙分类,逐步提高实际保障水平,最大限度减轻患者药费支出,增强群众获得感。

六、基本药物的使用管理

政府举办的基层医疗卫生机构全部配备和使用国家基本药物。医疗机构要按照《国家基本药物临床应用指南》和《国家基本药物处方集》,加强合理用药管理,确保规范使用基本药物。政府举办的基层医疗卫生机构增加使用非目录药品品种数量,应坚持防治必需、结合当地财政承受能力和基本医疗保障水平从严掌握。

强化基本药物临床应用管理。公立医疗机构应当制订本机构基本药物临床应用管理办法,按照药品集中采购信息系统中的标识优先采购基本药物,在实施临床路径和诊疗指南的过程中应当首选基本药物。公立医疗机构信息系统要对基本药物进行标识,提示医生优先合理使用。

提升基本药物使用占比。省级卫生健康行政部门结合地方实际和公立医疗机构功能和诊疗范围,合理确定国家基本药物在公立医疗机构药品配备品种、金额的要求并加强考核。在临床药物治疗过程中,使用同类药品时,在保证药效前提下应当优先选用国家基本药物。公立医疗机构应当科学设置临床科室基本药物使用指标,基本药物使用金额比例及处方比例应当逐年提高。

增强医疗机构内生动力。通过深化医保支付方式改革,建立健全医保经办机构与医疗机构间"结余留用、合理超支分担"的激励和风险分担机制。将基本药物使用情况与基层实施基本药物制度补助资金的拨付挂钩。

加强基本药物使用绩效评估。开展以基本药物为重点的药品临床综合评价,并对基本药物从原料供应到生产、流通、使用、价格、报销等全过程实行动态监测,既指导临床安全合理用药,也为《国家基本药物目录》动态调整、评估制度、惠民成效、完善政策措施提供客观依据。

第三节　药品分类管理

一、药品分类管理基本概念

(一) 药品分类管理的发展历程

药品分类管理首次在英国实行,1920 年颁布的《危险药品法》(Dangerous Drug Act)确认了药品分类管理制度化;1968 年颁布的药品法(The Medicines Act)将药品划分为普通药(general sales list medicines)即可以在各处出售的药品、药房药(pharmacy medicines)即只能在药房出售的药品和处方药(presciption only drug)即只有凭医生开的处方才可以取得的药品;1983 年开始实行非处方药审批管理;1992 年制定非处方药转变准则。美国于 1938 年规定磺胺类药物及其他危险药物如麻醉药品等必须在专业人员的指导下使用;1944 年《联邦食品、药品和化妆品法案》修正案明确了处方药和非处方药的区别;1951 年《处方药修正案》规定了处方药的标准。随后日本、德国等国家也都相继通过立法实行药品分类管理,20世纪 80 年代初,WHO 开始向其他国家推行这一管理模式。目前,已有 100 多个国家和地区对药品实行了分类管理。

我国在实行药品分类管理以前,医院药房销售的药品都需要处方,而社会药店除了对麻醉药品、精神药品、医疗用毒性药品、放射性药品和戒毒药品的销售有特殊限制外,包括抗生素、注射剂、大输液等在内的其他药品基本处于自由销售状态,使得药品滥用、群体耐药性增加等现象无法得到有效遏制,消费者用药存在严重的安全隐患。为了防止药品滥用、保障用药安全,自 1995 年开始,我国开始探索药品分类管理工作。1997 年 1 月《中共中央、国务院关于卫生改革与发展的决定》提出了国家建立和完善药品分类管理制度;1999 年开始药品分类管理试点工作,并先后颁布了《处方药与非处方药分类管理办法(试行)》(2000 年 1 月施行)和《处方药与非处方药流通管理暂行规定》《药品流通监督管理办法(暂行)》等法规,对处方药和非处方药的生产、流通和使用等作出了详细要求;2001 年修订的《药品管理法》明文规定国家对药品实行处方药和非处方药分类管理制度。2005 年 8 月发布《关于做好处方药与非处方药分类管理实施工作的通知》,进一步推进药品分类管理工作。2007 年 5 月实施的《药品流通监督管理办法》对处方药和非处方药的销售做了明确规定。2019 年修订的《药品管理法》再次明确国家对药品实行处方药与非处方药分类管理制度。我国正式施

笔记栏

法规原文

行药品分类管理的二十年来,药品分类管理制度不断促进了药品生产、流通和医药经济的发展,方便了公众防病治病,并提高了公共健康管理水平。

（二）药品分类管理相关定义

1. 药品分类管理　药品分类管理是国际通行的管理办法。它是根据药品的安全性,依其品种、规格、适应证、剂量及给药途径等的不同,将药品分为处方药和非处方药,并作出相应的生产、经营、使用、广告等方面的管理规定。

2. 处方药　处方药（prescription drug or ethical drug）是指凭执业医师或执业助理医师的处方方可购买、调配和使用的药品。处方药一般有如下特点:①患者难以正确掌握其使用剂量和使用方法;②患者自身难以完成给药,无法达到治疗目的。因此,患者只有就诊后,由医生开具处方,并在医务人员的指导、监护下使用,才能保证用药的安全和有效。新药和列入国家特殊管理的药品基本都是处方药。

3. 非处方药　非处方药（nonprescription drug）在国外又称之为"可在柜台上买到的药物"（over the counter,OTC）,是指由国家药品监督管理部门公布的,不需要凭执业医师或执业助理医师处方,消费者自行判断、购买和使用的药品。根据药品的安全性又将非处方药分为甲、乙两类。甲类非处方药必须在具有《药品经营许可证》的药品零售企业出售;乙类非处方药经审批后,可以在其他商业企业（商场、超市等）经营。非处方药主要有以下特点:①安全性高,正常使用时无严重不良反应或其他严重的、有害的相互作用;②疗效确切,使用时患者可以觉察治疗效果;③在规定条件下质量稳定;④使用方便,使用时不需要医务人员的指导、监控和操作,可由患者自行选用。

处方药和非处方药不是药品本质的属性,只是管理上的界定。无论是处方药还是非处方药,都是药品监督管理部门批准的合法药品。非处方药也是药品,具有药品的各种属性,虽然安全性较高,但并非绝对的"保险药"。

二、药品分类管理的目的及意义

实行处方药与非处方药分类管理的目的在于:一方面,有效地加强对处方药的监督管理,防止消费者因自我行为不当导致滥用药物和危害健康;另一方面,通过规范非处方药的管理,引导消费者科学、合理地进行自我保健。其意义主要表现在:

（1）保证公众用药安全有效、方便及时:对安全性大的药品实行非处方药管理,有利于增强人们的自我药疗、自我保健意识;对不适于自我药疗的品种实行处方管理,在医师的监督下使用,有利于减少药品滥用,提高医疗质量。

（2）合理分配医疗资源,降低医疗费用:政府可依照药品分类情况,按照医疗费用"大病统筹,小病自负"的原则规定报销和不可报销的药品品种。消费者随着生活水平的提高,自我保健、自我药疗意识也不断增强,"大病去医院,小病进药店"的观念日益深入人心,正确地自我判断、购买和使用非处方药大大节约了诊疗费用和治疗时间。

三、药品分类管理的具体措施

目前,关于药品分类管理主要依据《非处方药专有标识管理规定（暂行）》《处方药与非处方药分类管理办法（试行）》《处方药与非处方药流通管理暂行规定》《关于开展处方药与非处方药转换评价工作的通知》。此外,2005 年、2007 年分别颁布的《关于做好处方药与非处方药分类管理实施工作的通知》《药品流通监督管理办法》也作了相关的具体规定。

（一）目录管理

1. 非处方药　国家药品监督管理局组织遴选和公布非处方药目录,并对目录中的药品进行监测和评价,根据临床安全信息,对目录中存在安全隐患或不适宜按非处方药管理的品种进行调整,及时转换为处方药后按处方药管理。非处方药目录的遴选原则主要有:

(1)应用安全:药品不会导致严重的不良反应,如致畸、致癌、致出生缺陷、致死、危及生命以及导致住院等;不产生药物依赖性;无潜在毒性不易引起蓄积中毒;不良反应发生率低甚至程度轻微,有的基本无不良反应。中成药还要求组方合理,无不良相互作用,处方中无"十八反""十九畏",重金属限量不超过国内或国外公认标准。

(2)疗效确切:药品的适应证或功能主治明确,临床作用确切、效果好,不需经常调整剂量,连续使用不引起耐药性。

(3)质量稳定:药品质量可控,在规定条件下性质稳定。

(4)使用方便:用药时不需做特殊检查和试验,以口服、外用、吸入等剂型为主。

2. 处方药　我国目前没有制定处方药目录,但规定了零售药店不得经营的9大类药品种类和必须凭处方销售的10大类药品种类。具体为:

(1)零售药店不得经营的9大类药品种类:①麻醉药品;②第一类精神药品;③放射性药品;④终止妊娠药品;⑤蛋白同化制剂;⑥肽类激素(胰岛素除外);⑦药品类易制毒化学品;⑧疫苗;⑨我国法律法规规定的其他药品零售企业不得经营的药品。

(2)零售药店必须凭处方销售的10大类药品种类:①注射剂;②医疗用毒性药品;③第二类精神药品;④9类不得经营的药品以外其他按兴奋剂管理的药品;⑤精神障碍治疗药(抗精神病、抗焦虑、抗躁狂、抗抑郁药);⑥抗病毒药(逆转录酶抑制剂和蛋白酶抑制剂);⑦肿瘤治疗药;⑧含麻醉药品的复方口服液和曲马多制剂;⑨未列入非处方药目录的抗菌药和激素;⑩其他必须凭处方销售的药品。

（二）专有标识管理

1. 非处方药　非处方药的包装和说明书上必须印有规定的非处方药专有标识,未印有专有标识的非处方药一律不准出厂。我国非处方药专有标识图案为椭圆形背景下三个英文字母"OTC"。非处方药专有标识的图案分为红色和绿色,红色用于甲类非处方药,绿色用于乙类非处方药和用作指南性标识。使用非处方药专有标识时,药品的使用说明书和大包装可以单色印刷,标签和其他包装必须按国家药品监督管理局公布的色标要求印刷。单色印刷时,标识下方必须标示"甲类"或"乙类"字样。专有标识和标签、说明书必须一体化印刷,其大小可根据实际需要设定,但必须醒目、清晰,并按照规定的坐标比例(30∶14)使用(图 3-1)。

法规原文

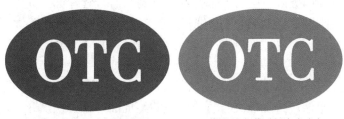

甲类非处方药（红底白字）　　　乙类非处方药（绿底白字）

图 3-1　非处方药标识图

2. 处方药　我国实行特殊管理的药品(麻醉药品、精神药品、医疗用毒性药品和放射性药品)一般属于处方药,其标签和说明书上必须印有规定的标识。

（三）生产、批发管理

处方药和非处方药生产、批发企业必须具有《药品生产许可证》《药品经营许可证》,必

笔记栏

须按照有关规定向具有合法经营资格的药品零售企业和医疗机构销售,并按规定保存销售记录备查。生产企业必须将相应的警示语或忠告语醒目地印制在药品包装或药品说明书上,其警示语或忠告语分别为"凭医师处方销售、购买和使用"和"请仔细阅读药品使用说明书并按说明使用或在药师指导下购买和使用"。

每个销售基本单元包装必须附有说明书。非处方药标签和说明书的文字表述应当科学、规范、准确,容易理解,便于患者自行判断、选择和使用。说明书的内容应按相关规定印刷。

药品生产、批发企业不得以任何方式直接向病患者推荐、销售处方药。

(四) 零售管理

1. 零售药店

(1)销售处方药的零售药店必须配备执业药师对处方进行审核,必须具有《药品经营许可证》,执业药师证书应悬挂在醒目、易见的地方。执业药师应佩戴标明其姓名、技术职称等内容的胸卡。执业药师或药师不在岗时,应当挂牌告知,并停止销售处方药和甲类非处方药。

(2)处方药、非处方药应当分柜摆放。不得采用有奖销售、附赠药品或礼品等方式销售。

(3)处方药不得采用开架自选的销售方式,必须凭执业医师或执业助理医师的处方销售、购买和使用。执业药师或药师必须对医师处方进行审核、签字后,依据处方正确调配、销售药品。处方必须留存 2 年以上备查。

2. 普通商业企业

(1)普通商业企业不得销售处方药和甲类非处方药。在药品零售网点不足的地区,符合条件的普通商业企业经地市级以上药品监督管理部门审查、批准、登记,颁发乙类非处方药准销标志,可以销售乙类非处方药。其销售人员和相关管理人员须经专业培训,由省级以上药品监督管理部门或其授权的药品监督管理部门考核、合格后持证上岗。

(2)普通商业企业必须从具有《药品经营许可证》《药品生产许可证》的药品批发、生产企业采购乙类非处方药,并按规定保存采购记录备查。

(3)连锁超市销售的乙类非处方药必须由连锁总部统一从合法供应渠道和供应商采购、配送,分店不得单独采购。总部必须配备与经营药品和经营规模相适应的仓储条件,至少配备 1 名药师以上技术职称的药学技术人员,负责进货质量验收及日常质量管理工作。

(五) 广告管理

处方药只允许在国务院卫生行政部门和国家药品监督管理部门共同指定的医学、药学专业刊物上介绍,不得在大众传播媒介进行广告宣传。不得以赠送医学、药学专业刊物等形式向公众发布处方药广告。处方药广告应当显著标明"本广告仅供医学药学专业人士阅读"。

仅宣传非处方药药品名称(包括通用名、商品名)的无须经过审查批准,宣传除药品名称以外的内容的必须申请广告批准文号。非处方药经批准可在大众媒介上进行广告宣传,但不得在儿童类节目或刊物上发布广告。非处方药广告应当显著标明"请按药品说明书或者在药师指导下购买和使用"。

四、"双跨" 药品的管理

1. "双跨" 药品的界定 有些药品根据其适应证、剂量和疗程的不同,既可以作为处方药,又可以作为非处方药,这种具有双重身份的药品就是"双跨"药品。这类药品的部分适应证适合患者自我判断和自我药疗。于是,在限适应证、限剂量、限规格、限疗程的规定下,将此部分作为非处方药品,而患者难以判断的部分则仍作为处方药。

目前,我国公布的"双跨"药品有 2 300 多个品种,包括化学药物约 300 种,中药 2 000 多种。其中以消化系统和解热镇痛类药物居多。

2. 管理要求

(1)包装、标签和说明书:由于"双跨"药品既能按处方药管理又能按非处方药管理,因此必须分别使用处方药和非处方药两种标签和说明书,包装颜色也应有明显区别。国家规定为非处方药部分的,必须按照国家公布的非处方药品使用说明书、标签、包装、专有标识进行审核登记、生产上市;而原处方药部分仍按原批准使用的说明书、标签、包装生产和使用,仍作为处方药品。

(2)商品名称:"双跨"药品不论是作为处方药还是非处方药,应当有相同的商品名,且其商品名不得扩大或暗示作为处方药或非处方药的疗效。

(3)销售与广告管理:"双跨"品种的销售和广告分别按照处方药与非处方药进行管理,在药品零售企业陈列药品时,对"双跨"品种应该按专有标识对药品进行分柜摆放。

ER-3-11

案例分析
答案

📑 案例分析

药品零售企业应如何销售青霉素 V 钾片?

×××× 年 × 月 26 日下午,×× 省 ×× 市市民王某(男,43 岁,企业工人)因咽喉疼痛 2 天,到居住地街上 ×× 药品零售企业(药店)购买药品。药店药品销售人员根据王某讲述的病情推荐购买青霉素 V 钾片,王某要求先看看药品,看过药品外盒上的适应证等后,决定购买青霉素 V 钾片(250mg/ 片 ×12 片 / 盒)。回家根据说明书用温开水服用 1 片,数分钟之后感觉全身不适,头晕,继而昏倒,随即被家人送至医院抢救、住院。王某昏迷 1 个多月,经过治疗后神志恢复,共住院 4 个月,花费 10.6 万元。出院后,王某走路不稳,双手不能握东西,吃饭靠家人喂。家属将该药店起诉至区人民法院,要求赔偿 25.8 万元。按照法院规定,家属申请司法鉴定,鉴定结果为青霉素 V 钾过敏性休克引起的缺氧缺血性脑病导致一级伤残,法院判决药店承担 70% 的责任(赔偿 18.43 万元)。按照法院要求,区药品监督管理局对药店进行了行政处罚。

请阅读以上材料,思考并讨论:

1. 药店违反了什么制度?
2. 青霉素等药品在药店销售有何规定?
3. 你对零售药店处方药销售的规范管理措施有何建议?

五、处方药与非处方药转换评价

处方药和非处方药实行分类注册和转换管理。药品评价中心制定处方药和非处方药上市后转换相关技术要求和程序,并向社会公布。国家药品监督管理局对非处方药目录实行动态管理。

1. 处方药转换评价为非处方药　不得申请将处方药转换评价为非处方药的情形有:①监测期内的药品;②用于急救和其他患者不适于自我治疗疾病的药品,如用于肿瘤、青光眼、消化道溃疡、精神病、糖尿病、肝病、肾病、前列腺疾病、免疫性疾病、心脑血管疾病、性传

笔记栏

播疾病等的治疗药品；③消费者不便自我使用的药物剂型，如注射剂、埋植剂等剂型；④用药期间需要专业人员进行医学监护或指导的药品；⑤需要在特殊条件下保存的药品；⑥作用于全身的抗菌药、激素（避孕药除外）；⑦含毒性中药材且不能证明其安全性的药品；⑧原料药、药用辅料、中药材及饮片；⑨国家规定的麻醉药品、精神药品、医疗用毒性药品和放射性药品及其他特殊管理的药品；⑩其他不符合非处方药要求的药品。

2. 非处方药转换评价为处方药　国家药品监督管理部门负责组织对已批准为非处方药品种的监测和评价工作，对存在安全隐患或不适宜按非处方药管理的药品转换为处方药，按处方药管理。

第四节　医疗保险药品的管理

一、我国医疗保障体系

改革开放以来，党中央、国务院陆续做出一系列重大决策，积极推进基本医疗保险制度改革。1994 年在江苏镇江、江西九江开展职工医疗保险改革试点；1998 年底开始在全国推行城镇职工基本医疗保险制度改革，实现由公费劳保医疗的单位福利制度向社会保险制度的转轨；2019 年全面推进生育保险和职工基本医疗保险（统称两项保险）合并实施。2003 年，卫生部、财政部、农业部联合发文，启动新型农村合作医疗（简称"新农合"）制度试点工作，2008 年实现全面覆盖；2007 年启动城镇居民基本医疗保险试点（简称"城镇居民医保"），把学生、少年儿童和其他非从业城镇居民纳入保障范围；2009 年城镇居民医保制度在全国范围内全面开展；2016 年在总结城镇居民医保和新农合运行情况以及地方探索实践经验的基础上，国务院提出整合建立城乡居民医保制度的意见，逐步在全国范围内建立起统一的城乡居民医保制度，推动保障更加公平、管理服务更加规范、医疗资源利用更加有效，促进全民医保体系持续健康发展；2019 年我国已经全面建立了统一的城乡居民医保制度。2003 年、2005 年我国分别建立农村和城市医疗救助制度，对相应的困难对象实施救助；2009 年探索完善城乡一体化的城乡医疗救助制度，筑牢医疗保障底线；2015 年安排部署进一步完善医疗救助制度，全面开展重特大疾病医疗救助工作。我国的医疗保障体系以基本医疗保险和城乡医疗救助为主体，还包括其他多种形式的补充医疗保险和商业健康保险，基本医疗保险由城乡居民基本医疗保险和城镇职工基本医疗保险构成。

法规原文

（一）城乡居民基本医疗保险

该制度是根据《国务院关于整合城乡居民基本医疗保险制度的意见》（国发〔2016〕3 号），整合城镇居民医保和新农合两项制度而建立的，是推进医药卫生体制改革、实现城乡居民公平享有基本医疗保险权益、促进社会公平正义、增进人民福祉的重大举措，对促进城乡经济社会协调发展、全面建成小康社会具有重要意义。该制度政策内容主要有：

1. 统一覆盖范围　要求除职工基本医疗保险应参保人员以外的其他所有城乡居民全部参保，并且避免重复参保。

2. 统一筹资政策　坚持多渠道筹资，继续实行个人缴费与政府补助相结合为主的筹资方式，鼓励集体、单位或其他社会经济组织给予扶持或资助。完善筹资动态调整机制。

3. 统一保障待遇　遵循保障适度、收支平衡的原则，均衡城乡保障待遇，逐步统一保障范围和支付标准，为参保人员提供公平的基本医疗保障。城乡居民医保基金主要用于支付参保人员发生的住院和门诊医药费用。

4. 统一《药品目录》 统一城乡居民《药品目录》和医疗服务项目目录,明确药品和医疗服务支付范围。

5. 统一定点管理 统一城乡居民医保定点机构管理办法,强化定点服务协议管理,建立健全考核评价机制和动态的准入退出机制。

6. 统一基金管理 城乡居民医保执行国家统一的基金财务制度、会计制度和基金预决算管理制度。结合基金预算管理全面推进付费总额控制。强化基金内部审计和外部监督,坚持基金收支运行情况信息公开和参保人员就医结算信息公示制度,加强社会监督、民主监督和舆论监督。

(二) 城镇职工基本医疗保险

1. 覆盖范围 城镇所有用人单位,包括企业、机关、事业单位、社会团体、民办非企业单位及其职工,都要参加城镇职工基本医疗保险。实际上覆盖了城镇全体从业人员。

2. 筹资标准 医疗保险费由用人单位和职工共同缴纳。用人单位缴费率控制在职工工资总额的 6% 左右,在职职工缴费率为本人工资的 2%,退休人员个人不缴费。具体缴费比例由各统筹地区根据实际情况确定。

法规原文

3. 统筹层次 原则上以地级以上行政区为统筹单位,也可以县(市)为统筹单位,京津沪原则上在全市范围内实行统筹。目前,全国多数地区为县级统筹。

4. 费用支付 城镇职工基本医疗保险基金由统筹基金和个人账户构成。个人账户主要支付门诊费用、住院费用中个人自付部分以及在定点药店购药费用。统筹基金用于支付符合规定的住院医疗费用和部分门诊大病医疗费用,起付标准为当地职工年平均工资的 10%(实际在 5% 左右),最高支付限额(封顶线)为当地职工年平均工资的 6 倍左右。

(三) 城乡医疗救助

城乡医疗救助体系是我国多层次医疗保障体系的兜底层次,包括城市医疗救助制度和农村医疗救助制度。由政府财政提供资金,主要是为无力进入基本医疗保险体系以及进入后个人无力承担自付费用的城乡贫困人口提供帮助,使他们能够与其他社会成员一样享有基本医疗保障。社会医疗救助的对象是因病致贫的低收入者和贫困者,资金主要由财政支持,也可以吸纳社会捐助等其他来源的资金。

二、基本医疗保险对医疗服务管理主要政策

医疗保险的保障功能需要通过购买医疗服务来实现。医疗保险机构对医疗机构的服务行为进行有效管理和引导,主要的管理手段是三个目录、两个定点、一个结算办法,简称"三二一"。

(一) 服务项目管理

通过制定相关标准和办法,确定基本医疗保险可以支付的医疗服务项目范围。主要包括基本医疗保险药品目录、诊疗项目、医疗服务设施标准,简称"三个目录"。参保人员在"三个目录"规定范围内发生的医疗费用,由基本医疗保险基金按规定支付。

(二) 定点就医管理

基本医疗保险实行定点医疗机构和定点药店管理。医疗保险经办机构同定点机构签订协议,明确各自的责任、权利和义务。参保人员在定点医疗机构就医发生的费用,按基本医疗保险规定支付。参保人员可以选择若干包括社区、基层医疗机构在内的定点医疗机构就医、购药,也可以持处方在若干定点药店购药。

(三) 结算管理

制度实施以来的医保支付包括按服务项目付费、按服务单元付费、按人头付费、总额预

笔记栏

付制、按病种付费等多种结算方式。

根据《国务院办公厅关于进一步深化基本医疗保险支付方式改革的指导意见》（国办发〔2017〕55 号），通过加强医保基金预算管理，全面推行以按病种付费为主的多元复合式医保支付方式，各地要选择一定数量的病种实施按病种付费，国家选择部分地区开展按疾病诊断相关分组（DRGs）付费试点，鼓励各地完善按人头、按床日等多种付费方式。到 2020 年，医保支付方式改革覆盖所有医疗机构及医疗服务，全国范围内普遍实施适应不同疾病、不同服务特点的多元复合式医保支付方式，按项目付费占比明显下降。

三、基本医疗保险药品目录

为了保障职工基本医疗用药，合理控制药品费用，规范基本医疗保险用药范围管理，根据《国务院关于建立城镇职工基本医疗保险制度的决定》（国发〔1998〕44 号），1999 年颁布《城镇职工基本医疗保险用药范围管理暂行办法》。为推进健康中国建设，保障参保人员基本用药需求，提升基本医疗保险用药科学化、精细化管理水平，提高基本医疗保险基金使用效益，推进治理体系和治理能力现代化，依据《中华人民共和国社会保险法》等法律法规和《中共中央国务院关于深化医疗保障制度改革的意见》，国家医疗保障局制定了《基本医疗保险用药管理暂行办法》，自 2020 年 9 月 1 日起施行。

法规原文

截至 2020 年共颁布了 6 个版本《国家基本医疗保险、工伤保险和生育保险药品目录》（简称《药品目录》）（表 3-2）。

表 3-2 历版《药品目录》统计表

颁布时间	品种总数	西药品种	中成药品种（含民族药）	中药饮片	协议期内药品
2000 年	1 488	913	575	排除法	—
2004 年	1 901*	1 027	870	排除法	—
2009 年	2 151*	1 140	987	排除法	—
2017 年	2 535	1 297	1 238	排除法	—
2019 年	2 643	1 322	1 321	准入法	43
2020 年	2 800	1 264	1 315	准入法	221

*注：2004 年列入限工伤保险药品 4 种；2009 年列入限工伤保险药品 20 种、限生育保险药品 4 种。

（一）《药品目录》管理

基本医疗保险用药范围通过制定《药品目录》进行管理，符合《药品目录》的药品费用，按照国家规定由基本医疗保险基金支付。《药品目录》实行通用名管理，《药品目录》内药品的同通用名药品自动属于基本医疗保险基金支付范围。

《药品目录》由凡例、西药、中成药、协议期内谈判药品和中药饮片五部分组成。省级医疗保障行政部门按国家规定增补的药品单列。为维护临床用药安全和提高基本医疗保险基金使用效益，《药品目录》对部分药品的医保支付条件进行限定。

国务院医疗保障行政部门负责建立基本医疗保险用药管理体系，制定和调整全国范围内基本医疗保险用药范围，使用和支付的原则、条件、标准程序等，组织制定、调整和发布国家《药品目录》并编制统一的医保代码，对全国基本医疗保险用药工作进行管理和监督。国家医疗保障经办机构受国务院医疗保障行政部门委托承担国家《药品目录》调整的具体组织实施工作。省级医疗保障行政部门负责本行政区域内的基本医疗保险用药管理，制定本地区基本医疗保险用药管理政策措施，负责《药品目录》的监督实施等工作。各省（区、市）

以国家《药品目录》为基础,按照国家规定的调整权限和程序将符合条件的民族药、医疗机构制剂、中药饮片纳入省级医保支付范围,按规定向国务院医疗保障行政部门备案后实施。统筹地区医疗保障部门负责《药品目录》及相关政策的实施,按照医保协议对定点医药机构医保用药行为进行审核、监督和管理,按规定及时结算和支付医保费用,并承担相关的统计监测、信息报送等工作。

(二)《药品目录》的制定和调整

纳入国家《药品目录》的药品应当是经国家药品监管部门批准,取得药品注册证书的化学药、生物制品、中成药(民族药),以及按国家标准炮制的中药饮片,并符合临床必需、安全有效、价格合理等基本条件。

以下药品不纳入《药品目录》:①主要起滋补作用的药品;②含国家珍贵、濒危野生动植物药材的药品;③保健药品;④预防性疫苗和避孕药品;⑤主要起增强性功能、治疗脱发、减肥、美容、戒烟、戒酒等作用的药品;⑥因被纳入诊疗项目等原因,无法单独收费的药品;⑦酒制剂、茶制剂,各类果味制剂(特别情况下的儿童用药除外),口腔含服剂和口服泡腾剂(特别规定情形的除外)等;⑧其他不符合基本医疗保险用药规定的药品。

有下列情况之一的,经专家评审后,直接调出《药品目录》:①被药品监管部门撤销、吊销或者注销药品批准证明文件的药品;②被有关部门列入负面清单的药品;③综合考虑临床价值、不良反应、药物经济性等因素,经评估认为风险大于收益的药品;④通过弄虚作假等违规手段进入《药品目录》的药品;⑤国家规定的应当直接调出的其他情形。

符合以下情况之一的,经专家评审等规定程序后,可以调出《药品目录》:①在同治疗领域中,价格或费用明显偏高且没有合理理由的药品;②临床价值不确切,可以被更好药品替代的药品;③其他不符合安全性、有效性、经济性等条件的药品。

国务院医疗保障行政部门建立完善动态调整机制,原则上每年调整一次。根据医保药品保障需求、基本医疗保险基金的收支情况、承受能力、目录管理重点等因素,确定当年《药品目录》调整的范围和具体条件,研究制订调整工作方案,依法征求相关部门和有关方面的意见并向社会公布。对企业申报且符合当年《药品目录》调整条件的药品纳入该年度调整范围。

建立《药品目录》准入与医保药品支付标准(以下简称支付标准)衔接机制。除中药饮片外,原则上新纳入《药品目录》的药品同步确定支付标准。独家药品通过准入谈判的方式确定支付标准。非独家药品中,国家组织药品集中采购(以下简称集中采购)中选药品,按照集中采购有关规定确定支付标准;其他非独家药品根据准入竞价等方式确定支付标准。执行政府定价的麻醉药品和第一类精神药品,支付标准按照政府定价确定。

中药饮片采用专家评审方式进行调整,其他药品的调整程序主要包括企业申报、专家评审、谈判或准入竞价、公布结果。原则上谈判药品协议有效期为两年。国务院医疗保障行政部门负责编制国家医保药品代码,按照医保药品分类和代码规则建立药品编码数据库。原则上每季度更新一次。

(三)《药品目录》的使用

协议期内谈判药品原则上按照支付标准直接挂网采购。协议期内,谈判药品的同通用名药品在价格不高于谈判支付标准的情况下,按规定挂网采购。其他药品按照药品招采有关政策执行。在满足临床需要的前提下,医保定点医疗机构须优先配备和使用《药品目录》内药品。逐步建立《药品目录》与定点医疗机构药品配备联动机制,定点医疗机构根据《药品目录》调整结果及时对本医疗机构用药目录进行调整和优化。

(四)医保用药的支付

参保人使用《药品目录》内药品发生的费用,符合以下条件的,可由基本医疗保险基金支付:①以疾病诊断或治疗为目的;②诊断、治疗与病情相符,符合药品法定适应证及医保限定支付范围;③由符合规定的定点医药机构提供,急救、抢救的除外;④由统筹基金支付的药品费用,应当凭医生处方或住院医嘱;⑤按规定程序经过药师或执业药师的审查。

国家《药品目录》中的西药和中成药分为"甲类药品"和"乙类药品"。"甲类药品"是临床治疗必需、使用广泛、疗效确切、同类药品中价格或治疗费用较低的药品。"乙类药品"是可供临床治疗选择使用,疗效确切、同类药品中比"甲类药品"价格或治疗费用略高的药品。协议期内谈判药品纳入"乙类药品"管理。各省级医疗保障部门按国家规定纳入《药品目录》的民族药、医疗机构制剂纳入"乙类药品"管理。中药饮片的"甲乙分类"由省级医疗保障行政部门确定。

参保人使用"甲类药品"按基本医疗保险规定的支付标准及分担办法支付;使用"乙类药品"按基本医疗保险规定的支付标准,先由参保人自付一定比例后,再按基本医疗保险规定的分担办法支付。"乙类药品"个人先行自付的比例由省级或统筹地区医疗保障行政部门确定。支付标准是基本医疗保险参保人员使用《药品目录》内的药品时,基本医疗保险基金支付药品费用的基准。基本医疗保险基金依据药品的支付标准以及医保支付规定向定点医疗机构和定点零售药店支付药品费用。支付标准的制定和调整规则另行制定。

（五）医保用药的管理与监督

综合运用协议、行政、司法等手段,加强《药品目录》及用药政策落实情况的监管,提升医保用药安全性、有效性、经济性。

ER-3-15

法规原文

四、定点零售药店的管理

为规范医疗保险制度的实施,有效控制医疗费用增长,城镇居民基本医疗保险和城镇职工基本医疗保险实行定点医疗机构和定点零售药店管理。定点零售药店,是指经统筹地区劳动保障行政部门资格审查,并经社会保险经办机构确定的,为城镇职工基本医疗保险参保人员提供处方外配服务的零售药店。处方外配是指参保人员持定点医疗机构处方,在定点零售药店购药的行为。外配处方必须由定点医疗机构医师开具,有医师签名和定点医疗机构盖章。处方要有药师审核签字,并保存2年以上以备核查。

定点零售药店应配备专(兼)职管理人员,与社会保险经办机构共同做好各项管理工作。对外配处方要分别管理、单独建账。定点零售药店要定期向统筹地区社会保险经办机构报告处方外配服务及费用发生情况。

社会保险经办机构要加强对定点零售药店处方外配服务情况的检查和费用的审核。定点零售药店有义务提供与费用审核相关的资料及账目清单。

（一）定点零售药店审查和确定

为保证基本医疗保险用药的品种和质量,引入竞争机制,合理控制药品服务成本,方便参保人员就医后购药和便于管理,定点零售药店应具备以下条件:①持有《药品经营许可证》和《营业执照》,经药品监督管理部门年检合格;②遵守《药品管理法》及相关法规,有健全和完善的药品质量保证制度,能确保供药安全、有效和服务质量;③严格执行国家、省(区、市)规定的药品价格政策,经物价部门监督检查合格;④具备及时供应基本医疗保险用药、24小时提供服务的能力;⑤能保证营业时间内至少有1名药师在岗,营业人员需经地级以上药品监督管理部门培训合格;⑥严格执行城镇职工基本医疗保险制度有关政策规定,有规范的内部管理制度,配备必要的管理人员和设备。

（二）申请成为医保定点药店需提交的材料

愿意承担城镇职工基本医疗保险定点服务的零售药店,应向统筹地区劳动保障行政部门提出书面申请,并提供以下材料:①《药品经营许可证》和《营业执照》的副本;②药师以上药学技术人员的职称证明材料;③药品经营品种清单及上一年度业务收支情况;④药品监督管理、物价部门监督检查合格的证明材料;⑤劳动保障行政部门规定的其他材料。

（三）社保机构对定点药店的申请审理确认与管理

劳动保障行政部门根据零售药店的申请及提供的各项材料,对零售药店的定点资格进行审查。

统筹地区社会保险经办机构在获得定点资格的零售药店范围内确定定点零售药店,统一发定点零售药店标牌,并向社会公布,供参保人员选择购药。

社会保险经办机构要与定点零售药店签订包括服务范围、服务内容、服务质量、药费结算办法以及药费审核与控制等内容的协议,明确双方的责任、权利和义务。协议有效期一般为1年。任何一方违反协议,对方均有权解除协议,但须提前通知对方和参保人,并报劳动保障行政部门备案。社会保险经办机构要按照基本医疗保险有关政策规定和与定点零售药店签订的协议,按时足额结算费用。对违反规定的费用,社会保险经办机构不予支付。

劳动保障行政部门要组织药品监督管理、物价、医药行业主管部门等有关部门,加强对定点零售药店处方外配服务和管理的监督检查。要对定点零售药店的资格进行年度审核。对违反规定的定点零售药店,劳动保障行政部门可视不同情况,责令其限期改正,或取消其定点资格。

第五节　国家药品储备制度

国家储备药品是国家为了维护公众的身体健康、保证紧急需要而平时储备管理的,在发生重大灾情、疫情及其他突发事件时可以紧急调用的药品。

目前,我国的药品储备已由单纯的战备作用扩大到外援、救灾、防疫和应对突发事故等方面,也可以作为一种宏观调控手段调节国内药品供需关系、调控药品价格。因此,国家药品储备制度具有非常重要的现实意义。

一、国家药品储备制度发展历程

我国国家药品储备制度的发展过程大体可以分为以下两个阶段,即一级储备、静态管理阶段和两级储备、动态管理阶段。

1. 一级储备、静态管理阶段　20世纪70年代初,为保证灾情、疫情及突发事故发生后对药品和医疗器械的紧急需要,我国建立了中央一级储备、静态管理的国家药品储备制度,国家拨出专款,在全国修建了13个药品储备库。由原国家医药管理局负责医药储备工作。

2. 两级储备、动态管理阶段　1997年7月,《国务院关于改革和加强医药储备管理工作的通知》提出了"建立中央与地方两级医药储备制度"的具体措施。1999年6月颁布的《国家医药储备管理办法》,明确规定医药储备是政府职能。在中央统一政策、统一规划、统一组织实施的原则下,建立中央与地方(省、自治区、直辖市)两级医药储备制度,实行统一领导、分级负责的管理体制。医药储备实行品种控制、总量平衡的动态储备,有偿调用,以保证储备资金的安全、保值和有效使用。至2020年11月,我国除新疆、西藏、海南外,其余省份都建立了地方医药储备。2004年,国家发展和改革委员会组织编制了《国家医药储备应急预案》,建立了国家医药储备应急管理的基本制度和运行机制,加强了应急管理基础工作。

2011 年,《医药工业"十二五"发展规划》提出要完善两级医药储备制度,实现两级储备的互补和联动,建立全国联网的医药储备信息平台,加强动态监测,保障在公共事件发生时医药物资的足量供应。《药品管理法》第九十二条规定"国家实行药品储备制度,建立中央和地方两级药品储备。发生重大灾情、疫情或者其他突发事件时,依照《中华人民共和国突发事件应对法》的规定,可以紧急调用药品"。

二、我国药品储备制度

(一) 主管机构及职责

20 世纪 70 年代,我国医药储备管理职能由原医药管理局负责。1998 年,国务院机构调整,国家医药管理局医药储备管理职能并入国家经济贸易委员会。2003 年年初,国家经济贸易委员会撤消,医药储备管理职能并入国家发展和改革委员会。2008 年国务院机构改革,组建工业和信息化部,医药储备管理职能又从国家发展和改革委员会剥离,并入工业和信息化部。

工业和信息化部主管国家医药储备工作。主要职责是:①负责对各省、自治区、直辖市人民政府或其指定的职能部门动用中央医药储备申请的审批;②根据国家需要,负责调剂、调用地方医药储备的审批;③会同有关部门制定或调整国家医药储备管理的有关政策,监督、检查国家医药储备政策的贯彻和执行情况;④负责组织编制中央医药储备年度计划;⑤会同有关部门确定并适时调整中央储备药品、医疗器械的品种;⑥负责选择承担中央医药储备的企业,并监督企业做好医药储备的各项管理工作;⑦商财政部后安排下达中央医药储备资金,并会同财政、金融及审计等部门做好中央医药储备资金的监督管理、财务审计工作;⑧负责建立医药储备统计制度,组织对承担医药储备任务的企业进行检查、培训和考核,推广医药储备的先进经验;⑨负责指导地方医药储备工作。

(二) 承担医药储备任务企业的条件及职责

1. 承担医药储备任务企业的条件 承担医药储备任务的企业,分别由国家医药储备主管部门和省级医药储备管理部门根据企业管理水平、仓储条件、企业规模及经营效益等情况会同同级财政部门择优选定,这些企业必须是国有或国有控股的大中型医药企业,符合《药品经营质量管理规范》(GSP),亏损企业不得承担医药储备任务。

2. 承担储备任务企业的职责 ①执行医药储备管理部门下达的储备计划;②依照医药储备管理部门下达的调用通知单,执行储备药品、医疗器械的调用任务,确保调用时储备药品、医疗器械及时有效的供应;③负责对储备药品、医疗器械进行适时轮换,保证储备药品、医疗器械的质量;④建立健全企业内部医药储备管理的各项规章制度,加强储备药品、医疗器械的原始记录、账卡、档案等的基础管理工作,建立健全企业内部医药储备资金管理制度,确保医药储备资金的安全和保值;⑤按时、准确上报各项医药储备统计报表;⑥负责对从事医药储备工作的人员进行培训,不断提高其业务素质和管理水平。

与医药储备有关的政府部门、承担医药储备任务的企业,均应设立 24 小时传真电话,建立 24 小时值班制度,并将单位名称、负责人及值班电话上报国家医药储备主管部门。

(三) 药品储备的管理措施

1. 计划管理 医药储备实行严格的计划管理。中央和地方医药储备计划,分别由国家医药储备主管部门和省级医药储备管理部门下达。

中央医药储备主要负责储备重大灾情、疫情及重大突发事故和战略储备所需的特种药品、专项药品及医疗器械;地方医药储备主要负责储备地区性或一般灾情、疫情及突发事故和地方常见病防治所需的药品和医疗器械。

每年2月底前,国家医药储备主管部门根据国家有关部门的灾情、疫情预报等,按照实际需要和适当留有余地的原则,协商卫生、财政等部门后,制订年度中央医药储备计划,下达给有关企业执行,并抄送有关部门。地方医药储备年度计划,要参照中央医药储备计划并结合当地实际情况制订,并于每年4月底前上报国家医药储备主管部门备案。地方医药储备计划进行调整,须报国家医药储备主管部门备案。

承担医药储备任务的企业要与相应的医药储备管理部门签订"医药储备责任书",认真执行储备计划,在储备资金到位后一个月内,保证储备计划(品种和数量)的落实。计划的变动或调整,需报国家医药储备主管部门审核批准。企业调出药品、医疗器械后,应按储备计划及时补齐相应的品种及数量。

医药生产企业应优先满足承担储备任务的企业对储备药品、医疗器械的收购要求。部分供应短缺的品种,各级医药储备管理部门应帮助承担储备任务的企业解决。

2. 储存管理　医药储备实行品种控制、总量平衡的动态储备。在保证储备药品、医疗器械的品种、质量、数量的前提下,承担储备任务的企业要根据具体药品、医疗器械的有效期及质量要求对储备药品适时进行轮换,储备药品、医疗器械的库存总量不得低于计划总量的70%。

承担储备任务的企业要切实加强其储备药品、医疗器械的质量管理,落实专人负责,建立月检、季检制度,检查记录参照GSP实施指南。储备药品、医疗器械的入、出库要实行复核签字制。

3. 调用管理

(1)医药储备调用的总体原则:①发生一般灾情、疫情及突发事故或一个省、自治区、直辖市范围内发生灾情、疫情及突发事故需要紧急动用医药储备时,由本省、自治区、直辖市在省级医药储备内供应;②发生较大灾情、疫情及突发事故或发生灾情、疫情及突发事故涉及若干省、自治区、直辖市时,首先动用本省、自治区、直辖市医药储备,不足部分按有偿调用的原则,向相邻省、自治区、直辖市人民政府或其指定的部门请求动用其医药储备,仍难以满足需要时再申请动用中央医药储备;③发生重大灾情、疫情及重大突发事故时,应首先动用地方医药储备,难以满足需要时,可申请动用中央医药储备;④没有建立地方医药储备的省、自治区、直辖市,原则上不得申请动用中央医药储备。

(2)各级医药储备主管部门之间的调用原则:①各省级人民政府可以指定申请使用中央医药储备的责任部门,并报国家医药储备主管部门备案;②地方需要动用中央医药储备时,可以由省级人民政府或其指定的职能部门向国家医药储备主管部门提出申请,国家医药储备主管部门与有关部门协商后,下达调用药品、医疗器械品种、数量通知单,由有关承储单位组织调运相应的储备药品、医疗器械;③申请动用中央医药储备的省级人民政府或其指定的职能部门要及时将货款支付给调出企业,供需双方应在储备药品、医疗器械调出十日内补签购销合同;④本着有偿调用的原则,国家医药储备主管部门可以根据需要调剂、调用地方医药储备。

(3)医药储备企业在调用中的任务:承担医药储备任务的企业接到调用通知后,须在规定的时限内将药品、医疗器械发到指定地区和单位,并对调出药品、医疗器械的质量负责。有关部门和企业要积极为紧急调用储备药品、医疗器械的运输提供条件。遇有紧急情况如中毒、爆炸、突发疫情等事故发生,承担储备任务的企业接到国家医药储备主管部门的电话或传真后,可按要求先发送储备药品、医疗器械。申请调用的省级人民政府或其指定的职能部门要在一周内补办有关手续。

(4)储备药品的补调:中央储备药品在调用过程中如发现质量问题,应就地封存,事后按规定进行处理。接收单位和调出单位应立即将情况报告国家医药储备主管部门,由其通知调出单位按同样品种、规格、数量补调。

4. 储备资金管理　中央与地方两级医药储备所需资金分别由国务院和各省、自治区、直辖市人民政府落实,由国家医药储备主管部门和省级医药储备管理部门按照其储备计划会同同级财政部门下达。

医药储备资金是政府的专项资金,必须严格管理,专款专用,不得挤占挪用,并要确保储备资金的安全和保值。

储备药品实行有偿调用。调出方要及时收回货款,调入方不得以任何借口或理由拖延或拒付货款。

当储备计划调整、企业承储任务调整或企业不能按计划完成储备调运任务时,以及出现不符合医药储备其他规定的情形时,国家医药储备主管部门和各省级医药储备管理部门会同同级财政部门调整或收回医药储备资金。

5. 监督与检查　国家医药储备主管部门会同财政部等对各地、各有关部门和有关企业落实国家医药储备政策和资金等情况进行监督、检查。

6. 处罚　承担医药储备任务的企业,如果出现管理混乱、账目不清、不合理损失严重、企业被兼并或者拒报各项医药储备统计报表等情况,取消其医药储备任务,并收回储备资金。

储备单位延误救灾防疫及突发事故的药品供应,弄虚作假,挪用储备资金,管理严重混乱,造成严重后果和损失,构成犯罪的,依法追究有关负责人和直接负责人的刑事责任;不构成犯罪的,给予行政处分。医药储备工作人员玩忽职守、徇私舞弊或者滥用职权,构成犯罪的,依法追究其刑事责任;不构成犯罪的,给予行政处分。

知识拓展:
时事聚焦

第六节　野生药材资源管理

依据《药品管理法》,国家对野生药材资源和中药品种实行保护制度。为了保护和合理利用野生药材资源,适应人民医疗保健事业的需要,国务院制定了《野生药材资源保护管理条例》。该条例于1987年10月30日发布,自1987年12月1日起实施。国家对野生药材资源实行保护、采猎相结合的原则,并创造条件开展人工种养。在我国境内采猎、经营野生药材的任何单位或个人,除国家另有规定外,都必须遵守此条例。

法规原文

一、国家重点保护野生药材物种的分级

国家重点保护的野生药材物种分为三级管理。

一级保护野生药材物种:指濒临灭绝状态的稀有珍贵野生药材物种。

二级保护野生药材物种:指分布区域缩小、资源处于衰竭状态的重要野生药材物种。

三级保护野生药材物种:指资源严重减少的主要常用野生药材物种。

二、国家重点保护野生药材采猎管理要求

1. 对一级保护野生药材物种的管理　在我国禁止采猎一级保护野生药材物种。一级保护野生药材物种属于自然淘汰的,其药用部分由各级药材公司负责经营管理,但不得出口。

2. 对二、三级野生药材物种的管理　采猎、收购二、三级保护野生药材物种的,必须按

照批准的计划执行。该计划由县级以上(含县,下同)医药管理部门(含当地人民政府授权管理该项工作的有关部门,下同)会同同级野生动物、植物管理部门制定,报上一级医药管理部门批准。采猎二、三级保护野生药材物种的,必须持有采药证。取得采药证后,需要进行采伐或狩猎的,必须分别向有关部门申请采伐证或狩猎证,且不得在禁止采猎区、禁止采猎期进行采猎,也不得使用禁用工具进行采猎。

三、国家重点保护野生药材的出口管理

1. 对各级保护野生药材物种经营(出口)的管理　一级保护野生药材物种属于自然淘汰的,其药用部分可以由各级药材公司负责经营管理,但不得出口;二、三级保护野生药材物种属于国家计划管理品种的,由中国药材公司统一经营管理;其余品种由产地县药材公司或其委托单位按照计划收购。二、三级保护野生药材物种的药用部分,除国家另有规定外,实行限量出口。实行限量出口和出口许可证制度的品种,由国家医药管理部门会同国务院有关部门确定。

野生药材的规格、等级标准,由国家医药管理部门会同国务院有关部门制定。

对保护野生药材资源做出显著成绩的单位或个人,由各级医药管理部门会同同级有关部门给予精神鼓励或一次性物质奖励。

2. 国家对中药材的出口管理　贯彻"先国内后国外"的原则;如国内供应、生产严重不足则应停止或减少出口;国内供应如有剩余的,应争取多出口。

四、国家重点保护的野生药材名录

国家重点保护的野生药材物种名录共收载了野生药材物种 73 种,中药材 41 种。其中一级保护的野生药材物种 2 种、中药材 2 种;二级保护的野生药材物种 27 种、中药材 17 种;三级保护的野生药材物种 44 种、中药材 22 种。名录如下:

一级保护野生药材物种:羚羊角,鹿茸(梅花鹿)。

二级保护野生药材物种:鹿茸(马鹿),麝香(3 个品种),熊胆(2 个品种),穿山甲,蟾酥(2 个品种),哈蟆油,金钱白花蛇,乌梢蛇,蕲蛇,蛤蚧,甘草(3 个品种),黄连(3 个品种),人参,杜仲,厚朴(2 个品种),黄柏(2 个品种),血竭。

三级保护野生药材物种:川贝母(4 个品种),伊贝母(2 个品种),刺五加,黄芩,天冬,猪苓,龙胆(4 个品种),防风,远志(2 个品种),胡黄连,肉苁蓉,秦艽(4 个品种),细辛(3 个品种),紫草,五味子(2 个品种),蔓荆子(2 个品种),诃子(2 个品种),山茱萸,石斛(5 个品种),阿魏(2 个品种),连翘,羌活(2 个品种)。

五、法律责任

违反采猎、收购、保护野生药材物种规定的,由当地县级以上药品监督管理部门会同同级有关部门没收其非法采猎的野生药材及使用工具,并处以罚款。

未经野生药材资源保护管理部门批准进入野生药材资源保护区从事科研、教学、旅游等活动的,当地县以上医药管理部门和自然保护区主管部门有权制止;造成损失的,必须承担赔偿责任。

违反野生药材物种收购、经营、出口管理规定的,由工商行政管理部门或有关部门没收其野生药材和全部违法所得,并处以罚款。

保护野生药材资源管理部门工作人员徇私舞弊的,由所在单位或上级管理部门给予行政处分;造成野生药材资源损失的,必须承担赔偿责任。当事人对行政处罚决定不服的,可

笔记栏

以在接到处罚决定书之日起 15 日内向人民法院起诉；期满不起诉又不执行的，作出行政处罚决定的部门可以申请人民法院强制执行。破坏野生药材资源情节严重，构成犯罪的，由司法机关依法追究刑事责任。

学习小结

1. 学习内容

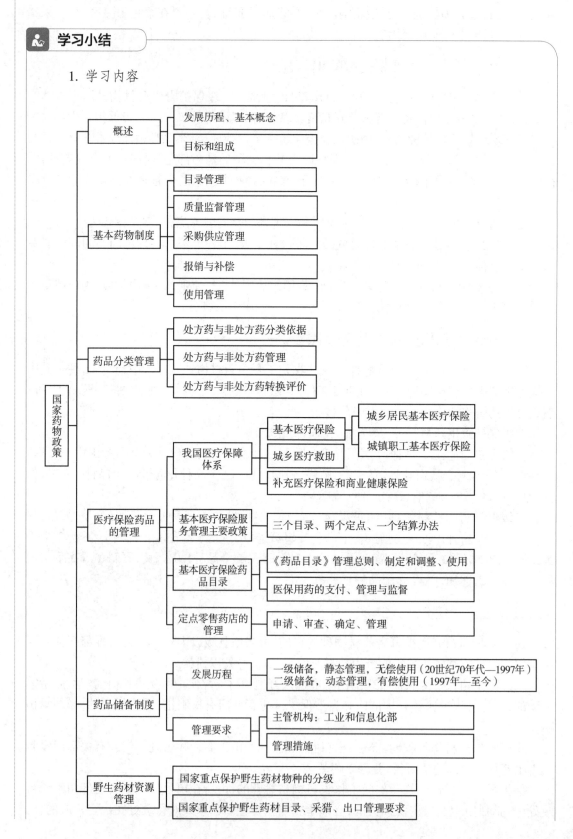

笔记栏

2. 学习方法　根据教学大纲要求,建议同学结合教材、课堂教学、利用药品监督管理机构的网站查找和下载相关的管理文件等学习资源,利用课堂教学、课后阅读、上网收集信息、思考、分析与总结的方法,提高学习积极性,拓宽药品管理知识的视野;还可通过到药店、药厂或管理部门实地参观、见习等观察和体验的学习方法,理解相关概念体系和理论体系,以及药品管理文件在药品实际管理活动中的应用,加深对所学内容的理解与掌握。

（肖凤霞　张军武　王　志）

复习思考题

1. 国家药物政策的目标是什么?

2. 我国的《国家基本药物目录》构成有哪些?

3. 简述处方药和非处方药分类管理的目的和作用。

4. 根据 2020 年 9 月 1 日开始实施的《基本医疗保险用药管理暂行办法》,基本医疗保险用药管理的主要部门及职责是什么?

5. 简述我国药品储备原则。

6. 国家重点保护野生药材物种的分级有哪些?

扫一扫
测一测

◇◇◇   第四章   ◇◇◇

药师与药学职业道德

> **学习目标**
>
> 　　通过本章的学习,熟悉药师及执业药师的相关要求、药学服务的内涵,同时围绕药师应具备的素质及药学领域的职业道德问题,为今后从事药学实践及服务奠定基础。

第一节 药 师

一、药师的定义、类别及其职责

　　药师是医药卫生保健体系中不可或缺的重要组成部分,是保障人们用药合理、安全、有效的关键人员,因此大多数国家都通过立法对药师的资格、职责和权利进行了规范。

　　（一）药师的定义

　　《辞海》定义药师为"受过高等药学教育或在医疗预防机构、药事机构和制药企业从事药品调剂、制备、检定和生产等工作并经卫生部门审查合格的高级药学人员"。现代社会的药师,是一种关系人们身体健康和生命安全的重要职业。从事这一职业的人,接受过高等药学教育,经过有关部门的考核合格,取得资格,遵循药事法规和职业道德规范,在药学的各个领域从事与药品的生产、经营、使用、科研、检验和管理等有关的实践活动。

　　药师（pharmacist）的定义有狭义与广义之分:广义的药师是指受过高等药学专业教育,经有关部门考核合格后取得资格,从事药学专业技术工作的个人;狭义的药师是指药学专业技术职称系列中的药师（中药师）,属于初级职称。

　　药学技术人员是指具有药学专业知识,取得药学专业技术职称并从事药学工作的技术人员。

　　（二）药师的类别

　　1. 根据专业可分为西药师、中药师、临床药师。

　　2. 根据技术职称可分为西药类与中药类。其职称系列分别为主任药师、副主任药师、主管药师、药师、药士,与主任中药师、副主任中药师、主管中药师、中药师、中药士。

　　3. 根据工作领域可分为药房药师、药品科研单位药师、药品生产企业药师、药品经营企业药师、医疗机构药师、药品检验药师、药品监督管理部门药师等。

　　4. 根据是否依法注册可分为药师、执业药师。

　　（三）药师的职责

　　无论处于何种药学工作岗位,药师的根本职责都是一样的,即保证所提供药品和药学服务的质量。同时,分布于不同领域的药师,通过发挥不同的岗位功能,履行作为药师的根本职责。

1. 药品研发领域药师的职责　科研领域药师主要是指医药科研机构、高等医药院校以及药品生产企业新药研发部门中从事新产品、新工艺研究开发工作的药师。科研部门药师仅占药师群体的少数,但却是推动医药科技水平进步的主要力量。

(1)分析新产品开发方向和前景。

(2)设计、筛选和制备新产品。

(3)通过临床前和临床研究,确定新产品质量,尤其是有效性和安全性。

(4)研究确定新药质量标准。

(5)根据新药管理要求,获得新产品的批准,并确保新产品正式的生产质量。

2. 药品生产企业药师的职责　生产企业药师主要指药品生产企业中直接从事药品生产和质量管理的药师。生产部门药师的主要任务是与其他专业技术人员协作,保证和提高药品质量。

(1)依据市场需求,制订生产计划,保证药品供应。

(2)保证药品质量:首先,按照《药品管理法》《药品生产质量管理规范》及相关法律规定,制定药品生产操作规程及其他质量控制制度及文件,并严格实施,保证生产合格药品。其次,依据药品标准,检验原料、中间品、半成品、成品,杜绝不合格产品流入下道工序或进入药品市场。

(3)追踪药品上市后的使用信息,及时、妥善处理药品不良反应事件。

3. 流通领域药师的职责　流通领域药师包括药品生产企业市场和销售部门的药师以及在药品经营企业从事药品批发或零售工作的药师。流通领域药师的主要职责包括:

(1)构建药品流通渠道,沟通药品供需环节。

(2)合理储运药品,保持药品在流通过程中的质量。

(3)保持药品流通渠道规范有序,杜绝假、劣药品进入市场。

(4)与医疗专业人员沟通、交流,传递药品信息。

4. 医疗机构药师的职责

(1)调配处方:根据医生处方调配发药是医疗机构药房药师最常见的日常工作之一。一般来说,调配发药包括以下 5 个步骤:收方(包括从患者手中接受处方或从病房医护人员处接受处方等)、审查处方、调配处方、复核、发药(包括发给患者或病房护士、交代服用方法或注意事项、答复询问等)。

(2)药品管理:负责药品采购供应、使用与管理药品。

(3)提供专业意见:提供用药信息与药学咨询服务,向公众宣传合理用药知识。

(4)参与临床药学工作

1)参与临床药物治疗:开展药学查房,为患者提供药学专业技术服务;参加病例讨论和疑难、危重患者的医疗救治,协同医师做好药物使用遴选,对临床药物治疗提出意见或调整建议,与医师共同对药物治疗负责。

2)开展药物临床应用监测:开展药品质量监测,药品严重不良反应和药品损害的收集、整理、报告等工作,促进药物合理使用。

3)结合临床药物治疗实践,进行药学临床应用研究;开展药物利用评价和药物临床应用研究。

4)参与新药临床试验和新药上市后安全性与有效性监测。

5. 社会药房药师的职责

(1)供应药品:根据消费者的疾病及意愿供应非处方药,根据医生处方供应处方药。

（2）指导患者合理用药：药师除了为患者提供销售服务外，还应主动与患者交流，帮助患者分析病因病症，指导其合理选药、用药。

（3）向患者提供健康保健知识。

（4）药品管理：协助药店店长把好药品质量关，一切以药品质量为先，参与药品质量验收及分类管理等。

二、我国执业药师制度

1994 年 3 月，人事部、国家医药管理局颁布了《执业药师资格制度暂行规定》；1995 年 7 月，人事部、国家中医药管理局颁布了《执业中药师资格制度暂行规定》，从此我国开始实施执业药师资格制度。1999 年 4 月，人事部、国家药品监督管理局下发了《关于修订印发＜执业药师资格制度暂行规定＞和＜执业药师资格考试实施办法＞的通知》，对原有考试管理办法进行了修订，明确执业药师、中药师统称为执业药师。人事部和国家药品监督管理局共同负责全国执业药师资格制度的政策制定、组织协调、资格考试、注册登记和监督管理工作。2019 年 3 月，人力资源和社会保障部、国家药品监督管理局颁布了《执业药师职业资格制度规定》和《执业药师职业资格考试实施办法》。

（一）执业药师的定义

执业药师（licensed pharmacist）指经全国统一考试合格，取得《执业药师职业资格证书》并经注册，在药品生产、经营、使用和其他需要提供药学服务的单位中执业的药学技术人员。

（二）执业药师资格考试

执业药师资格考试实行全国统一大纲、统一命题、统一组织的考试制度。国家药品监督管理局负责组织拟定考试科目和考试大纲、建立试题库、组织命审题工作，提出考试合格标准建议。

1. 考试科目及时间　执业药师资格考试科目包括：药学（中药学）专业知识（一）、药学（中药学）专业知识（二）、药事管理与法规、药学（中药学）综合知识与技能。执业药师资格考试一般每年举行一次，日期为每年 10 月。考试分 4 个半天进行，每个科目考试时间为两个半小时。

2. 考试条件要求　凡中华人民共和国公民和获准在我国境内就业的外籍人员，具备以下条件之一者，均可申请参加执业药师职业资格考试：

（1）取得药学类、中药学类专业大专学历，在药学或中药学岗位工作满 5 年。

（2）取得药学类、中药学类专业大学本科学历或学士学位，在药学或中药学岗位工作满 3 年。

（3）取得药学类、中药学类专业第二学士学位、研究生班毕业或硕士学位，在药学或中药学岗位工作满 1 年。

（4）取得药学类、中药学类专业博士学位。

（5）取得药学类、中药学类相关专业相应学历或学位的人员，在药学或中药学岗位工作的年限相应增加 1 年。

按照国家有关规定评聘为高级专业技术职务，并具备下列条件之一者，可免试药学（或中药学）专业知识（一）、药学（或中药学）专业知识（二）两个科目，只参加药事管理与法规、综合知识与技能两个科目的考试。

（1）取得药学或医学专业高级职称并在药学岗位工作。

（2）取得中药学或中医学专业高级职称并在中药学岗位工作。

以 4 年为一个周期，参加全部科目考试的人员须在连续 4 个考试年度内通过全部科目的考试。参加免试部分科目的人员须在 2 个考试年度内通过应试科目。

3. 资格证的颁发　执业药师职业资格考试合格者,由各省、自治区、直辖市人力资源和社会保障部门颁发《执业药师职业资格证书》。该证书由人力资源和社会保障部统一印制,国家药品监督管理局与人力资源和社会保障部用印,在全国范围内有效。

（三）执业药师的注册

执业药师资格实行注册制度。取得《执业药师职业资格证书》者,应当通过全国执业药师注册管理信息系统向所在地注册管理机构申请注册。经注册后,方可按照注册的执业类别(药学类、中药学类)、执业范围(药品生产、药品经营、药品使用)从事相应的执业活动。未经注册者,不得以执业药师身份执业。

国家药品监督管理局负责执业药师注册的政策制定和组织实施,指导全国执业药师注册管理工作。各省、自治区、直辖市药品监督管理部门负责本行政区域内的执业药师注册管理工作。人事部及各省、自治区、直辖市人事(职改)部门对执业药师注册工作有监督、检查的责任。

1. 申请注册的条件　申请注册者,必须同时具备下列条件:

(1)取得《执业药师职业资格证书》。

(2)遵纪守法,遵守执业药师职业道德,无不良信息记录。

(3)身体健康,能坚持在执业药师岗位工作。

(4)经所在单位考核同意。

2. 注册证的颁发　经批准注册者,由各省、自治区、直辖市药品监督管理局在《执业药师资格证书》中的注册情况栏内加盖注册专用印章,同时发给国家药品监督管理局统一印制的《执业药师注册证》,并报国家药品监督管理局备案。

3. 变更注册　执业药师只能在一个省、自治区、直辖市注册,若需变更执业地区、执业范围应及时办理变更注册手续。

4. 延续注册　执业药师注册有效期为 5 年,有效期届满 30 日前,向所在地注册管理机构提出延续注册申请。延续注册者须有参加继续教育的证明。

5. 注销注册　执业药师有下列情形之一的,由所在单位向注册机构办理注销注册手续:

(1)死亡或被宣告失踪的。

(2)受刑事处罚的。

(3)受取消执业资格处分的。

(4)因健康或其他原因不能或不宜从事执业药师业务的。

凡注销注册的,由所在省(区、市)的注册机构向国家药品监督管理局备案,并由国家药品监督管理局定期公告。

（四）执业药师的职责

1. 执业药师应当遵守执业标准和业务规范,以保障和促进公众用药安全有效为基本准则。

2. 执业药师必须严格遵守《药品管理法》及国家有关药品研制、生产、经营、使用的各项法规及政策。执业药师对违反《药品管理法》及有关法规、规章的行为或决定,有责任提出劝告、制止、拒绝执行,并向当地负责药品监督管理的部门报告。

3. 执业药师在执业范围内负责对药品质量的监督和管理,参与制定、实施药品全面质量管理及对本单位违反规定的处理。

4. 执业药师负责处方的审核及调配,提供用药咨询与信息,指导合理用药,开展治疗药物监测及药品疗效评价等临床药学工作。

5. 药品零售企业应当在醒目位置公示《执业药师注册证》，并对在岗执业的执业药师挂牌明示。执业药师不在岗时，应当以醒目方式公示，并停止销售处方药和甲类非处方药。执业药师执业时应当按照有关规定佩戴工作牌。

6. 执业药师应当按照国家专业技术人员继续教育的有关规定接受继续教育，更新专业知识，提高业务水平。国家鼓励执业药师参加实训培养。

（五）执业药师的继续教育

执业药师必须接受继续教育，需努力钻研业务，不断更新知识，掌握最新医药信息，保持较高的专业水平。

国家药品监督管理局负责制定执业药师继续教育管理办法，组织拟定、审批继续教育内容。各省、自治区、直辖市药品监督管理局负责本地区执业药师继续教育的实施工作。国家药品监督管理局批准的执业药师培训机构承担执业药师的继续教育工作。

执业药师实行继续教育登记制度。国家药品监督管理局统一印制《执业药师继续教育登记证书》，执业药师接受继续教育经考核合格后，由培训机构在证书上登记盖章，并以此作为延续注册的依据。

第二节　药学服务

现代药学的发展主要经历了 3 个阶段，即传统的以药品供应为主的阶段，参与临床用药实践，促进合理用药为主的临床药学阶段和更高层次的以患者为中心，强调改善患者生命质量的药学服务阶段。以患者为中心的药学服务已成为全球药师共同追求的目标，实施全程化的药学服务是全体药师共同的责任。广大药师向患者提供符合伦理和职业标准的药学服务，是适应时代、社会和经济发展的必然。

ER-4-3

案例分析
答案

案例分析

2016 年 12 月国务院办公厅印发的《国务院办公厅关于加强个人诚信体系建设的指导意见》提到执业药师将建立个人诚信记录。2017 年 4 月，人力资源和社会保障部印发《关于集中治理职业资格证书挂靠行为的通知》，部署打击住建、环评、药品流通、专利代理、消防等领域职业资格证书挂靠问题。2017 年 11 月，食品药品监督管理总局首次发布执业药师"挂证"检查情况通告（《关于药品经营企业中执业药师"挂证"行为检查情况的通告（2017 年第 190 号）》）。通告显示，吉林、江苏、安徽、江西、河南、广东、海南、四川、西藏、甘肃、宁夏、新疆等省（自治区）食品药品监管部门检查发现"挂证"行为的执业药师 65 人。

请分析，"挂证"执业药师违反了执业药师资格管理的哪些规定？应如何处罚？

一、药学服务的含义

药学服务（pharmaceutical care，PC）是药学技术人员利用药学专业知识和工具，向医药护人员、患者及其家属、其他关心用药的群体等提供直接的、负责任的、与药物使用相关的各类服务,以患者为中心,提高药物治疗的安全性、有效性和经济性,实现改善和提高患者生命质量的理想目标。

药学服务中的"服务"不同于一般的仅限于行为上的功能,它包含的是一个群体(药师)对另一个群体(患者)的关怀和责任。这种服务与药物有关,涉及全社会使用药物的患者,包括住院患者、门诊患者、社区患者和家庭患者,监护他们在用药全程中的安全、有效、经济和适宜。因此,药学服务具有很强的社会属性,且其社会属性还表现在不仅服务于治疗性用药,而且还要服务于预防性用药、保健性用药。

二、从事药学服务应具备的能力

药师是实施药学服务成功与否的关键。事实证明,药师提供药学服务可以减少药品不良反应、药源性疾病的发生,降低医疗服务费用,更好地保障公众用药的安全有效。提供药学服务的人员必须具有药学或中药学专业的教育背景,具备扎实的药学专业知识,临床医学基础知识以及开展药学服务工作的实践经验和能力,并具备药学服务相关的药事管理与法规知识以及高尚的职业道德,此外,还应当具备较高的交流沟通能力以及一定的投诉应对能力和技巧。药学服务要求药师把自己的全部活动建立在以患者为中心的基础上,主动服务、关心关怀、保障患者用药的安全、有效、经济、适宜,实现最大限度改善患者身心健康的目标。药师开展药物咨询服务是药师参与全程化药学服务的重要环节,也是药学服务的突破口;信息沟通能力是开展药学服务工作的关键,贯穿于药学服务的全过程;投诉应对能力是开展药学服务的更高能力要求。

(一) 用药咨询服务

用药咨询服务是药师应用所掌握的药学知识和药品信息,包括药理学、药效学、药动学、毒理学、药品商品学、药品不良反应安全信息等,承接公众对药物治疗和合理用药的咨询服务。药师开展用药咨询服务对临床合理用药有关键性作用,是药师参与全程化药物治疗的需要,对保证合理用药有着重要意义。根据药物咨询的对象的不同,可以将其分为患者,医师,护士和公众的用药咨询。

1. 患者用药咨询　医药领域专业性较强,绝大多数患者无法掌握较全面的医学或药学知识的,药师作为药学专业技术人员,应利用自己掌握的专业知识指导患者用药,最大限度地提高患者的药物治疗效果,提高用药的依从性,保证用药安全有效。

2. 医师用药咨询　医师的咨询侧重于药物资讯、处方用药必须顾忌和查阅的问题,包括药物的药效学与药动学、治疗方案和药品选择、国内外新药动态、新药临床评价、药物相互作用、基因组学和肝细胞色素同工酶对药物代谢的影响、妊娠及哺乳期妇女或肝肾功能不全者禁用药品、药品不良反应、药物与化学品的中毒鉴别与解救等信息。药师可着重从新药信息、合理用药信息、治疗药物监测、药品不良反应、禁忌证等方面为医师提供用药咨询服务。

3. 护士用药咨询　护理的工作特点决定了护士需要更多地获取有关口服药的剂量、用法,注射剂配制溶剂、稀释容积与浓度、静滴速度、输液药物的稳定性和配伍禁忌等信息。药师应利用药学信息资源,向医护人员解释以上信息,避免对患者不必要的伤害。

4. 公众用药咨询　伴随社会的高速发展,文明程度的提高和医药学知识的普及,公众的自我保健意识也不断加强,人们更加注重日常保健和疾病预防,对小伤小病常需要进行自我药疗。药师需要承担起新的责任,接受公众用药咨询,尤其是在常见病治疗、减肥、补钙、补充营养素等方面给予科学的用药指导,包括药品的用法,适宜的给药时间、注意事项、禁忌证、不良反应及相互作用。另外,药师应主动承接公众自我保健的咨询,积极提供健康教育,增强公众健康意识,减少影响健康的危险因素。

笔记栏

（二）信息沟通能力

沟通是信息凭借一定符号载体,在个人或群体间从发送者到接受者进行传递,并获取理解的过程。

1. 沟通的意义与目的　随着现代临床药学的发展,沟通已经成为当今药师开展药学服务的基本技能。药师与患者之间的良好沟通是建立和保持药患关系、审核药物相关问题和治疗方案、监测药物疗效以及开展患者健康教育的基础。

（1）获得信息:沟通是了解患者心灵的窗口,药师从中可获取患者的疾病信息及用药疑问等。

（2）解决问题:可通过药师科学、专业、严谨、耐心的回答,使患者获得有关用药的指导,解决患者在药物治疗过程中的问题,提高用药的有效性、依从性和安全性,减少药疗事故的发生。

（3）增进了解:伴随着沟通的深入、交往频率的增加,药师和患者的情感和联系加强,药师的服务更贴近患者,患者对治疗的满意度增加。

（4）确立价值:可确立药师的价值感,树立药师形象,提高公众对药师的认知度。

2. 沟通的技巧

（1）认真聆听:药师应仔细听取揣摩患者表述信息的内容及意思,尽量避免打断对方的谈话,以便对患者的疾病及用药作出正确的判断。

（2）注意语言的表达:药师在与患者沟通时应注意使用服务用语和通俗易懂的语言,应尽量避免使用难懂的专业术语及长句,以便患者理解领会。

（3）注意非语言的运用:在与人交往的过程中,除了语言,其他非语言的交流也非常重要。例如,与患者交谈时,眼睛要始终注视对方,注意观察对方的表情变化,从中判断其对问题的理解和接受程度。

（4）注意掌握时间:与患者谈话的时间不宜过长,提供的信息不宜过多,否则会造成患者反感或信息掌握障碍。因此,药师可事先准备好一些药品资料,在与患者交流过程中发给患者,以缩短谈话时间,同时亦可使患者充分了解产品。

（5）关注特殊人群:对于特殊人群的用药需详细提示服用方法及注意事项等,如婴幼儿、老年人等。

（三）投诉应对能力

在药学服务过程中,经常遇到的一个棘手问题是接待和处理患者的投诉。正确妥善处理患者投诉,可改善药师服务,增进患者对药师的信任。

1. 投诉的类型　常见的投诉类型有:服务态度和质量、药品数量、药品质量、退药、用药后发生严重不良反应及价格异议。

2. 投诉的处理

（1）选择合适的地点:在接待患者投诉时,首先要考虑在何处接待患者。一般的原则是如果投诉即时发生（即刚刚接受服务后便发生投诉）,则应尽快将患者带离现场,以缓和患者的情绪,转移其注意力,不使该事件对其他服务对象造成影响。接待患者的地点宜选择安静舒适的地点,如办公室、会议室等场所,以有利于谈话和沟通。

（2）选择合适的人员:无论是即时或事后患者的投诉,均不宜由当事人来接待患者。一般性的投诉,可由当事人的主管或同事接待。事件比较复杂或患者反映的问题比较严重,则应由店长、经理或科主任亲自接待。同时应注意接待投诉的人须有亲和力,善于沟通,有一定处理投诉的经验。

（3）接待时的举止行为:接待者举止行为的要点第一是尊重,第二是微笑。尊重和微笑可以使投诉过程从抱怨、谈判变为倾诉和协商,有利于投诉问题的解决。

(4)适当的方式和语言:很多情况下的患者投诉,是患者对服务方的制度、程序或其他制约条件不够了解,以致对服务不满意。在处理这类投诉时,可采用换位思考的方式,要通过适当的语言使患者站在医院、药店或药师的立场上,理解、体谅我们的服务工作,使双方在一个共同的基础上达成谅解。

(5)证据原则(强调有形证据):对于患者投诉的问题应有确凿的证据,在工作中应当注意保存有形的证据,如处方、清单、病历、药历或电脑存储的相关信息,以应对患者的投诉。

第三节 药学职业道德

一、药学职业道德的特点与作用

(一)药学职业道德的定义

药学职业道德是从事药学科研、生产、经营、使用、教育和管理等的医药工作者的职业道德,是调整药学工作人员与患者等服务对象之间关系、药学工作人员与社会之间关系和药学工作人员同仁之间关系的行为准则、规范的总和。

(二)药学职业道德的特点

药学职业道德作为一种特殊的职业道德,除了具有一般职业道德的特点(爱岗敬业,诚实守信,办事公道,服务群众,奉献社会),还具有自身的特点。高尚的药学职业道德要求药学工作人员具有扎实的药学知识与技能,在药学工作中全心全意为患者服务。同时,药学工作人员还应当具有对社会、公众、患者健康的高度责任感和献身精神;关心患者,热忱服务;一视同仁,平等对待;语言亲切,态度和蔼;尊重人格,保护隐私。

(三)药学职业道德的作用

1. 激励 药学职业道德可激励药学工作人员提升对药学职业的认识及职业情感的养成,锻炼职业意志,树立职业理想,形成良好的职业行为和习惯。

2. 促进 药学职业道德在协调医药行业内部关系,树立医药行业新风貌方面有着直接的促进作用。

3. 调节 医药领域涉及工业、农业、商业、行政等诸多方面的外部关系,以及医药行业内部的各种关系,难免会发生某种利害冲突和意见分歧。药学职业道德则可以在思想上、感情上、作风上和行为等方面起到能动的调节作用。

4. 约束 药学职业道德原则和规范都严格地要求药学工作人员在履行自己的职业任务时,应顾大局、讲原则、守信用、公平竞争、诚实待人、廉洁奉公,对于各种歪风邪气有显著约束作用。

5. 督促和启迪 医药行业需要道德觉悟和专业才能的辩证统一。专业才能是做好药品生产、经营和药学服务的基础,道德觉悟则是做好药品生产和医药服务的动力。

二、药学职业道德的基本原则及规范

(一)药学职业道德的基本原则

药学职业道德的基本原则是调整药学工作人员与患者之间、药学工作人员与社会之间、药学工作人员相互之间的关系必须遵循的根本指导原则。药学职业道德的基本原则被概括为"提高药品质量,保证药品安全有效,实行社会主义人道主义,全心全意地为人民健康服务"。

1. 提高药品质量,保证药品安全有效 药品的研发、生产、流通和使用等全过程,都要有明确而严格的质量监控制度。药学工作人员要不断提高药品质量,以满足人民群众防病治病的需要。

2. 实行社会主义的人道主义 人道主义是古今中外药学职业道德传统的精华所在,它的核心是尊重人的生命,一视同仁地治愈人的疾病,保障患者身体及心理健康,关心和同情患者的心理与道德观念,从各方面提供和保证优质的药学服务。

3. 全心全意为人民健康服务 药学职业道德原则要求药学人员应以患者为本,把救死扶伤、防病治病的需要作为一切工作的出发点,不怕劳苦,不计较个人得失,努力做好工作,主动热情地为患者提供有关药学方面的各种服务,对业务技术精益求精,刻苦钻研,不断充实自己,做一名真正"毫不利己、专门利人"、全心全意为人民服务的药学人员。

在药学实践过程中,药学工作人员全心全意为人民服务必须处理好以下三个方面的关系:正确处理医药人员与服务对象的关系;正确处理个人利益与集体利益的关系;正确处理德与术的关系。

(二) 药学职业道德规范

1. 药学职业道德规范的含义 药学职业道德规范是指药学工作人员在药学工作中应遵守的道德规则和道德标准,是社会对药学工作人员行为基本要求的概括。它是药学职业道德基本原则的具体表现、展开和补充,用以指导药学工作人员的言行,协调药学领域中的各种人际关系。药学职业道德规范是判断药学人员行为是非、善恶的标准,是药学人员在药事实践中形成的一定道德关系的反映和概括,也是调整药学人员道德关系和道德规范行为的准则。

2. 药学职业道德规范的具体内容 药学职业道德规范是调整和正确处理药学人员与服务对象之间、药学人员与社会之间以及药学人员之间的准则,是药学人员人际关系中的道德要求。

(1) 药学工作人员对服务对象的职业道德规范:①仁爱救人,文明服务。药学工作人员对服务对象一定要有仁爱之心,同情、体贴患者疾苦,对患者及服务对象负责。药学工作直接或间接为人们健康服务,服务必须以患者为本,药学领域的一切工作都应始终把患者利益放在首位,时时处处为患者的健康着想,这种高尚的道德观集中体现在保证药品质量、及时满足需要和保证药品的安全性、有效性、经济性,真诚热情主动为患者服务;②严谨治学,理明术精。药学工作人员要以科学的"求真"态度对待药学实践活动,任何马虎或弄虚作假的行为不仅会有损科学的尊严,还有可能危害人们的生命健康,造成极为严重的后果;③济世为怀,清廉正派。药学工作者在工作中应抵制各种诱惑,一心一意只为患者的健康服务,不能利用自身在专业上的优势欺诈患者,牟取私利,这是良好药学职业道德的最低要求。

(2) 药学工作人员对社会的职业道德规范:①坚持公益原则,维护人类健康。药学工作人员应坚持做到对服务对象负责与对社会负责的高度统一,坚持社会效益和经济效益并重,这是药学职业道德的基本要求。在药品生产、经营、使用活动中既要重视合理的经济效益,更要重视社会效益,两者相辅相成,互相促进;②宣传医药知识,承担保健职责。医药人员必须自觉向社会宣传医药知识,实现社会公众的合理用药。

(3) 药学工作者同仁间的职业道德规范:①谦虚谨慎,团结协作。药学工作者要孜孜不倦地钻研业务知识,以谦虚谨慎的态度向同仁学习。同时,谦虚也是团结协作的基础,现代药学工作的开展离不开各学科之间的精诚合作,唯有互相支持、紧密合作才能促进药学事业长足发展;②勇于探索创新,献身医药事业。解除人类疾病之痛苦,不断满足广大人民群众日益增长的对健康的需求,不断在科学发展的道路上探索新理论、新技术、新产品是药学工作人员的使命和职责。

三、药学领域的职业道德要求

(一) 药学科研的职业道德要求

1. 药学科研 药学科研直接涉及人的生命,在研究目的、方法和手段的选择,实验方法的采用,实验结果及成果应用等方面,都与参与研究的各方面利益密切相关。因此,药学科研道德要求是药学研究实践中各种利益矛盾的原则、规范的总和。

2. 药学科研的道德要求

(1)忠诚事业,献身药学:这是药学科研道德最基本的要求,也是从事药学科研人员在长期的认识、探索过程中形成的一种良好动机。

(2)实事求是,一丝不苟:在药学研究中,忠于客观事实,坚持实事求是是每个科研工作者必备的思想品质之一。具体应做到:严格按照科研设计要求,踏踏实实地完成全部研究计划;全面地观察事实,如实记录每一项科研数据和实验结果,敢于修正错误,坚持真理;对于实验中获得的各种数据、原始材料等,应作出符合实际的总结概括和科学的结论;报道科研成果应实事求是。

(3)尊重同仁,团结协作:在药学科研合作中,应尊重他人的研究成果,实事求是地对待合作者的贡献,正确处理与合作者的关系,正确评价他人的科学成果;应遵循平等、互利、自愿的原则,集体主义原则,贡献和分配相统一的原则;同时,尊重前人和他人在与自己同一科研领域所付出的劳动和所获得的成果,不能窃为己有。

(4)以德为先,尊重生命:药学科研中的人体试验、动物试验、安乐死药物和基因药物等特殊药物的研究都有可能包含着对人体或动物的某种伤害或潜在危险。因此,从事以上药物研究的工作者都需要遵循一定的道德准则,必须坚持以维护受试者利益为前提,严格遵循人体试验或动物试验的道德规范。

(二) 药品生产的职业道德要求

1. 药品生产 药品生产过程是药品质量形成过程的主要组成部分,是药品质量能否符合预期标准的关键,因此,药品生产从业人员的行为规范与约束力需要"道德"这一特殊规范体系,道德公约、社会舆论、职业道德规范是所有药品生产从业人员行为不可缺少的调节工具。

2. 药品生产的道德要求

(1)保证生产,社会效益与经济效益并重:药品生产企业要急患者之急,想患者之所想,保证药品的生产和供应,及时为临床和社会提供数量充足的合格药品。

(2)质量第一,自觉遵守规范:在药品生产过程中应树立"质量第一"的观念与意识。为保证药品质量,药品生产的全过程必须遵守和执行《药品生产质量管理规范》,这既是法律责任,也是道德的根本要求。

(3)保护环境,保护药品生产者的健康:药品生产企业及生产人员应以民众健康为重,保护环境,促进可持续发展,科学合理地处理"三废"。此外,药品生产企业应采取必要的防护措施,保证药品生产者的健康及安全,这既是药品生产者的合法权益,也是药品生产的道德要求。

(4)规范包装,如实宣传:药品包装应具备保护药物,便于存储和运输,便于使用等功能。药品包装所附说明书应实事求是,并将相应的警示或忠告语印制在药品包装或说明书上。

(5)依法促销,诚信推广:药品广告应严格遵守《广告法》和有关政策规定,坚持用社会公共道德和药学职业道德规范来制约广告行为。所有药品的促销策略必须真实合法、准确可信,促销宣传资料应有科学依据。企业可为医师或药师提供专业的药学资料,但不能以经济或物质利益促销。

3. 中药材生产过程中的道德要求

(1)中药材种植、养殖中的道德要求:在中药材种植中应注意对空气、土壤、水源等环境质量的控制,采用最小有效剂量并选用高效、低毒、低残留的农药,以降低农药残留和重金属污染,保护生态环境。同时应注意药用动物的养殖中不得添加激素、类激素等添加剂,饲料及添加剂应无污染。

(2)中药材采收中的道德要求:中药材应根据产品质量、植物单位面积产量或动物养殖数量及传统采收经验等因素确定适宜的采收时间和方法。道地药材应按传统方法进行加工,如有改动,应提供充分试验数据,不得影响药材质量。野生或半野生药用动植物的采集应坚持"最大持续产量"原则,有计划地进行野生抚育、轮采与封育,以利生物的繁衍与资源的更新。只顾经济效益,重产量、轻药效的采收行为,既影响中药材的质量又使有限的社会资源遭到浪费,是极其不道德的行为。

(3)中药材贮藏中的道德要求:中药材贮藏过程中,必须按各中药材的贮藏要求,严格贮藏条件,这亦是确保中药材质量的技术要求。

(三)药品经营的职业道德要求

1. 药品经营　药品经营应遵循自愿、平等、公平、诚实信用的原则。加强药品经营道德建设对于保证药品质量、改善服务态度、提高服务质量、保护消费者生命安全、促进合理用药有十分重要的意义。

2. 药品经营的道德要求

(1)规范采购,维护质量:药品采购人员应在全面审核供货商合法性的基础上,有选择地与质量优、信誉好的企业订立采购合同,必要时,进行深入细致的现场考察。采购的药品要逐一验收,并有完备的验收记录。在库药品应按规定存储,按要求设置温、湿度与色标管理,并准确发货。

(2)做好安全储运的道德要求:根据每类药品的性质正确储运对保证药品的质量十分重要,药学职业道德要求药品储运工作做到严谨准确、安全迅速、文明装卸、认真负责。

(3)热情周到,服务客户:药品销售包括生产企业向经营企业的销售,经营企业向医疗机构药房或社会药店的销售,医疗机构药房或社会药店向患者的配发或销售。销售工作应做到认真负责,主动热情,服务周到,实事求是,讲究信誉,依法销售。

(4)指导用药,做好药学服务:药品零售企业应严格自觉地按照药品分类管理的规定,耐心向患者进行用药指导。同时,注意收集并记录药品不良反应,并按规定上报。

(四)医院药学的职业道德要求

1. 医院药学　医疗机构药学部门的主要工作包括调剂、制剂、药品供应、药品质量管理、经济管理、药学服务及药品信息管理等。

2. 医院药学的道德要求

(1)规范进药,质量第一:药师对采购的药品应严格执行验收制度,检查药品合格证、包装、标签与说明书等,确认药品合法性。

(2)准确调配,耐心服务:医院调剂人员接方后,应认真仔细审查处方内容,保证准确无误调剂药品;如发现有错误处方、不规范处方或有配伍禁忌的处方时,调剂人员要及时请医师更正;如有缺药,不可擅自选药替代。调剂人员发药时要耐心向患者讲明服用方法及注意事项等,语言应通俗易懂,语气亲切。

(3)指导合理用药,维护患者利益:医疗机构药师应始终以患者为本,维护患者利益,真诚主动地为患者提供药学服务;以精湛的专业知识参与临床药学实践,帮助临床医师正确选择药品,指导患者合理用药,解除患者痛苦,维护患者利益。

四、中国执业药师职业道德准则

(一)救死扶伤,不辱使命

执业药师应将患者及公众的身体健康和生命安全放在首位,以自己的专业知识、技能和良知,尽心、尽职、尽责为患者及公众提供高质量的药品和药学服务。

执业药师应以救死扶伤、实行人道主义为己任,时刻为患者着想,竭尽全力为患者解除病痛。在患者和公众生命安全存在危险的紧急情况下,为了患者及公众利益,执业药师应当提供必要的药学服务和救助措施。

(二)尊重患者,一视同仁

执业药师应尊重患者或消费者的价值观、知情权、自主权、隐私权,对待患者或消费者应不分年龄、性别、民族、信仰、职业、地位、贫富,一律平等相待。

执业药师应当言语、举止文明礼貌,热心、耐心、平等对待患者,不得有任何歧视性或其他不道德的行为;应当尊重患者隐私,对在执业过程中知晓的患者隐私,不得无故泄露;应当满足患者的用药咨询需求,提供专业、真实、准确、全面的药学信息,不得在药学专业服务的项目、内容、费用等方面欺骗患者,除非确有正当合法的理由,否则不得拒绝为患者调配处方、提供药品或药学服务。

(三)依法执业,质量第一

执业药师应当遵守药品管理法律、法规,恪守职业道德,依法独立执业,确保药品质量和药学服务质量,科学指导用药,保证公众用药安全、有效、经济、适当。

执业药师应在合法的药品零售企业、医疗机构从事合法的药学技术业务活动;不得在执业场所以外从事经营性药品零售业务;不得将自己的《执业药师职业资格证书》《执业药师注册证》、徽记、胸卡交予其他人或机构使用;不得在药品零售企业、医疗机构只挂名而不现场执业;不得同意或授意他人使用自己的名义向公众推销药品或提供药学服务;应当在职在岗,不得同时在两个或两个以上执业范围和执业地区执业。

执业药师应当管理所执业机构的药品质量和药学服务质量,依法组织制定、修订并监督实施能够有效保证药品质量和药学服务质量的管理规章和制度;应当保证药品购进渠道、储藏条件合法,保证购进、储藏药品的质量;不得调配、推销、分发质量不合格、不符合购进药品验收规定或过期、回收的药品给患者;应当恪守独立执业、履行职责的原则,拒绝任何明显危害患者生命安全或身体健康、违反法律或社会伦理道德的购药要求;应当关注药品不良反应并注意收集药品不良反应信息,自觉严格执行药品不良反应报告制度。

(四)进德修业,珍视声誉

执业药师应当积极参加执业药师自律组织举办的有益于职业发展的活动,珍视和维护职业声誉,模范遵守社会公德,提高职业道德水准;应当积极主动接受继续教育,不断学习新知识、新技术,完善和扩充专业知识,关注与执业活动相关的法律法规的变化,加强道德修养,提高专业水平和执业能力;知荣明耻,正直清廉,自觉抵制不道德行为和违法行为,努力维护职业声誉。

执业药师应当遵守行业竞争规范,公平竞争,自觉维护执业秩序,维护执业药师的职业荣誉和社会形象,不得有下列行为:

(1)以贬低同行的专业能力和水平等方式招揽业务。

（2）以提供或承诺提供回扣等方式承揽业务。

（3）利用新闻媒介或其他手段提供虚假信息或夸大自己的专业能力。

（4）在胸卡上印有各种学术、学历、职称、社会职务以及所获荣誉等。

（5）私自收取回扣、礼物等不正当收入。

执业药师不得以牟取自身利益或所在执业单位及其他单位的利益为目的，利用自己的职业声誉和影响以任何形式向公众进行误导性或欺骗性的药品及药学、医疗服务宣传和推荐；在执业过程中不得饮酒，在面对面提供药学服务的过程中不得有吸烟、饮食及其他与所提供药学服务无关的行为；不得与药品生产、经营企业及其业务人员、医疗机构及其医师、护理人员等执业相关人员共谋不合法利益，不得利用执业药师身份开展或参与不合法的商业活动。

（五）尊重同仁，密切协作

执业药师应当与同仁和医护人员相互理解，相互信任，以诚相待，密切配合，建立和谐的工作关系，共同为药学事业的发展和人类健康奉献力量；应当尊重同行，同业互助，公平竞争，共同提高执业水平，不应诋毁、损害其他执业药师的威信和声誉；应当加强与医护人员、患者之间的联系，保持良好的沟通、交流与合作，积极参与用药方案的制订、修订过程，提供专业、负责的药学支持。

学习小结

1. 学习内容

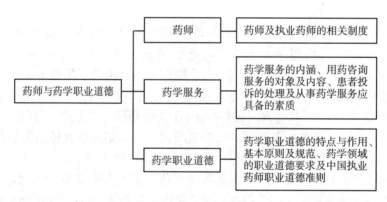

2. 学习方法　本章的学习要注意药师与执业药师的区别及执业药师考试的有关要求。其次熟悉药师的新课题——药学服务，学习药历书写、药师沟通的技巧及处理患者投诉的技巧。同时，了解在医药行业这一关系民众生命健康的特殊行业中，药学职业道德的重要性及药学各领域对职业道德的要求。

（林津晶　张文平）

复习思考题

1. 何谓执业药师？简述参加执业药师资格考试须满足的条件。

2. 简述执业药师的注册条件及注销注册的情形。

3. 简述用药咨询服务的对象及主要内容。

4. 简述中国执业药师职业道德准则。

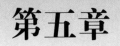

第五章

药事管理立法

通过学习药事管理立法的有关概念、药事管理法律体系以及《药品管理法》的主要内容,为后续特殊管理药品管理、药品注册管理、药品广告管理、药品生产与经营管理、医疗机构药事管理等章节的学习奠定宏观基础。

第一节 药事管理法概述

一、药事管理法的概念

(一) 法的概念

法是指由国家制定或认可的,以权利义务为内容,并通过国家强制力保证实施的,反映由特定的物质生活条件所决定的统治阶级整体意志,以确认、保护和发展社会关系和社会秩序为目的的行为规范的总称。根据《中华人民共和国宪法》(以下简称《宪法》)和《中华人民共和国立法法》(以下简称《立法法》),在我国,法包括宪法、法律、行政法规、地方性法规、自治条例和单行条例以及部门规章、地方政府规章等多个层次。其中,广义的法,指一切国家机关依照法定权限和程序制定的规范性法律文件。狭义的法,专指由全国人民代表大会及其常务委员会制定的规范性法律文件。

(二) 药事管理法和药事管理立法

药事管理法是指由国家制定或认可,并由国家强制力保证实施的,调整与药事相关的各种行为与社会关系的法律规范的总称。药事管理法的内容广泛,主要是指药事管理法律体系,包括药事管理的法律、法规、规章等规范性法律文件。

药事管理立法则是指由特定的国家机关,依据法定的权限和程序,制定、认可、修改、补充和废止药事管理法律规范的活动。药事管理立法既强调立法活动的过程,同时也包含其立法过程的结果,药事管理立法有时可代指药事法律、法规、规章及其他规范性文件的总称,与药事管理法同义。

(三) 药品管理法

药品管理法有广义和狭义之分,广义的药品管理法是指调整药品管理,保证药品质量,保障公众用药安全和合法权益,保护和促进公众健康活动中产生的各种社会关系的法律规范的总称。在实践中,广义的药品管理法经常与药事管理法通用,因为药事管理法以药品管理法为核心,药品管理法是药事管理法律体系的基本法;狭义的药品管理法则仅指 1984 年第六届全国人大常务委员会第七次会议通过、经 2001 年和 2019 年两次修订的《药品管理法》。

二、药事管理法的渊源及其适用

（一）药事管理法的渊源

法的渊源，即法的来源，是指国家机关、公民和社会组织为寻求行为的根据而获得具体法律的来源，有时简称"法源"。根据是否表现为国家制定的法律文件中的明确条文形式，法的渊源可以分为正式的法的渊源与非正式的法的渊源。正式的法的渊源是可以从体现于国家制定的规范性法律文件中的明确条文形式中得到的渊源，主要为制定法。非正式的法的渊源是具有法律意义的准则和观念，这些准则和观念尚未在正式法律中得到权威性的明文体现，如判例、政策、习惯等。

药事管理法的渊源，即药事管理法的外在表现形式，主要包括以下几个方面：

1. 宪法　宪法是国家的根本大法，规定国家的根本制度和根本任务，具有最高的法律效力，是其他法律的基础和依据。《宪法》第二十一条规定："国家发展医疗卫生事业，发展现代医药和我国传统医药，鼓励和支持农村集体经济组织、国家企业事业组织和街道组织举办各种医疗卫生设施，开展群众性的卫生活动，保护人民健康。"

2. 法律　法律是由全国人大及其常委会制定的，规定某一方面基本问题的规范性文件，其地位和效力仅次于宪法。药事领域的法律主要包括药事基本法《药品管理法》《中华人民共和国疫苗管理法》（以下简称《疫苗管理法》），以及其他与药事相关的法律，如《中医药法》、《基本医疗卫生与健康促进法》、《中华人民共和国刑法》（以下简称《刑法》）、《广告法》、《中华人民共和国专利法》（以下简称《专利法》）等。

3. 行政法规　国务院根据宪法和法律，制定行政法规。药事领域的行政法规主要包括《药品管理法实施条例》《中药品种保护条例》《野生药材资源保护管理条例》《麻醉药品和精神药品管理条例》《放射性药品管理办法》《医疗用毒性药品管理办法》等。

4. 部门规章　国务院所属各部委和具有行政管理职能的直属机构，根据法律和国务院的行政法规、决定、命令，在本部门的权限范围内，制定规章。药事领域的部门规章主要包括《药品注册管理办法》《药物临床试验质量管理规范》《药品生产质量管理规范》《药品经营质量管理规范》《中药材生产质量管理规范》《药品不良反应报告和监测管理办法》《药品召回管理办法》《药品流通监督管理办法》等。

5. 地方性法规　省、自治区、直辖市和设区的市的人民代表大会及其常务委员会根据本行政区域的具体情况和实际需要，在不与上位法相抵触的前提下，可以制定地方性法规。药事领域的地方性法规有：《吉林省药品监督管理条例》《江苏省药品监督管理条例》《山东省药品使用条例》《湖北省药品管理条例》《湖南省药品和医疗器械流通监督管理条例》《云南省药品管理条例》等。

6. 地方政府规章　省、自治区、直辖市和设区的市、自治州人民政府，可以根据法律、行政法规和本省、自治区、直辖市的地方性法规，制定规章。药事领域的地方政府规章有：《深圳市药品零售监督管理办法》《杭州市医疗机构药品使用质量监督管理办法》等。

7. 民族自治条例和单行条例　民族自治地方的人民代表大会有权依照当地民族的政治、经济和文化的特点，制定自治条例和单行条例。药事领域的民族自治条例和单行条例有：《黔东南苗医药侗医药发展条例》《玉树藏族自治区藏医药管理条例》等。

8. 我国政府承认或加入的国际条约　国际条约一般属于国际法范畴，但经中国政府缔结的双边、多边协议、条约和公约等，在我国也具有约束力。药事领域的国际条约有：1985 年我国加入的《1961 年麻醉品单一公约》和《1971 年精神药物公约》。

9. 法律解释　法律解释是指有权的国家机关,在法律实施过程中,对法律的含义及其在实践中如何应用所做的解释,包括全国人大及其常委会对《药品管理法》等药事法律所作的立法解释,国家行政机关在执行法律中对药事管理法律、法规和规章所作的行政解释,以及最高人民法院、最高人民检察院对药事管理法律适用问题所作的司法解释。

（二）药事管理法的效力

1. 药事管理法的效力范围　法律效力是指法律的适用范围,即法律在什么领域、什么时期和对谁有效的问题,也就是法律规范在空间上、时间上和对人的效力问题。

（1）空间效力:空间效力是指法律在什么地方发生效力。由国家制定的法律和经中央机关制定的规范性文件,在全国范围内生效。地方性法规只在本地区内有效。

（2）时间效力:时间效力是指法律在何时生效和何时终止效力,以及新法律颁布生效之前发生的事件或者行为是否适用该项法规的问题。时间效力一般有三个原则:不溯及既往原则;后法废止前法原则;法律条文到达时间的原则。

（3）对人的效力:对人的效力是指法律适用于什么样的人。对人的效力又分为属地主义、属人主义和保护主义。属地主义:即不论人的国籍如何,在哪国领域内就适用哪国法律。属人主义:即不论人在国内或国外,是哪国公民就适用哪国法律。保护主义:任何人只要损害了本国利益,不论损害者的国籍与所在地如何,都要受到该国法律的制裁。

2. 药事管理法的效力等级和适用原则

（1）层级冲突适用规则:层级冲突适用规则是指不同效力等级的规范性文件在适用产生冲突的时候,选择何种等级的规范性文件的规则。根据《立法法》的规定,层级冲突适用规则主要体现为以下几个方面。①《宪法》具有最高的法律效力,一切法律、行政法规、地方性法规、自治条例和单行条例、部门规章、地方政府规章都不得同宪法相抵触。②法律的效力高于行政法规、地方性法规、部门规章、地方政府规章。行政法规的效力高于地方性法规、部门规章、地方政府规章。③地方性法规的效力高于本级和下级地方政府规章。省、自治区人民政府制定的规章的效力高于本行政区域内的设区的市、自治州的人民政府制定的规章。④自治条例和单行条例依法对法律、行政法规、地方性法规作变通规定的,在本自治地方适用自治条例和单行条例的规定。⑤部门规章之间、部门规章与地方政府规章之间具有同等效力,在各自的权限范围内施行,如上述规章之间对同一事项的规定不一致,不能确定如何适用时,由国务院裁决。⑥根据授权制定的法规与法律规定不一致,不能确定如何适用时,由全国人民代表大会常务委员会裁决。⑦地方性法规与部门规章之间对同一事项的规定不一致,不能确定如何适用时,由国务院提出意见,国务院认为应当适用地方性法规的,应当决定在该地方适用地方性法规的规定;认为应当适用部门规章的,应当提请全国人民代表大会常务委员会裁决。

（2）特别冲突适用规则:特别冲突适用规则是指在对同一事项时,确定是适用普通法还是特别法的规则。普通法是指对某一大的领域内适用的法律规定,而特别法是指对这个领域内某一方面的具体法律规定。一般来说,特别法优于一般法,这是遇到普通法和特别法冲突时的运用原则。如医疗机构配制制剂方面,依据《药品管理法》等的规定,医疗机构配制的所有中药制剂品种,应当依法取得制剂批准文号。但《中医药法》对此作了突破,规定仅应用传统工艺配制的中药制剂品种,向医疗机构所在地省级药品监督管理部门备案后即可配制,不需要取得制剂批准文号。因此,针对医疗机构应用传统工艺配制的中药制剂品种,应当优先使用特别法《中医药法》,而非普通法《药品管理法》。

（3）新旧适用规则:新旧适用规则是指对同一事项新法和旧法的规定不同,确定适用新法还是旧法的规则。根据《立法法》的规定,新旧适用规则主要体现为以下几个方面:①同一机关制定的法律、行政法规、地方性法规、自治条例和单行条例、规章,新的规定和旧的规定不一致的,适用新的规定。②法律之间对同一事项的新的一般规定与旧的特别规定不一致,不能确定如何适用时,由全国人民代表大会常务委员会裁决。行政法规之间对同一事项的新的一般规定与旧的特别规定不一致,不能确定如何适用时,由国务院裁决。地方性法规、规章之间不一致时,同一机关制定的新的一般规定与旧的特别规定不一致时,由制定机关裁决。③法律、行政法规、地方性法规、自治条例和单行条例、规章不溯及既往,但为了更好地保护公民、法人和其他组织的权利和利益而作的特别规定除外。

第二节 药事管理法律体系

按照具体药事管理法律规范涉及领域不同,药事管理法律体系可分为药品注册管理法律规范、药品生产管理法律规范、药品经营管理法律规范、医疗机构药事管理法律规范、药品上市后安全监管法律规范、特殊管理药品管理法律规范、中药管理法律规范、药品监督管理法律规范等几个主要组成部分。

(一) 药品注册管理法律规范

药品注册阶段主要包括药物的非临床研究、临床试验和药品上市注册三个阶段。这一阶段是药品质量的确定阶段,直接关系到上市后药品的质量和公众的用药安全。这一阶段法律规范主要包括以下几种(表 5-1):

表 5-1 药品注册管理主要法律规范

法律规范	颁布机关	主要内容	施行日期
《药物非临床研究质量管理规范》(GLP)	国家食品药品监督管理总局	药物非临床安全性研究的组织机构和人员、实验设施、仪器设备和实验材料、实验系统、标准操作规程、研究工作的实施、质量保证、资料档案、委托方等	2017-09-01
《药物非临床研究质量管理规范认证管理办法》	国家食品药品监督管理局	GLP 认证的申请与受理、资料审查与现场检查、审核与公告、监督管理、检查人员的管理等	2007-04-16
《药物临床试验质量管理规范》(GCP)	国家食品药品监督管理局	临床试验的方案设计、组织实施、监督、稽查、记录、分析总结和报告的标准化规范以及保护受试者和患者在新药研究中的安全和利益等	2003-09-01
《药物临床试验机构资格认定办法(试行)》	国家食品药品监督管理局、卫生部	申请药物临床试验机构资格应具备的条件、申请与受理、现场检查、审核与公告、监督管理、检查人员的管理等	2004-03-01
《药品注册管理办法》	国家市场监督管理总局	临床前研究和临床研究的主要内容、药品注册的分类管理原则、药品注册申报和审批的条件和程序等	2020-07-01
《药品注册现场核查管理规定》	国家食品药品监督管理局	药品研究和生产现场核查的行政主体、工作流程、文书和表格形式及核查要点	2008-05-23

续表

法律规范	颁布机关	主要内容	施行日期
《中药注册管理补充规定》	国家食品药品监督管理局	中药研制、注册申请、补充申请、临床试验的补充规定	2008-01-07
《新药注册特殊审批管理规定》	国家食品药品监督管理局	符合规定的新药注册申请的特殊审批	2009-01-07
《药品技术转让注册管理规定》	国家食品药品监督管理局	规定药品技术转让注册申请的申报、审评、审批和监督管理	2009-08-19

（二）药品生产管理法律规范

药品生产阶段是药品质量的形成阶段,是决定药品质量的最关键阶段。因此,药品生产阶段的法律规范至关重要。这一阶段法律规范主要包括以下几种(表5-2):

表5-2　药品生产管理主要法律规范

法律规范	颁布机关	主要内容	施行日期
《药品生产质量管理规范》（GMP）	卫生部	药品生产的质量风险管理、机构与人员、厂房设施及设备、洁净区级别、物料与产品、文件管理、生产管理、质量控制与质量保证、无菌药品灭菌方式、药品批次划分等	2011-03-01
《药品生产质量管理规范认证管理办法》	国家食品药品监督管理局	GMP认证中的申请、受理与审查、现场检查、审批与发证、跟踪调查、药品GMP证书管理等	2011-08-02
《药品召回管理办法》	国家食品药品监督管理局	药品召回的概念与分类、召回程序与责任主体、法律责任等	2007-12-10
《药品生产监督管理办法》	国家市场监督管理总局	生产许可、生产管理监督检查、法律责任等	2020-07-01
《药品说明书和标签管理规定》	国家食品药品监督管理局	药品说明书和标签管理的原则、药品说明书和标签内容、格式和书写印制等	2006-06-01
《直接接触药品的包装材料和容器管理办法》	国家食品药品监督管理局	直接接触药品的包装材料和容器的生产、进口、使用注册管理等	2004-07-20

（三）药品经营管理法律规范

药品经营阶段一般是指药品从生产者转移到消费者的中间过程,经营阶段的环节众多,主要涉及药品储存、运输、经营等多方面主体,存在很多影响药品质量的因素。这一阶段法律规范主要包括以下几种(表5-3):

表5-3　药品经营管理主要法律规范

法律规范	颁布机关	主要内容	施行日期
《药品经营质量管理规范》（GSP）	国家食品药品监督管理总局	药品经营企业在药品采购、储存、销售、运输等环节的质量控制措施	2016-07-13
《药品经营质量管理规范认证管理办法》	国家食品药品监督管理局	CSP认证的组织与实施、认证机构、认证检查员、认证程序与监督检查的规定	2003-04-24

续表

法律规范	颁布机关	主要内容	施行日期
《药品流通监督管理办法》	国家食品药品监督管理局	生产、经营企业购销药品和医疗机构购进、储存药品	2007-05-01
《药品经营许可证管理办法》	国家食品药品监督管理局	《药品经营许可证》的申领条件和程序、变更与换发、监督检查	2004-04-01
《药品进口管理办法》	国家食品药品监督管理局	药品进口备案、报关、口岸检验及监督管理	2004-04-01
《零售药店设置暂行规定》	国家药品监督管理局	零售药店的设置与布局、人员配备、设施环境等	2001-02-09
《互联网药品信息服务管理办法》	国家食品药品监督管理局	互联网药品信息服务的定义与分类、申请条件与审批程序、服务要求、法律责任等	2004-07-08
《互联网药品交易服务审批暂行规定》	国家食品药品监督管理局	互联网药品交易的定义、类别与审批部门、各类别企业应具备的条件、申报审批程序和法律责任等	2005-12-01
《药品广告审查办法》	国家食品药品监督管理局、国家工商行政管理总局	药品广告审查的对象、依据和审查机关,药品广告审查的内容及程序,以及对虚假违法药品广告的处理	2007-05-01
《处方药与非处方药分类管理办法(试行)》	国家药品监督管理局	处方药与非处方药的概念,非处方药的遴选、标签和说明书、销售等	2000-01-01
《处方药与非处方药流通管理暂行规定》	国家药品监督管理局	生产、批发企业的销售药品,零售药店零售与医疗机构处方和使用药品,普通商业企业零售药品的规定	2000-01-01

(四)医疗机构药事管理法律规范

医疗机构药事管理主要包括两个方面重点内容:一是完善医疗机构临床合理用药,改善治疗效果;二是加强医疗机构配制制剂的监管,保障制剂质量。这一阶段法律规范主要包括以下几种(表5-4):

表5-4 医疗机构药事管理主要法律规范

法律规范	颁布机关	主要内容	施行日期
《医疗机构药事管理规定》	卫生部、国家中医药管理局、总后勤部卫生部	医疗机构药事管理组织、药学部门的设置,药品供应、制剂、调剂和研究管理以及医疗机构药学人员管理的规定	2011-03-01
《医疗机构制剂注册管理办法(试行)》	国家食品药品监督管理局	医疗机构制剂的配制、调剂使用,以及进行相关的审批、检验和监督管理活动的规定	2005-08-01

续表

法律规范	颁布机关	主要内容	施行日期
《医疗机构制剂配制质量管理规范(试行)》	国家药品监督管理局	医疗机构制剂室的人员和机构、房屋和设施设备,物料、卫生、文件、配制管理,质量管理与自检、使用管理等	2001-03-13
《医疗机构制剂配制监督管理办法(试行)》	国家食品药品监督管理局	医疗机构制剂室设立、许可证管理、委托配制、监督检查等	2005-04-14
《医疗机构药品监督管理办法(试行)》	国家食品药品监督管理局	医疗机构药品购进、验收、储存、养护、调配和使用的规定	2011-10-11
《医疗机构药品集中采购工作规范》	卫生部、国家发展和改革委员会等	药品集中采购机构,制度建设,药品集中采购目录、程序、评价方法,专家库建设和管理,监督管理与申诉,不良记录管理等	2010-07-15
《处方管理办法》	卫生部	处方的开具、调剂、保管等监督管理规定	2007-02-14
《抗菌药物临床应用管理办法》	卫生部	抗菌药物临床应用管理的组织机构和职责、临床应用管理及监督、法律责任等	2012-04-24

(五) 特殊管理药品法律规范

国家对麻醉药品、精神药品、医疗用毒性药品、放射性药品,实行特殊管理。此外,国家对易制毒化学品、兴奋剂、疫苗等也采取特殊的管理措施。这些药品具有独特的毒副作用,若管理不当,滥用或流入非法渠道,将极大危害公众的健康和社会的稳定。因此,国家颁布了专门的法律规范严加管理,主要包括以下几种(表5-5):

表5-5　特殊管理药品主要法律规范

法律规范	颁布机关	主要内容	施行日期
《疫苗管理法》	全国人大常务委员会	疫苗研制和注册、疫苗生产和批签发、疫苗流通、预防接种、异常反应监测和处理、疫苗上市后管理、保障措施、监督管理、法律责任等	2019-12-01
《麻醉药品和精神药品管理条例》	国务院	麻醉药品和精神药品的种植、实验研究和生产、经营、使用、储存、运输、审批程序、监督管理和法律责任等	2005-11-01
《医疗用毒性药品管理办法》	国务院	医疗用毒性药品的概念和品种、生产管理、经营和使用管理、法律责任等	1988-12-27
《放射性药品管理办法》	国务院	放射性新药的研制、临床研究和审批,生产、经营和进出口,包装、运输和使用,放射性药品的标准和检验等	1989-01-13
《反兴奋剂条例》	国务院	兴奋剂的生产、销售、进出口等	2004-03-01
《药品类易制毒化学品管理办法》	卫生部	药品类易制毒化学品生产、经营、购买许可的范围、条件、程序、资料要求和审批时限,药品类易制毒化学品原料药、单方制剂和小包装麻黄素的购销渠道,生产、经营企业和有关使用单位的安全管理制度、条件等	2010-05-11

续表

法律规范	颁布机关	主要内容	施行日期
《生物制品批签发管理办法》	国家食品药品监督管理总局	批签发机构确定、批签发申请、审核、检验、检查与签发、复审、信息公开、法律责任等	2018-02-01
《易制毒化学品管理条例》	国务院	易制毒化学品的生产、经营、购买、运输和进口、出口实行分类管理、许可制度、法律责任等。	2005-11-01

（六）中药管理法律规范

中药是在中医药理论指导下,用于预防、治疗、诊断疾病并具有康复与保健作用的物质,主要包括植物药、动物药、矿物药等。由于中药具有自身的发展规律,国家建立了符合中药特点的管理制度,主要包括以下几种(表5-6):

表 5-6　中药管理主要法律规范

法律规范	颁布机关	主要内容	施行日期
《中医药法》	全国人大常务委员会	中医药服务、中药保护和发展、中医药人才培养、中医药科学研究、中医药传承与文化传播、保障措施、法律责任等	2017-07-01
《野生药材资源保护管理条例》	国务院	国家重点保护的野生药材物种分类,一级和二、三级保护野生药材物种的采猎、经营管理,法律责任等	1987-12-01
《中药材生产质量管理规范(试行)》	国家药品监督管理局	产地生态环境、种质和繁殖材料、栽培与养殖管理、采收与初加工,包装、运输与贮藏,质量管理、人员和设备、文件管理等	2002-06-01
《进口药材管理办法》	国家市场监督管理总局	首次进口药材申请与审批、备案、口岸检验、监督管理等	2020-01-01
《医院中药饮片管理规范》	国家中医药管理局、卫生部	医院中药饮片的采购、验收、保管、煎煮、罚则等	2007-03-12
《中成药通用名称命名技术指导原则》	国家食品药品监督管理总局	中成药通用名称命名基本原则、单味制剂命名、复方制剂命名等	2017-11-20
《中药品种保护条例》	国务院	中药保护品种等级的划分和审批、中药保护品种的保护、罚则等	1993-01-01
《古代经典名方中药复方制剂简化注册审批管理规定》	国家药品监督管理局	经典名方目录、简化审批的条件、申请人资质、物质基准的申报与发布、经典名方制剂的注册程序及管理要求、各相关方责任等	2018-05-29

（七）其他方面法律规范

药事管理法律体系还包括以下几种法律规范(表5-7):

表 5-7　药事管理其他方面法律规范

法律规范	颁布机关	主要内容	施行日期
《执业药师职业资格制度规定》	国家药品监督管理局、人力资源和社会保障部	执业药师职业资格考试、注册、职责、监督管理等	2019-03-05
《执业药师职业资格考试实施办法》	国家药品监督管理局、人力资源和社会保障部	执业药师职业资格考试日期、专业类别、考试科目等	2019-03-05

续表

法律规范	颁布机关	主要内容	施行日期
《执业药师注册管理暂行办法》	国家药品监督管理局	执业药师申请注册、注册与管理等	2000-04-14
《执业药师继续教育管理试行办法》	中国药师协会	执业药师继续教育组织管理、内容和形式、学分管理等	2015-07-30

第三节 《中华人民共和国药品管理法》的主要内容

《药品管理法》是我国药品监管的基本法律依据,1984 年 9 月 20 日第五届全国人大常务委员会第七次会议通过,自 1985 年 7 月 1 日起施行。2001 年第九届全国人大常务委员会第二十次会议对其进行了全面修订,自 2001 年 12 月 1 日起施行。分别于 2013 年 12 月 28 日第十二届全国人大常务委员会第六次会议和 2015 年 4 月 24 日第十二届全国人大常务委员会第十四次会议进行了修正。2019 年 8 月 26 日第十三届全国人大会常委会第十二次会议进行第二次修订,自 2019 年 12 月 1 日施行。现行《药品管理法》共 155 条,分总则、药品研制和注册、药品上市许可持有人、药品生产、药品经营、医疗机构药事管理、药品上市后管理、药品价格和广告、药品储备和供应、监督管理、法律责任和附则 12 章。主要内容包括:

(一)总则

1. 立法宗旨 为了加强药品管理,保证药品质量,保障公众用药安全和合法权益,保护和促进公众健康。

2. 适用范围 在中华人民共和国境内从事药品的研制、生产、经营、使用和监督管理活动,适用《药品管理法》。

3. 原则方针 药品管理应当以人民健康为中心,坚持风险管理、全程管控、社会共治的原则,建立科学、严格的监督管理制度,全面提升药品质量,保障药品的安全、有效、可及。国家发展现代药和传统药,充分发挥其在预防、医疗和保健中的作用。国家保护野生药材资源和中药品种,鼓励培育道地中药材。此外,国家鼓励研究和创制新药,保护公民、法人和其他组织研究、开发新药的合法权益。

4. 基本制度 ①国家对药品管理实行药品上市许可持有人制度(Marketing Authorization Holder,MAH)。药品上市许可持有人依法对药品研制、生产、经营、使用全过程中药品的安全性、有效性和质量可控性负责。从事药品研制、生产、经营、使用活动,应当遵守法律、法规、规章、标准和规范,保证全过程信息真实、准确、完整和可追溯。②国家建立健全药品追溯制度。国务院药品监督管理部门应当制定统一的药品追溯标准和规范,推进药品追溯信息互通互享,实现药品可追溯。③国家建立药物警戒制度,对药品不良反应及其他与用药有关的有害反应进行监测、识别、评估和控制。

5. 药品监督管理体制 国务院药品监督管理部门主管全国药品监督管理工作。国务院有关部门在各自职责范围内负责与药品有关的监督管理工作。国务院药品监督管理部门配合国务院有关部门,执行国家药品行业发展规划和产业政策。省、自治区、直辖市人民政府药品监督管理部门负责本行政区域内的药品监督管理工作。设区的市级、县级人民政府承担药品监督管理职责的部门负责本行政区域内的药品监督管理工作。县级以上地方人民

笔记栏

政府有关部门在各自职责范围内负责与药品有关的监督管理工作。

（二）药品研制和注册

1. 鼓励药品研制的方向　国家支持以临床价值为导向、对人的疾病具有明确或者特殊疗效的药物创新，鼓励具有新的治疗机制、治疗严重危及生命的疾病或者罕见病、对人体具有多靶向系统性调节干预功能等的新药研制，推动药品技术进步。国家鼓励运用现代科学技术和传统中药研究方法开展中药科学技术研究和药物开发，建立和完善符合中药特点的技术评价体系，促进中药传承创新。国家采取有效措施，鼓励儿童用药品的研制和创新，支持开发符合儿童生理特征的儿童用药品新品种、剂型和规格，对儿童用药品予以优先审评审批。

2. 药物非临床研究的管理规定　应当遵守《药物非临床研究质量管理规范》(GLP)。有与研究项目相适应的人员、场地、设备、仪器和管理制度，保证有关数据、资料和样品的真实性。

3. 药物临床试验的管理规定　应当遵守《药物临床研究质量管理规范》(GCP)。应当按照国务院药品监督管理部门的规定如实报送研制方法、质量指标、药理及毒理试验结果等有关数据、资料和样品，经国务院药品监督管理部门批准。国务院药品监督管理部门应当自受理临床试验申请之日起 60 个工作日内决定是否同意并通知临床试验申办者，逾期未通知的，视为同意。其中，开展生物等效性试验的，报国务院药品监督管理部门备案。开展药物临床试验，应当在具备相应条件的临床试验机构进行。药物临床试验机构实行备案管理，具体办法由国务院药品监督管理部门、国务院卫生健康主管部门共同制定。

4. 药品注册管理　在中国境内上市的药品，应当经国务院药品监督管理部门批准，取得药品注册证书；但是，未实施审批管理的中药材和中药饮片除外。实施审批管理的中药材、中药饮片品种目录由国务院药品监督管理部门会同国务院中医药主管部门制定。申请药品注册，应当提供真实、充分、可靠的数据、资料和样品，证明药品的安全性、有效性和质量可控性。

5. 药品审评审批制度　对申请注册的药品，国务院药品监督管理部门应当组织药学、医学和其他技术人员进行审评，对药品的安全性、有效性和质量可控性以及申请人的质量管理、风险防控和责任赔偿等能力进行审查；符合条件的，颁发药品注册证书。国务院药品监督管理部门在审批药品时，对化学原料药一并审评审批，对相关辅料、直接接触药品的包装材料和容器一并审评，对药品的质量标准、生产工艺、标签和说明书一并核准。《药品管理法》所称辅料，是指生产药品和调配处方时所用的赋形剂和附加剂。

6. 药品标准　药品应当符合国家药品标准。经国务院药品监督管理部门核准的药品质量标准高于国家药品标准的，按照经核准的药品质量标准执行；没有国家药品标准的，应当符合经核准的药品质量标准。国务院药品监督管理部门颁布的《中国药典》和药品标准为国家药品标准。国务院药品监督管理部门会同国务院卫生健康主管部门组织药典委员会，负责国家药品标准的制定和修订。国务院药品监督管理部门设置或者指定的药品检验机构负责标定国家药品标准品、对照品。

7. 药品名称　列入国家药品标准的药品名称为药品通用名称。已经作为药品通用名称的，该名称不得作为药品商标使用。

（三）药品上市许可持有人

1. 责任　药品上市许可持有人是指取得药品注册证书的企业或者药品研制机构等。药品上市许可持有人应当依照本法规定，对药品的非临床研究、临床试验、生产经营、上市后研究、不良反应监测及报告与处理等承担责任。其他从事药品研制、生产、经营、储存、运输、

笔记栏

使用等活动的单位和个人依法承担相应责任。药品上市许可持有人的法定代表人、主要负责人对药品质量全面负责。

2. 质量保证体系　药品上市许可持有人应当建立药品质量保证体系,配备专门人员独立负责药品质量管理。药品上市许可持有人应当对受托药品生产企业、药品经营企业的质量管理体系进行定期审核,监督其持续具备质量保证和控制能力。

3. 生产管理　药品上市许可持有人可以自行生产药品,也可以委托药品生产企业生产。药品上市许可持有人自行生产药品的,应当依照本法规定取得《药品生产许可证》;委托生产的,应当委托符合条件的药品生产企业。药品上市许可持有人和受托生产企业应当签订委托协议和质量协议,并严格履行协议约定的义务。国务院药品监督管理部门制定药品委托生产质量协议指南,指导、监督药品上市许可持有人和受托生产企业履行药品质量保证义务。血液制品、麻醉药品、精神药品、医疗用毒性药品、药品类易制毒化学品不得委托生产;但是,国务院药品监督管理部门另有规定的除外。

4. 经营管理　药品上市许可持有人可以自行销售其取得药品注册证书的药品,也可以委托药品经营企业销售。药品上市许可持有人从事药品零售活动的,应当取得《药品经营许可证》。药品上市许可持有人自行销售药品的,应当具备《药品管理法》规定的从事药品经营活动应当具备的条件;委托销售的,应当委托符合条件的药品经营企业。药品上市许可持有人和受托经营企业应当签订委托协议,并严格履行协议约定的义务。

(四) 药品生产

1. 从事药品生产活动的审批　从事药品生产活动,须经企业所在地省、自治区、直辖市人民政府药品监督管理部门批准,取得《药品生产许可证》。无《药品生产许可证》的,不得生产药品。

《药品生产许可证》应当标明有效期和生产范围,到期重新审查发证。

2. 从事药品生产活动应具备的条件

(1)人员条件:有依法经过资格认定的药学技术人员、工程技术人员及相应的技术工人。

(2)设施与环境条件:有与其药品生产相适应的厂房、设施和卫生环境。

(3)质量控制条件:有能对所生产药品进行质量管理和质量检验的机构、人员以及必要的仪器设备。

(4)规章制度条件:有保证药品质量的规章制度,并符合国务院药品监督管理部门依据本法制定的《药品生产质量管理规范》要求。

3. 实施药品生产质量控制　从事药品生产活动,应当遵守《药品生产质量管理规范》,建立健全药品生产质量管理体系,保证药品生产全过程持续符合法定要求。药品生产企业的法定代表人、主要负责人对本企业的药品生产活动全面负责。

4. 药品生产过程行为规则

(1)按批准的生产工艺进行生产:应当按照国家药品标准和经药品监督管理部门核准的生产工艺进行生产药品,生产、检验记录必须完整准确,不得编造。

中药饮片应当按照国家药品标准炮制;国家药品标准没有规定的,应当按照省、自治区、直辖市人民政府药品监督管理部门制定的炮制规范炮制。

(2)原、辅料要求:生产药品所需的原料、辅料,应当符合药用要求以及《药品生产质量管理规范》有关要求。

(3)直接接触药品的包装材料和容器要求:直接接触药品的包装材料和容器,应当符合药用要求,符合保障人体健康、安全的标准。

(4)质量检验:药品生产企业必须对药品进行质量检验;不符合国家药品标准不得出厂。

药品生产企业应当建立药品出厂放行规程,明确出厂放行的标准、条件。符合标准、条件的,经质量受权人签字后方可放行。

(5)药品包装要求:药品包装应当适合药品质量的要求,方便储存、运输和医疗使用。发运中药材应当有包装。在每件包装上,应当注明品名、产地、日期、供货单位,并附有质量合格的标志。

药品包装应当按照规定印有或者贴有标签并附有说明书。标签或者说明书应当注明药品的通用名称、成分、规格、上市许可持有人及其地址、生产企业及其地址、批准文号、产品批号、生产日期、有效期、适应证或者功能主治、用法、用量、禁忌、不良反应和注意事项。标签、说明书中的文字应当清晰,生产日期、有效期等事项应当显著标注,容易辨识。麻醉药品、精神药品、医疗用毒性药品、放射性药品、外用药品和非处方药的标签、说明书,应当印有规定的标志。

(五)药品经营

1. 从事药品批发活动的审批　从事药品批发活动,应当经所在地省、自治区、直辖市人民政府药品监督管理部门批准,取得《药品经营许可证》;从事药品零售活动,应当经所在地县级以上地方人民政府药品监督管理部门批准,取得《药品经营许可证》。无《药品经营许可证》的,不得经营药品。

《药品经营许可证》应当标明有效期和经营范围,到期重新审查发证。

2. 从事药品经营活动应具备的条件

(1)人员条件:有依法经过资格认定的药学技术人员。

(2)设施与环境条件:有与所经营药品相适应的营业场所、设备、仓储设施、卫生环境。

(3)质量控制条件:有与所经营药品相适应的质量管理机构或者人员。

(4)规章制度条件:有保证所经营药品质量的规章制度,并符合国务院药品监督管理部门依据本法制定的《药品经营质量管理规范》要求。

3. 实施药品经营质量控制　从事药品经营活动,应当遵守药品经营质量管理规范,建立健全药品经营质量管理体系,保证药品经营全过程持续符合法定要求。国家鼓励、引导药品零售连锁经营。从事药品零售连锁经营活动的企业总部,应当建立统一的质量管理制度,对所属零售企业的经营活动履行管理责任。药品经营企业的法定代表人、主要负责人对本企业的药品经营活动全面负责。

4. 药品分类管理制度　国家对药品实行处方药与非处方药分类管理制度。

5. 药品经营过程行为规则

(1)药品采购管理:药品上市许可持有人、药品生产企业、药品经营企业和医疗机构应当从药品上市许可持有人或者具有药品生产、经营资格的企业购进药品;但是,购进未实施审批管理的中药材除外。

(2)建立进货检查验收制度:药品经营企业购进药品,应当建立并执行进货检查验收制度,验明药品合格证明和其他标识;不符合规定要求的,不得购进。

(3)建立真实完整购销记录:药品经营企业购销药品,应当有真实完整的购销记录。购销记录应当须注明药品的通用名称、剂型、规格、产品批号、有效期、上市许可持有人、生产企业、购销单位、购销数量、购销价格、购销日期及国务院药品监督管理部门规定的其他内容。

(4)药品零售和处方调配管理:药品经营企业零售药品应当准确无误,并正确说明用法、用量和注意事项;调配处方应当经过核对,对处方所列药品不得擅自更改或者代用。对有配伍禁忌或者超剂量的处方,应当拒绝调配;必要时,经处方医师更正或者重新签字,方可调配。药品经营企业销售中药材,应当标明产地。依法经过资格认定的药师或者其他药学技术人员负责本企业的药品管理、处方审核和调配、合理用药指导等工作。

(5)制定和执行药品保管制度：药品经营企业必须制定和执行药品保管制度，采取必要的冷藏、防冻、防潮、防虫、防鼠等措施，保证药品质量。药品入库和出库必须执行检查制度。

6. 城乡集贸市场出售药品的规定　城乡集市贸易市场可以出售中药材，国务院另有规定的除外。

7. 网络销售药品的规定　药品上市许可持有人、药品经营企业通过网络销售药品，应当遵守本法药品经营的有关规定。具体管理办法由国务院药品监督管理部门会同国务院卫生健康主管部门等部门制定。疫苗、血液制品、麻醉药品、精神药品、医疗用毒性药品、放射性药品、药品类易制毒化学品等国家实行特殊管理的药品不得在网络上销售。

8. 药品网络交易第三方平台的规定　药品网络交易第三方平台提供者应当按照国务院药品监督管理部门的规定，向所在地省、自治区、直辖市人民政府药品监督管理部门备案。第三方平台提供者应当依法对申请进入平台经营的药品上市许可持有人、药品经营企业的资质等进行审核，保证其符合法定要求，并对发生在平台的药品经营行为进行管理。第三方平台提供者发现进入平台经营的药品上市许可持有人、药品经营企业有违反本法规定行为的，应当及时制止并立即报告所在地县级人民政府药品监督管理部门；发现严重违法行为的，应当立即停止提供网络交易平台服务。

9. 新发现和从境外引种的药材管理　新发现和从境外引种的药材，经国务院药品监督管理部门批准后，方可销售。

10. 药品进出口管理

(1)药品进口管理

1)药品进口的程序：药品必须从允许药品进口的口岸进口，并由进口药品的企业向口岸所在地药品监督管理部门登记备案。海关凭药品监督管理部门出具的进口药品通关单放行。无进口药品通关单的，海关不得放行。口岸所在地药品监督管理部门应当通知药品检验机构按照国务院药品监督管理部门的规定对进口药品进行抽查检验。允许药品进口的口岸由国务院药品监督管理部门会同海关总署提出，报国务院批准。

2)药品进口的审批：医疗机构因临床急需进口少量药品的，经国务院药品监督管理部门或者国务院授权的省、自治区、直辖市人民政府批准，可以进口。进口的药品应当在指定医疗机构内用于特定医疗目的。个人自用携带入境少量药品，按照国家有关规定办理。

3)禁止进口的药品：疗效不确切、不良反应大或者因其他原因危害人体健康的药品禁止进口。

4)进口药品的检验：国务院药品监督管理部门对下列药品在销售前或者进口时，指定药品检验机构进行检验；未经检验或者检验不合格的，不得销售或者进口：①国务院药品监督管理部门规定的生物制品；②首次在中国境内销售的药品；③国务院规定的其他药品。

(2)特殊管理药品的进出口管理：进口、出口麻醉药品和国家规定范围内的精神药品，应当持有国务院药品监督管理部门发给的进口准许证、出口准许证。

(六) 医疗机构药事管理

1. 医疗机构药学技术人员配备的规定　医疗机构应当配备依法经过资格认定的药学技术人员。非药学技术人员不得直接从事药剂技术工作。

2. 医疗机构药品购进、保管规定　医疗机构购进药品，应当建立并执行进货检查验收制度，验明药品合格证明和其他标识；不符合规定要求的，不得购进和使用。

医疗机构应当有与所使用药品相适应的场所、设备、仓储设施和卫生环境，制定和执行药品保管制度，采取必要的冷藏、防冻、防潮、防虫、防鼠等措施，保证药品质量。

3. 医疗机构用药原则 医疗机构应当坚持安全有效、经济合理的用药原则,遵循药品临床应用指导原则、临床诊疗指南和药品说明书等合理用药,对医师处方、用药医嘱的适宜性进行审核。医疗机构以外的其他药品使用单位,应当遵守本法有关医疗机构使用药品的规定。

4. 医疗机构处方调配管理 依法经过资格认定的药师或者其他药学技术人员调配处方,应当进行核对,对处方所列药品不得擅自更改或者代用。对有配伍禁忌或者超剂量的处方,应当拒绝调配;必要时,经处方医师更正或者重新签字,方可调配。

5. 医疗机构配制制剂管理

(1)医疗机构配制制剂的审批:医疗机构配制制剂,应当经所在地省、自治区、直辖市人民政府药品监督管理部门批准,取得《医疗机构制剂许可证》。无《医疗机构制剂许可证》的,不得配制制剂。

《医疗机构制剂许可证》应当标明有效期,到期重新审查发证。

(2)医疗机构配制制剂的条件:医疗机构配制制剂,应当有能够保证制剂质量的设施、管理制度、检验仪器和卫生环境;应当按照经核准的工艺进行,所需的原料、辅料和包装材料等应当符合药用要求。

(3)医疗机构配制制剂的品种限制:医疗机构配制的制剂,应当是本单位临床需要而市场上没有供应的品种,并应当经所在地省、自治区、直辖市人民政府药品监督管理部门批准后方可配制。但是,法律对配制中药制剂另有规定的除外。

(4)医疗机构配制制剂的使用:医疗机构配制的制剂必须按照规定进行质量检验;合格的,凭医师处方在本单位使用。经国务院药品监督管理部门或者省、自治区、直辖市人民政府的药品监督管理部门批准,医疗机构配制的制剂可以在指定的医疗机构之间调剂使用。

医疗机构配制的制剂,不得在市场销售。

(七) 药品上市后管理

1. 已上市药品的管理 药品上市许可持有人应当制定药品上市后风险管理计划,主动开展药品上市后研究,对药品的安全性、有效性和质量可控性进行进一步确证,加强对已上市药品的持续管理。

对附条件批准的药品,药品上市许可持有人应当采取相应风险管理措施,并在规定期限内按照要求完成相关研究;逾期未按照要求完成研究或者不能证明其获益大于风险的,国务院药品监督管理部门应当依法处理,直至注销药品注册证书。

2. 药品生产过程中的变更审批 对药品生产过程中的变更,按照其对药品安全性、有效性和质量可控性的风险和产生影响的程度,实行分类管理。属于重大变更的,应当经国务院药品监督管理部门批准,其他变更应当按照国务院药品监督管理部门的规定备案或者报告。药品上市许可持有人应当按照国务院药品监督管理部门的规定,全面评估、验证变更事项对药品安全性、有效性和质量可控性的影响。

3. 药品上市后不良反应监测与报告 药品上市许可持有人应当开展药品上市后不良反应监测,主动收集、跟踪分析疑似药品不良反应信息,对已识别风险的药品及时采取风险控制措施。

药品上市许可持有人、药品生产企业、药品经营企业和医疗机构应当经常考察本单位所生产、经营、使用的药品质量、疗效和不良反应。发现疑似不良反应的,应当及时向药品监督管理部门和卫生健康主管部门报告。具体办法由国务院药品监督管理部门会同国务院卫生健康主管部门制定。对已确认发生严重不良反应的药品,由国务院药品监督管理部门或者省、自治区、直辖市人民政府药品监督管理部门根据实际情况采取停止生产、销售、使用等紧急控制措施,并应当在 5 日内组织鉴定,自鉴定结论作出之日起 15 日内依法作出行政处理决定。

4. 药品召回　药品存在质量问题或者其他安全隐患的,药品上市许可持有人应当立即停止销售,告知相关药品经营企业和医疗机构停止销售和使用,召回已销售的药品,及时公开召回信息,必要时应当立即停止生产,并将药品召回和处理情况向省、自治区、直辖市人民政府药品监督管理部门和卫生健康主管部门报告。药品生产企业、药品经营企业和医疗机构应当配合。药品上市许可持有人依法应当召回药品而未召回的,省、自治区、直辖市人民政府药品监督管理部门应当责令其召回。

5. 药品上市后评价　药品上市许可持有人应当对已上市药品的安全性、有效性和质量可控性定期开展上市后评价。必要时,国务院药品监督管理部门可以责令药品上市许可持有人开展上市后评价或者直接组织开展上市后评价。经评价,对疗效不确切、不良反应大或者因其他原因危害人体健康的药品,应当注销药品注册证书。已被注销药品注册证书的药品,不得生产或者进口、销售和使用。已被注销药品注册证书、超过有效期等的药品,应当由药品监督管理部门监督销毁或者依法采取其他无害化处理等措施。

(八) 药品价格和广告

1. 完善药品采购制度　国家完善药品采购管理制度,对药品价格进行监测,开展成本价格调查,加强药品价格监督检查,依法查处价格垄断、哄抬价格等药品价格违法行为,维护药品价格秩序。

2. 药品价格管理　依法实行市场调节价的药品,药品上市许可持有人、药品的生产企业、药品经营企业和医疗机构应当按照公平、合理和诚实信用、质价相符的原则制定价格,为用药者提供价格合理的药品。

药品上市许可持有人、药品的生产企业、经营企业和医疗机构应当遵守国务院价格主管部门关于药价管理的规定,制定和标明药品零售价格,禁止暴利、价格垄断和价格欺诈行为。

药品上市许可持有人、药品的生产企业、药品经营企业和医疗机构应当依法向政府价格主管部门提供其药品的实际购销价格和购销数量等资料。

医疗机构应当向患者提供所用药品的价格清单,按照规定如实公布其常用药品的价格,加强合理用药的管理。具体办法由国务院卫生健康主管部门规定。

3. 药品购销中的禁止行为

(1)禁止药品上市许可持有人、药品生产企业、药品经营企业和医疗机构在药品购销中账外暗中给予、收受回扣或者其他不正当利益。

(2)禁止药品上市许可持有人、药品生产企业、药品经营企业或者代理人以任何名义给予使用其药品的医疗机构的负责人、药品采购人员、医师、药师等有关人员以财物或者其他不正当利益。

(3)禁止医疗机构的负责人、药品采购人员、医师、药师等有关人员以任何名义收受药品上市许可持有人、药品生产企业、药品经营企业或者其代理人给予的财物或者其他利益。

4. 药品广告管理

(1)药品广告的发布:药品广告应当经广告主所在地省、自治区、直辖市人民政府确定的广告审查机关批准;未经批准的,不得发布。

(2)药品广告的内容:药品广告的内容应当真实、合法,以国务院药品监督管理部门核准的说明书为准,不得含有虚假的内容。不得含有表示功效、安全性的断言或者保证;不得利用国家机关、科研单位、学术机构、行业协会或者专家、学者、医师、患者等的名义和形象作推荐、证明。

笔记栏

非药品广告不得有涉及药品的宣传。

（九）药品储备和供应

1. **药品储备制度** 国家实行药品储备制度,建立中央和地方两级药品储备。发生重大灾情、疫情或者其他突发事件时,依照《中华人民共和国突发事件应对法》的规定,可以紧急调用药品。

2. **基本药物制度** 国家实行基本药物制度,遴选适当数量的基本药物品种,加强组织生产和储备,提高基本药物的供给能力,满足疾病防治基本用药需求。

3. **药品供求监测体系** 国家建立药品供求监测体系,及时收集和汇总分析短缺药品供求信息,对短缺药品实行预警,采取应对措施。

4. **短缺药品管理**

(1)国家实行短缺药品清单管理制度:具体办法由国务院卫生健康主管部门会同国务院药品监督管理部门等制定。药品上市许可持有人停止生产短缺药品的,应当按照规定向国务院药品监督管理部门或者省、自治区、直辖市人民政府药品监督管理部门报告。

(2)国家鼓励短缺药品的研制和生产:对临床急需的短缺药品、防治重大传染病和罕见病等疾病的新药予以优先审评审批。

(3)对短缺药品,国务院可以限制或者禁止出口:必要时,国务院有关部门可以采取组织生产、价格干预和扩大进口等措施,保障药品供应。药品上市许可持有人、药品生产企业、药品经营企业应当按照规定保障药品的生产和供应。

（十）监督管理

1. 禁止生产(配制)、销售、使用假药和劣药。假药和劣药的定义见表5-8。

表5-8 假药与劣药的定义与比较

假药	劣药
有下列情形之一的,为假药: (1)药品所含成分与国家药品标准规定的成分不符 (2)以非药品冒充药品或者以他种药品冒充此种药品 (3)变质的药品 (4)药品所标明的适应证或者功能主治超出规定范围的	有下列情形之一的,为劣药: (1)药品成分的含量不符合国家药品标准的 (2)被污染的药品 (3)未标明或者更改有效期的药品 (4)未注明或者更改产品批号的药品 (5)超过有效期的药品 (6)擅自添加防腐剂、辅料的药品 (7)其他不符合药品标准规定的药品

案例分析
答案

案例分析

利用网络制售假药太疯狂

针对中老年人常见病的主流药品,跨区域收购假药半成品进行包装,利用新型网络终端在全国范围内批发零售,涉案金额近百万元。2014年3月24日,浙江省金华市婺城区检察院以销售假药罪对犯罪嫌疑人谭某军、谭某峰、谭某平提起公诉。

2013年初,黑龙江籍男子谭某军在老家欠下60多万元赌债。为躲高利贷,跑到山东找女儿谭某峰、谭某平和儿子刘某某(另案处理)想办法。谭某军想到自己之前曾在医院回收过药品,便开始策划假药生意。经过一番调查,谭某军将目标定为治疗中老年人高血压、心脏病、糖尿病等常见疾病的主流品牌药品,然后开始指挥家人分工合作。

谭某峰负责在网上联络北京、天津等地医院的"黄牛",回收假冒"立普妥""波利维"等品牌药品的半成品。刘某某联系周边地区医院的仓管员、保洁员,大量收购品牌药品的原包装盒与批发箱,并找外地印刷厂印制药品说明书、标签等。谭某平则申请多个QQ号,在网上搜索销售药品的QQ群逐一加入,进而在群里发布广告和药品信息。谭某军负责接收货物、包装药品及联系物流代收货款。

2013年6月,谭家人开始铺设销售网络。由于谭某平在QQ群上发布的药品销售广告以知名医药品牌为主,买家基础较为广泛。他们以"大大低于成本价,100盒起混合批发"的噱头,将自己打造成一级药品批发商,吸引众多网友咨询联系。

在与买家互为QQ好友之后,谭某平宣称熟客有更大折扣,引诱对方购买,再通过QQ、手机等联系方式,与买家商谈种类、价格、数量,并以正规物流公司"货到付款可验货"为保证,自行填写快递公司托运单,利用其销售假药并代收货款。

他们肆无忌惮地"山寨"许多大牌的药品,通过家族建立的销售网络发往全国各地。5个月后,经人举报,谭某军等人在山东被抓获。至案发,4人利用物流公司发货近60次,仅当场查扣的货单上销售金额便达40余万元,堆在家中未出售的假药半成品近3 000盒,空包装盒近1 000只,市场价值近百万元。

请分析谭某军、谭某峰、谭某平的哪些行为触犯了法律?

拓展案例
分析

2. 药品监督管理部门的职责

(1)药品监督管理部门应当按照法律、法规的规定对药品研制、生产、经营和药品使用单位使用药品等活动进行监督检查,有关单位和个人不得拒绝和隐瞒。

(2)药品监督管理部门根据监督检查的需要,可以对药品质量进行抽查检验。抽查检验应当按照规定抽样,并不得收取任何费用;抽样应当购买样品。所需费用按照国务院规定列支。

(3)药品监督管理部门对有证据证明可能危害人体健康的药品及其有关材料可以采取查封、扣押的行政强制措施,并在7日内作出行政处理决定;药品需要检验的,应当自检验报告书发出之日起15日内作出行政处理决定。

(4)药品监督管理部门应当对药品上市许可持有人、药品生产企业、药品经营企业和药物非临床安全性评价研究机构、药物临床试验机构等遵守《药品生产质量管理规范》《药品经营质量管理规范》《药物非临床研究质量管理规范》《药物临床试验质量管理规范》等情况进行检查,监督其持续符合法定要求。

3. 药品监督管理部门的义务

(1)国家建立职业化、专业化药品检查员队伍:检查员应当熟悉药品法律法规,具备药品专业知识。

(2)药品监督管理部门建立药品上市许可持有人、药品生产企业、药品经营企业、药物非临床安全性评价研究机构、药物临床试验机构和医疗机构药品安全信用档案。

(3)药品监督管理部门应当公布本部门的电子邮件地址、电话,接受咨询、投诉、举报,并依法及时答复、核实、处理。

(4)国家实行药品安全信息统一公布制度:国家药品安全总体情况、药品安全风险警示信息、重大药品安全事件及其调查处理信息和国务院确定需要统一公布的其他信息由国务院药品监督管理部门统一公布。药品安全风险警示信息和重大药品安全事件及其调查处理信息的影响限于特定区域的,也可以由有关省、自治区、直辖市人民政府药品监督管理部门公布。

笔记栏

（5）县级以上人民政府应当制定药品安全事件应急预案。

4. 禁止性规定

（1）地方人民政府及其药品监督管理部门不得以要求实施药品检验、审批等手段限制或者排斥非本地区药品上市许可持有人、药品生产企业生产的药品进入本地区。

（2）药品监督管理部门及其设置或者指定的药品专业技术机构不得参与药品生产经营活动，不得以其名义推荐或者监制、监销药品。药品监督管理部门及其设置或者指定的药品专业技术机构的工作人员不得参与药品生产经营活动。

（十一）法律责任

1. 法律责任的概念及种类　法律责任，是指行为人由于自己违法行为、违约行为或者由于法律规定而应承担的某种强制性、否定性的法律后果。

根据行为人违反法律规范的性质和社会危害程度，法律责任分为民事责任、行政责任和刑事责任 3 种。

（1）民事责任：是指行为人因违反民事法律、违约或者由于法律规定所应承担的一种法律责任。承担民事责任的方式有很多种，《药品管理法》所确定的民事责任形式主要是损害赔偿。《药品管理法》规定需要承担民事责任的行为主要有两种，一是药品检验机构出具的检验结果不实，造成损失的，应当承担相应的赔偿责任；二是药品的生产企业、经营企业、医疗机构违反规定，给药品使用者造成损害的，依法承担赔偿责任。

（2）行政责任：是指行为人违反行政法律规范但尚未构成犯罪所应承担的法律责任，主要包括行政处罚和行政处分两类。行政处罚是由特定国家行政执法机关依照法定权限和程序对违反行政法规尚不构成犯罪的公民、法人给予的一种行政制裁。《药品管理法》规定的行政处罚主要有警告、罚款、没收药品和违法所得、停产停业整顿、吊销许可证或撤销药品批准证明文件、5 日以上 15 日以下的拘留等 6 种形式。行政处分是国家行政机关、企事业单位或其他组织依照行政隶属关系对违法失职的国家公务员或所属人员实施的惩戒措施，主要包括警告、记过、记大过、降级、撤职、开除等 6 种形式。《药品管理法》规定的承担行政责任的违法行为是最多的。

（3）刑事责任：是指行为人因其犯罪行为所必须承担的，由司法机关代表国家所确定的刑事惩罚性法律责任。《药品管理法》中规定多种违法行为要依照《刑法》追究刑事责任，如《刑法》中关于生产销售假药罪、生产销售劣药罪的规定。

2. 违反《药品管理法》应承担的法律责任

（1）违反有关许可证、药品批准证明文件规定的法律责任：《药品管理法》中规定的许可证、药品批准证明文件有《药品生产许可证》《药品经营许可证》《医疗机构制剂许可证》《进口药品注册证》、药品批准文号及其他批件等。违反有关许可证、药品批准证明文件的规定，行为人要承担罚款、吊销许可证、没收违法所得等行政责任，如构成犯罪，还要依法追究刑事责任（表 5-9）。

表 5-9　违反有关许可证、药品批准证明文件规定的法律责任

违法行为	法律责任		《药品管理法》条款
	行政责任	民事和刑事责任	
未取得许可证生产、销售药品	（1）责令关闭 （2）没收药品、没收违法所得 （3）并处罚款：药品货值金额 15~30 倍；不足 10 万元的，按 10 万元计算	构成犯罪的，依法追究刑事责任	第一百一十五条

续表

笔记栏

违法行为	法律责任		《药品管理法》条款
	行政责任	民事和刑事责任	
伪造、变造、出租、出借、非法买卖许可证或者药品批准证明文件	(1)没收违法所得 (2)并处罚款:违法所得1~5倍 (3)情节严重的,并处违法所得5~15倍的罚款,吊销许可证或药品批准证明文件 (4)相关责任人:2万~20万元罚款,10年内禁止从事药品生产经营活动,5~15日拘留	构成犯罪的,依法追究刑事责任	第一百二十二条
以虚假材料或者欺骗手段取得许可证或者药品批准证明文件	(1)撤销相关许可 (2)并处罚款:50万~500万元 (3)10年内不受理其申请 (4)相关责任人:2万~20万元罚款,10年内禁止从事药品生产经营活动,5~15日拘留		第一百二十三条
药品上市许可持有人、药品生产、经营企业、医疗机构从没有许可证的企业购进药品	(1)责令改正,没收购进药品及违法所得 (2)并处罚款:购进药品货值金额2~10倍,情节严重的10~30倍 (3)情节严重的吊销许可证,或者医疗机构执业许可证		第一百二十九条

(2)生产销售假药、劣药的法律责任:生产(包括配制)、销售假药、劣药的,以及知道或应当知道属于假劣药品而为其提供运输、保管、仓储等便利条件的,行为人要承担行政责任,如没收违法所得、罚款、吊销许可证等;构成犯罪,还要依法追究刑事责任(表5-10)。

表5-10　生产、销售假药、劣药的法律责任

违法行为	法律责任		《药品管理法》条款
	行政责任	民事和刑事责任	
生产、销售假药	(1)没收假药和违法所得 (2)并处罚款:药品货值金额15~30倍 (3)吊销药品批准证明文件 (4)责令停产、停业整顿 (5)情节严重的吊销许可证,10年内不受理其相应申请	构成犯罪的,依法追究刑事责任	第一百一十六条
生产、销售劣药	(1)没收劣药和违法所得 (2)并处罚款:药品货值金额10~20倍 (3)情节严重,责令停产、停业整顿直至吊销药品批准证明文件、许可证	构成犯罪的,依法追究刑事责任	第一百一十七条
生产、销售假药或生产、销售劣药情节严重	(1)直接负责的主管人员和其他直接责任人员没收违法行为发生期间自本单位所获收入,并处所获收入30%~3倍的罚款,终身禁止从事药品生产经营活动,并可以由公安机关处5~15日拘留 (2)对生产者专门用于假、劣药的原辅料、包装材料予以没收		第一百一十八条
为假、劣药提供储存、运输等便利条件	(1)没收全部储存、运输收入 (2)并处罚款:违法收入的1~5倍,情节严重的违法收入的5~15倍	构成犯罪的,依法追究刑事责任	第一百二十条

笔记栏

(3)违反《药品管理法》其他有关规定的法律责任:《药品管理法》还规定了有关单位和个人违反其他有关规定应当承担的法律责任(表5-11)。

表5-11 违反《药品管理法》其他有关规定的法律责任

违法行为人及违法行为	法律责任		《药品管理法》条款
	行政责任	民事和刑事责任	
药品上市许可持有人、药品生产企业、药品经营企业、药物非临床安全性研究机构、临床试验机构未遵守GMP、GSP、GLP、GCP实施相应的质量管理规范	(1)责令限期改正,给予警告 (2)逾期不改正的,处罚款10万~50万元 (3)情节严重的,处罚款50万~200万元,责令停产、停业整顿,吊销许可证		第一百二十六条
药品进口者没有向允许药品进口的口岸所在地药品监督管理局登记备案	(1)警告、限期改正 (2)逾期不改正者,吊销进口药品注册证		第一百三十二条
医疗机构将其配制的制剂在市场销售	(1)没收制剂、没收违法所得 (2)并处罚款:制剂货值金额2~5倍		第一百三十三条
药品经营企业购销药品未按照规定进行记录,零售药品未正确说明用法、用量等事项,或者未按照规定调配处方	(1)责令改正,警告 (2)情节严重者,吊销《药品经营许可证》		第一百三十条
药品标识不符合规定	除依法按假、劣药论处的外: (1)责令改正、警告 (2)情节严重,吊销药品注册证书		第一百二十八条
药品上市许可持有人、药品生产、经营企业及医疗机构在药品购销中给予、收受回扣、其他不正当利益	(1)罚款30万~300万元 (2)情节严重的吊销许可证及《营业执照》	构成犯罪的,依法追究刑事责任	第一百四十一条
药品上市许可持有人、药品生产、经营企业负责人、采购人员在药品购销中收受财物、其他不正当利益	(1)给予处分 (2)没收违法所得	构成犯罪的,依法追究刑事责任	第一百四十二条
医疗机构的负责人、采购人员、医师收受财物、其他利益	(1)给予处分 (2)没收违法所得 (3)情节严重,吊销医师执业证书	构成犯罪的,依法追究刑事责任	第一百四十二条
药品上市许可持有人、药品生产、经营企业、医疗机构给药品使用者造成损害的		依法承担赔偿责任	第一百四十四条

(4)药品监督管理部门、药品检验机构违法的法律责任:药品监督管理部门是《药品管理法》的行政执法主体,药品检验机构是法定技术机构,药品监督管理行政部门和技术机构违反《药品管理法》的规定,也要承担相应的法律责任,主要形式是行政处罚和行政处分,构成犯罪的,依法追究刑事责任(表5-12)。

表 5-12　药品监督管理部门、药品检验机构违法的法律责任

违法行为人及违法行为	法律责任		《药品管理法》条款
	行政责任	民事和刑事责任	
药品检验机构(指直接负责的主管人员和其他直接责任人员)出具虚假检验报告	(1)责令改正、给予警告 (2)罚款:单位 20 万~100 万元 (3)个人:降级、撤职、开除、罚款 5 万元以下 (4)没收违法所得 (5)情节严重的撤销检验资格	构成犯罪的,依法追究刑事责任;造成损失的,依法承担赔偿责任	第一百三十八条
药品监督管理部门或者其设置、指定的药品专业技术机构及其工作人员参与药品生产、经营活动	(1)责令改正 (2)没收违法所得 (3)个人给予处分		第一百四十五条
药品监督管理部门或者其设置、指定的药品检验机构在药品监督检验中违法收费	(1)责令退还 (2)个人给予处分 (3)情节严重的撤销其检验资格		第一百四十六条
县级以上地方人民政府的违反《药品管理法》的行政行为	责任人员给予处分	构成犯罪的,依法追究刑事责任	第一百四十八条
药品监督管理等部门违反《药品管理法》的行政行为	责任人员给予处分	构成犯罪的,依法追究刑事责任	第一百四十九条
药品监督管理人员滥用职权、徇私舞弊、玩忽职守	行政处分	构成犯罪的,依法追究刑事责任	第一百五十条

ER-5-4

法规原文

学习小结

1. 学习内容

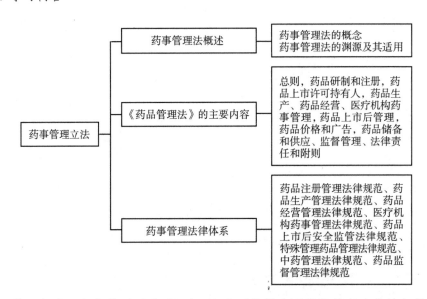

2. 学习方法　本章学习既需要记忆,即全面掌握我国药事管理法律的相关内容及规定;也需要理解,即理解我国药事管理法律规定的立法深意与目的,并在理解的基础上加强记忆;同时更为重要的是,需要用实践检验对知识掌握与理解的程度,即用所学

理论知识尝试解决实际问题,知道什么是合法、什么是违法,违法要承担什么责任。另外,本章是后续各章的基础,后续各章是本章相关内容的充分展开,对于本章的学习应着重把握药事管理立法的整体,为后续各章的学习做好准备。

（田 侃 王汝琳 王红芳）

扫一扫
测一测

复习思考题

1. 法的渊源是什么？概述我国药事管理法的主要渊源。
2. 不同的药事管理法律存在冲突时如何适用？
3. 药事管理法律体系主要包括哪些内容？
4. 开办药品生产企业和药品经营企业应具备什么条件？
5. 什么是假药和劣药？比较两者的区别。

第六章

特殊管理药品的管理

学习目标

　　通过本章学习,了解实施药品特殊管理的重要性,熟悉我国生产与使用的常用品种,掌握该类药品在生产、经营与使用方面的管理要点,从而树立安全、有效、合理使用该类药品的理念,严防滥用和流入非法渠道。

第一节　特殊管理药品概述

一、药品特殊管理的内涵与意义

　　《药品管理法》第一百三十二条规定,国务院对麻醉药品、精神药品、医疗用毒性药品、放射性药品、药品类易制毒化学品等有其他特殊管理规定的,依照其规定。有其他特殊管理规定的药品还包括疫苗、蛋白同化制剂、肽类激素、含特殊药品的复方制剂等。因而,上述药品通常被称为特殊管理药品。

　　特殊管理药品本身具有重要的医疗价值,同时,该类药品具有特殊的药理、生理作用。如使用、管理得当,将会在防病治病和维护社会公众健康方面发挥积极作用;如使用、管理不当,将会对用药者及其家庭、社会等造成严重的危害。

　　所谓特殊管理,是指国家根据药品所具有的特性和药品使用与管理的风险,制定专门法律、法规或制度,对药品研制、生产、流通和使用等环节,作出能够科学规避风险的特殊管理规定,以确保药品合法、合理、安全使用。

　　《刑法》第三百五十七条规定,毒品指鸦片、海洛因、甲基苯丙胺(冰毒)、吗啡、大麻、可卡因以及国家规定管制的其他能够使人形成瘾癖的麻醉药品和精神药品。当麻醉药品、精神药品被滥用时,视为毒品,社会危害极大。因此,国家制定专门办法,加强麻醉药品、精神药品从生产到使用各环节、全流程的管理。

二、药品特殊管理的法律法规

　　中华人民共和国成立以来,我国先后制定和发布了一系列有关特殊管理药品的法律法规,有效加强了对这几类药品的管理,主要法律法规见表6-1。

表 6-1　我国特殊管理药品的主要法律法规

发布时间	规范性文件名称	发布机构
1950 年 2 月	《关于严禁鸦片烟毒的通令》	政务院
1950 年 11 月	《麻醉药品临时登记处理办法》	政务院
1950 年 11 月	《管理麻醉药品暂行条例》及实施细则	卫生部
1952 年 11 月	《关于抗疲劳素药品管理的通知》	卫生部
1964 年 4 月	《管理毒药、限制性剧药暂行规定》	卫生部、商业和化工部
1978 年 9 月	《麻醉药品管理条例》	国务院
1979 年 2 月	《麻醉药品管理条例实施细则》	卫生部
1979 年 6 月	《医疗用毒性药品、限制性剧药管理规定》	卫生部、国家医药管理总局
1982 年 7 月	《关于禁绝鸦片烟毒问题的紧急指示》	国务院
1984 年 9 月	《药品管理法》	全国人大常务委员会
1987 年 11 月	《麻醉药品管理办法》	国务院
1988 年 12 月	《精神药品管理办法》	国务院
1988 年 12 月	《医疗用毒性药品管理办法》	国务院
1989 年 1 月	《放射性药品管理办法》	国务院
1990 年 12 月	《关于禁毒的决定》	全国人大常务委员会
2002 年 10 月	《关于切实加强医疗用毒性药品监管的通知》	国家药品监督管理局
2004 年 1 月	《反兴奋剂条例》	国务院
2005 年 3 月	《疫苗流通和预防接种管理条例》	国务院
2005 年 8 月	《麻醉药品和精神药品管理条例》	国务院
2005 年 8 月	《易制毒化学品管理条例》	国务院
2006 年 3 月	《疫苗储存和运输管理规范》	卫生部、国家食品药品监督管理局
2008 年 7 月	《关于将 A 型肉毒毒素列入毒性药品管理的通知》	卫生部、国家食品药品监督管理局
2008 年 10 月	《关于进一步加强含麻黄碱类复方制剂管理的通知》	国家食品药品监督管理局
2009 年 8 月	《关于切实加强部分含特殊药品复方制剂销售管理的通知》	国家食品药品监督管理局
2010 年 3 月	《药品类易制毒化学品管理办法》	卫生部
2010 年 12 月	《关于对部分含特殊药品复方制剂实施电子监管工作的通知》	国家食品药品监督管理局
2012 年 9 月	《关于加强含麻黄碱类复方制剂管理有关事宜的通知》	国家食品药品监督管理局、公安部、卫生部
2013 年 7 月	《关于进一步加强含可待因复方口服溶液、复方甘草片和复方地芬诺酯片购销管理的通知》	国家食品药品监督管理总局
2014 年 6 月	《关于进一步加强含麻醉药品和曲马多口服复方制剂购销管理的通知》	国家食品药品监督管理总局
2015 年 4 月	《关于加强含可待因复方口服液体制剂管理的通知》	国家食品药品监督管理总局、国家卫生计生委
2015 年 4 月	《药品管理法》	全国人大常务委员会
2015 年 7 月	《药品经营质量管理规范》	国家食品药品监督管理总局
2015 年 9 月	《非药用类麻醉药品和精神药品列管办法》	国家食品药品监督管理总局、公安部、国家卫生计生委、国家禁毒办
2017 年 12 月	《生物制品批签发管理办法》	国家食品药品监督管理总局
2019 年 6 月	《疫苗管理法》	全国人大常务委员会
2019 年 8 月	《药品管理法》	全国人大常务委员会

第二节 特殊管理药品的管理

一、麻醉药品和精神药品的管理

(一) 麻醉药品的定义和分类

1. 麻醉药品的定义　麻醉药品(narcotic drugs)是指连续使用后易产生身体依赖性,能成瘾癖的药品。

麻醉药品连续使用后所产生生理依赖性的特征是:①强迫性地要求连续用药,并且不择手段地去找到药;②由于耐受性,有加大剂量的趋势;③停药后有戒断症状,即精神烦躁不安、失眠、疼痛加剧、肌肉震颤,呕吐、腹泻、散瞳、流涕、流泪、出汗等;④对用药者本人和社会均易产生危害。

为严格对麻醉药品的管理,国家对麻醉药品的种植、生产、供应、运输和使用等环节实行法制化管理,以保证医疗、教学和科研的安全使用,维护人民身心健康,保证社会的正常秩序。国务院于 2005 年发布了《麻醉药品和精神药品管理条例》,对麻醉药品从原植物的种植到使用等环节都做了明确的规定。

2. 麻醉药品的分类　我国法律进行管制的麻醉药品是指列入麻醉药品目录的药品和其他物质。麻醉药品包括:阿片类、可卡因类、大麻类、合成麻醉药类及国务院药品监督管理部门制定的其他类易成瘾癖的药品,药用原植物及其制剂。国家食品药品监督管理总局、公安部、国家卫生计生委于 2013 年 11 月 11 日联合公布《麻醉药品品种目录》(2013 年版),自 2014 年 1 月 1 日起施行。该目录共收载 121 个品种,其中我国生产及使用的品种及包括的制剂、提取物、提取物粉共有 27 个品种(具体品种目录可在国家药品监督管理局网站查阅)。

(二) 精神药品的定义和分类

1. 精神药品的定义　精神药品(spirit drug)是指作用于中枢神经系统,能使之兴奋或抑制,连续使用能产生精神依赖性的药品。

长期使用精神药品后产生的药物依赖性叫精神依赖。其特征是:①为追求该药产生的欣快感,有一种连续使用某种药物要求(非强迫性);②没有加大剂量的趋势或这种趋势很小;③停药后不出现戒断症状或很少;④所引起的危害主要是用药者本人。

2. 精神药品的分类　我国法律进行监管的精神药品是指列入精神药品目录的药品和其他物质。精神类药品分为:第一类精神药品如氯胺酮、乙芬胺、去氧麻黄碱等;第二类精神药品如咖啡因等。国家食品药品监督管理总局、公安部、国家卫生计生委于 2013 年 11 月 11 日联合公布《精神药品品种目录(2013 年版)》,自 2014 年 1 月 1 日起施行。该目录共收载 149 个品种,其中第一类精神药品有 68 个品种,第二类精神药品有 81 个品种。目前,我国生产及使用的第一类精神药品有 7 个品种,第二类精神药品有 29 个品种(具体品种目录可在国家药品监督管理局网站查阅)。

(三) 麻醉药品和精神药品的监督管理概况

1. 麻醉药品的监管　1961 年《麻醉品单一公约》是目前有关麻醉品管理最主要的国际公约,世界上多数国家已是它的缔约国,我国于 1985 年宣布加入此公约。根据《药品管理法》第三十九条规定,结合国内管理麻醉药品的经验,国务院于 1987 年 11 月 28 日,颁布了《麻醉药品管理办法》。国家药品监督管理局于 1999 年 1 月 1 日发布了《罂粟壳管理暂行规定》,4 月 9 日又发布了《关于加强盐酸二氢埃托啡管理工作的通知》。2000 年 2 月 2 日

笔记栏

发布了《关于印发医疗机构麻醉药品、一类精神药品供应管理办法》,对进一步规范麻醉药品的管理起到了积极作用。为加强麻醉药品和精神药品的管理,保证麻醉药品和精神药品的合法、安全、合理使用,防止流入非法渠道,2005年7月26日国务院第100次常务会议通过《麻醉药品和精神药品管理条例》,自2005年11月1日起施行。

2. 精神药品的监管　1971年联合国在维也纳签订了《1971年精神药物公约》,以便加强对精神药物的国家管制,我国于1985年宣布加入这一公约。1982年,国务院发出通知对吗啡、哌替啶、安纳咖、咖啡因等麻醉和限制性药品要严加管理。1983年,卫生部规定对精神药品进出口由卫生部核发许可证制度;1985年卫生部拟订了《精神药品管理条例》。根据《药品管理法》规定,国务院于1988年11月15日实施了《精神药品管理办法》。

2005年7月26日国务院第100次常务会议通过《麻醉药品和精神药品管理条例》,2005年8月3日国务院令第442号公布,自2005年11月1日起施行。对规范管理麻醉药品和精神类药品起到了重要作用。

(四) 麻醉药品和精神药品的特殊监督管理

1. 麻醉药品、精神药品的管理体制　国务院药品监督管理部门负责全国麻醉药品和精神药品的监督管理工作,并会同农业主管部门对麻醉药品药用原植物实施监督管理,公安部门负责对造成麻醉药品药用原植物、麻醉药品和精神药品流入非法渠道的行为进行查处,其他有关主管部门在各自的职责范围内负责与麻醉药品和精神药品有关的管理工作。

省、自治区、直辖市人民政府药品监督管理部门负责本行政区域内麻醉药品和精神药品的监督管理工作,县级以上地方公安机关负责对本行政区域内造成麻醉药品和精神药品流入非法渠道的行为进行查处,县级以上地方人民政府其他有关主管部门在各自职责范围内负责与麻醉药品和精神药品有关的管理工作。

2. 麻醉药品的种植、实验研究　国务院药品监督管理部门根据麻醉药品和精神药品的需求总量制订年度生产计划。会同国务院农业主管部门根据麻醉药品年度生产计划,制订麻醉药品药用原植物年度种植计划。麻醉药品药用原植物种植企业应当根据年度种植计划,种植麻醉药品药用原植物。麻醉药品药用原植物种植企业应当向国务院药品监督管理部门和国务院农业主管部门定期报告种植情况。麻醉药品药用原植物种植企业由国务院药品监督管理部门和国务院农业主管部门共同确定,其他单位和个人不得种植麻醉药品药用原植物。

申请人开展麻醉药品和精神药品实验研究应当填写《麻醉药品和精神药品实验研究立项申请表》,连同有关资料报所在地省、自治区、直辖市药品监督管理部门。经省级药品监督管理部门初审后报国家药品监督管理部门审查,符合条件和规定的,发给《麻醉药品和精神药品实验研究立项批件》,该立项批件不得转让。

麻醉药品和第一类精神药品的临床试验,不得以健康人为受试对象。

案例分析
答案

案例分析

陈某某非法种植毒品原植物罪案

2003年6月至2004年4月期间,陈某某在巫山县桃花山国有林区金盆寺附近开荒非法种植罂粟,共计为1 500株。2004年10月20日被依法逮捕。依照《刑法》第351条第1款之规定,判决如下:被告人陈某某因犯非法种植毒品原植物罪,判处有期徒刑1年,并处罚金2 000元。

问题:《麻醉药品和精神药品管理条例》对麻醉药品药用原植物种植有哪些规定?

3. 麻醉药品、精神药品的生产　国家对麻醉药品和精神药品实行定点生产制度。国务院药品监督管理部门应当根据麻醉药品和精神药品的需求总量,确定麻醉药品和精神药品定点生产企业的数量和布局,并根据年度需求总量对数量和布局进行调整、公布。

从事麻醉药品、第一类精神药品生产以及第二类精神药品原料药生产的企业,应当经所在地省、自治区、直辖市人民政府药品监督管理部门初步审查,由国务院药品监督管理部门批准;从事第二类精神药品制剂生产的企业,应当经所在地省、自治区、直辖市人民政府药品监督管理部门批准。定点生产企业生产麻醉药品和精神药品,应当依照药品管理法的规定取得药品批准文号。

发生重大突发事件,定点生产企业无法正常生产或者不能保证供应麻醉药品和精神药品时,国务院药品监督管理部门可以决定其他药品生产企业生产麻醉药品和精神药品。

麻醉药品和精神药品不得委托生产,但是,国务院药品监督管理部门另有规定的除外。

定点生产企业生产的麻醉药品和第一类精神药品原料药只能按照计划销售给制剂生产企业和经批准购用的其他单位,小包装原料药可以销售给全国性批发企业和区域性批发企业。定点生产企业只能将第二类精神药品原料药销售给全国性批发企业、区域性批发企业、专门从事第二类精神药品批发业务的企业、第二类精神药品制剂生产企业以及经备案的其他需用第二类精神药品原料药的企业。定点生产企业只能将第二类精神药品制剂销售给全国性批发企业、区域性批发企业、专门从事第二类精神药品批发业务的企业、第二类精神药品零售连锁企业、医疗机构或经批准购用的其他单位。

根据《药品管理法》,麻醉药品和精神药品的标签和说明书应当印有规定的标志。

案例分析
答案

🩺 案例分析

武汉某化学品公司制毒案件

2005 年 7 月,张某与朋友成立武汉某化学品公司,登记经营范围为:电子化学品及化学中间体的技术开发和服务(不含危险品)。

2014 年 11 月 25 日,武汉海关驻机场办事处邮检科对一国际特快包裹依法查验,发现包裹内两袋晶体状物品呈毒品阳性;11 月 26 日,邮检科又在另一国际快件包裹内查获两袋类似物品。经公安部国家毒品实验室鉴定,这些晶体状物品均为国家管制的一类精神药品"3,4- 亚甲二氧基甲卡西酮",总重量 3 965.5g。经查,均是由武汉某化学品公司生产,并销售至海外。

2015 年 6 月 16 日,武汉海关缉私局将涉案化学品公司负责人张某等人抓获,对该公司办公场所及生产车间、实验室进行搜查、查封。随后,其他涉案人员相继被抓获或投案。

2017 年 4 月 13 日,武汉市中级人民法院一审判决张某犯走私、贩卖、运输、制造毒品罪,判处无期徒刑、剥夺政治权利终身,并处没收个人全部财产。其他涉案人员相继被处理。

问题:根据《麻醉药品和精神药品管理条例》分析,张某违反了哪些规定?

4. 麻醉药品、精神药品的经营　国家对麻醉药品和精神药品实行定点经营制度。国务院药品监督管理部门应当根据麻醉药品和第一类精神药品的需求总量,确定麻醉药品和第一类精神药品的定点批发企业布局,并应当根据年度需求总量对布局进行调整、公布。

药品经营企业不得经营麻醉药品原料药和第一类精神药品原料药。但是,供医疗、科学

笔记栏

研究、教学使用的小包装的上述药品可以由国务院药品监督管理部门规定的药品批发企业经营。

麻醉药品和第一类精神药品不得零售。禁止使用现金进行麻醉药品和精神药品交易,个人合法购买麻醉药品和精神药品的除外。

麻醉药品和精神药品等国家实行特殊管理的药品不得在网络上销售。

进口、出口麻醉药品和国家规定范围内的精神药品,应当持有国务院药品监督管理部门颁发的进口准许证、出口准许证。

经批准的药品零售连锁企业,应当凭执业医师出具的处方,按规定剂量销售第二类精神药品,并将处方保存2年备查;禁止超剂量或者无处方销售第二类精神药品;不得向未成年人销售第二类精神药品。

罂粟壳只能用于中药饮片和中成药的生产及医疗配方使用。

麻醉药品和精神药品实行政府定价,在制定出厂和批发价格的基础上,逐步实行全国统一零售价格。具体办法由国务院价格主管部门制定。

5. 麻醉药品、精神药品的使用　药品生产企业需要以麻醉药品和第一类精神药品为原料生产普通药品的,应当向所在地省、自治区、直辖市人民政府药品监督管理部门报送年度需求计划,由省、自治区、直辖市人民政府药品监督管理部门汇总报国务院药品监督管理部门批准后,向定点生产企业购买。

药品生产企业需要以第二类精神药品为原料生产普通药品的,应当将年度需求计划报所在地省、自治区、直辖市人民政府药品监督管理部门,并向定点批发企业或者定点生产企业购买。

医疗机构需要使用麻醉药品和第一类精神药品的,应当经所在地设区的市级人民政府卫生主管部门批准,取得麻醉药品、第一类精神药品购用印鉴卡(以下称印鉴卡)。医疗机构应当凭印鉴卡向本省、自治区、直辖市行政区域内的定点批发企业购买麻醉药品和第一类精神药品。

医疗机构应当按照国务院卫生主管部门的规定,对本单位执业医师进行有关麻醉药品使用知识的培训、考核,经考核合格的,授予麻醉药品处方资格。执业医师取得麻醉药品处方资格后,方可在本医疗机构开具麻醉药品处方,但不得为自己开具该种处方。

具有麻醉药品和第一类精神药品处方资格的执业医师,根据临床应用指导原则,对确需使用麻醉药品或者第一类精神药品的患者,应当满足其合理用药需求。在医疗机构就诊的癌症疼痛患者和其他危重患者得不到麻醉药品或者第一类精神药品时,患者或者其亲属可以向执业医师提出申请。具有麻醉药品和第一类精神药品处方资格的执业医师认为要求合理的,应当及时为患者提供所需麻醉药品或者第一类精神药品。

执业医师应当使用专用处方开具麻醉药品和精神药品。单张处方的最大用量应当符合国务院卫生主管部门的规定。

医疗机构应当对麻醉药品和精神药品处方进行专册登记,加强管理。麻醉药品处方至少保存3年,精神药品处方至少保存2年。

对临床需要而市场无供应的麻醉药品和精神药品,持有《医疗机构制剂许可证》和印鉴卡的医疗机构需要配制制剂的,应当经所在地省、自治区、直辖市人民政府药品监督管理部门批准。医疗机构配制的麻醉药品和精神药品制剂只能在本医疗机构使用,不得对外销售。

医疗机构、戒毒机构以开展戒毒治疗为目的,可以使用美沙酮或者国家确定的其他用于戒毒治疗的麻醉药品和精神药品。具体管理办法由国务院药品监督管理部门、国务院公安部门和国务院卫生主管部门制定。

6. 麻醉药品、精神药品的储存　麻醉药品药用原植物种植企业、定点生产企业、全国性批发企业和区域性批发企业以及国家设立的麻醉药品储存单位,应当按照相关规定设置储存麻醉药品和第一类精神药品的专库。

麻醉药品和第一类精神药品的使用单位应当设立专库或者专柜储存麻醉药品和第一类精神药品。

麻醉药品药用原植物种植企业、定点生产企业、全国性批发企业和区域性批发企业、国家设立的麻醉药品储存单位以及麻醉药品和第一类精神药品的使用单位,应当配备专人负责管理工作,并建立储存麻醉药品和第一类精神药品的专用账册。药品入库双人验收,出库双人复核,做到账物相符。专用账册的保存期限应当自药品有效期期满之日起不少于 5 年。

第二类精神药品经营企业应当在药品库房中设立独立的专库或者专柜储存第二类精神药品,并建立专用账册,实行专人管理。专用账册的保存期限应当自药品有效期期满之日起不少于 5 年。

7. 麻醉药品的运输　托运或者自行运输麻醉药品和第一类精神药品的单位,应当向所在地省、自治区、直辖市人民政府药品监督管理部门申请领取运输证明。运输证明有效期为 1 年。

运输证明应当由专人保管,不得涂改、转让、转借。

邮寄麻醉药品和精神药品,寄件人应当提交所在地省、自治区、直辖市人民政府药品监督管理部门出具的准予邮寄证明。

定点生产企业、全国性批发企业和区域性批发企业之间运输麻醉药品、第一类精神药品,发货人在发货前应当向所在地省、自治区、直辖市人民政府药品监督管理部门报送本次运输的相关信息。属于跨省、自治区、直辖市运输的,收到信息的药品监督管理部门应当向收货人所在地的同级药品监督管理部门通报;属于在本省、自治区、直辖市行政区域内运输的,收到信息的药品监督管理部门应当向收货人所在地设区的市级药品监督管理部门通报。

(五) 非药用类麻醉药品和精神药品的管理

1. 非药用类麻醉药品和精神药品定义和品种　非药用类麻醉药品和精神药品是指未作为药品生产和使用,具有成瘾性或者成瘾潜力且易被滥用的物质。

近年来,非药用类麻醉药品和精神药品制贩、走私和滥用问题日益突出,为加强对非药用类麻醉药品和精神药品的列管工作,防止非法生产、经营、运输、使用和进出口,遏制有关违法犯罪活动的发展蔓延,根据《中华人民共和国禁毒法》和《麻醉药品和精神药品管理条例》等法律、法规的规定,公安部、国家食品药品监督管理总局、国家卫生计生委和国家禁毒委员会办公室联合制定了《非药用类麻醉药品和精神药品列管办法》,并于 2015 年 10 月 1 日起施行。同时发布了《非药用类麻醉药品和精神药品管制品种增补目录》,增列了 116 种国际社会高度关注的非药用类麻醉药品和精神药品。

2. 非药用类麻醉药品和精神药品的管理内容　麻醉药品和精神药品按照药用类和非药用类分类列管。除麻醉药品和精神药品管理品种目录已有列管品种外,新增非药用类麻醉药品和精神药品管制品种由《非药用类麻醉药品和精神药品列管办法》附表列示。非药用类麻醉药品和精神药品管制品种目录的调整由国务院公安部门会同国务院食品药品监督管理部门和国务院卫生健康主管部门政部门负责。非药用类麻醉药品和精神药品发现医药用途,调整列入药品目录的,不再列入非药用类麻醉药品和精神药品管制品种目录。

对列管的非药用类麻醉药品和精神药品,禁止任何单位和个人生产、买卖、运输、使用、储存和进出口。因科研、实验需要使用非药用类麻醉药品和精神药品,在药品、医疗器械生产、检测中需要使用非药用类麻醉药品和精神药品标准品、对照品,以及药品生产过程中非药用类麻醉药品和精神药品中间体的管理,按照有关规定执行。

各地禁毒委员会办公室(以下简称"禁毒办")应当组织公安机关和有关部门加强对非药用类麻醉药品和精神药品的监测,并将监测情况及时上报国家禁毒办。国家禁毒办经汇总、分析后,应当及时发布预警信息。

二、医疗用毒性药品的管理

(一)医疗用毒性药品的定义及品种

医疗用毒性药品(以下简称"毒性药品"),是指毒性剧烈,治疗剂量与中毒剂量相近,使用不当会致人中毒或死亡的药品。

对毒性药品实行特殊管理,是我国的一贯政策。国务院于 1988 年 12 月 27 日制定和发布了《医疗用毒性药品管理办法》,对进一步加强医疗用毒性药品的监督管理作出了全面而详尽的明确规定。

毒性药品管理品种包括:毒性中药品种共 27 种;毒性西药品种共 13 种(西药品种除亚砷酸注射液、A 型肉毒毒素制剂以外均指原料药)。

(二)医疗用毒性药品的监督管理部门及监管措施

1. 医疗用毒性药品的生产　毒性药品年度生产、收购、供应和配置计划,由省、自治区、直辖市药品监督管理部门根据医疗需要制定后,下达给指定的毒性药品生产、收购、供应单位,并抄报国家药品监督管理局和国家中医药管理局。生产单位不得擅自改变生产计划自行销售。

凡加工炮制毒性中药,必须按照《中国药典》,或者省、自治区、直辖市药品监督管理部门制定的炮制规范的规定进行。

生产毒性药品及其制剂,必须严格执行生产工艺操作规程,在本单位药品检验人员的监督下准确投料,并建立完整的生产记录,保存 5 年备查。在生产毒性药品过程中产生的废弃物必须妥善处理,不得污染环境。

2. 医疗用毒性药品的销售　毒性药品的收购、经营,由各级药品监督管理部门指定的药品经营单位负责;配方用药由零售药店、医疗单位负责。其他任何单位或者个人均不得从事毒性药品的收购、经营和配方业务。

3. 医疗用毒性药品的使用　医疗单位供应和调配毒性药品,凭医生签名的正式处方。零售药店供应和调配毒性药品,凭盖有医生所在的医疗单位公章的正式处方。每次处方剂量不得超过 2 日剂量。

调配处方时,必须认真负责、计量准确。按医嘱注明要求,并由配方人员及具有药师以上技术职称的复核人员签字盖章后方可发出。对处方未注明"生用"的毒性中药,应当付炮制品。如发现处方有疑问时,须经原处方医生重新审定后再进行调配。处方一次有效,发药后处方保存 2 年备查。

医疗机构应当向经药品生产企业指定的 A 型肉毒毒素经销商采购 A 型肉毒毒素制剂,对购进的 A 型肉毒毒素制剂登记造册、专人管理,按规定储存,做到账物相符。医师应当根据诊疗指南和规范、药品说明书中的适应证、药理作用、用法、用量、禁忌、不良反应和注意事项开具处方,每次处方剂量不得超过 2 日用量,处方按规定保存。

4. 医疗用毒性药品的保管　收购、经营、加工、使用毒性药品的单位必须建立健全保管、验收、领发、核对等制度,严防收假、发错、与其他药品混杂。做到划定仓间或仓位,专柜加锁并由专人保管。防止因发生被盗、配方发错等原因引起严重的不良后果。

医疗用毒性药品的包装容器上必须印有规定的毒药标志,在运输毒性药品的过程中,应当采取有效措施,防止发生意外。

三、放射性药品的管理

(一) 放射性药品的定义及品种

放射性药品(radioactive drug)是指用于临床诊断或者治疗的放射性核素制剂或者其标记药物。包括裂变制品、堆照制品、加速器制品、放射性同位素发生器及其配套药盒、放射免疫分析药盒等。放射性药品与其他特殊药品的不同之处就在于其含有的放射性核素能放射出 α、β 和 γ 射线。因此,凡在分子内或制剂内含有放射性核素的药品都称为放射性药品。

国家对放射性药品的生产经营,使用单位实行全面的监督和管理,不仅进一步保证了放射性药品的生产经营,保障了群众用药的安全有效,而且促进了我国核医学科和医用放射性核素的发展。为了加强放射性药品的管理,根据《药品管理法》,1989 年 1 月 13 日,国务院发布《放射性药品管理办法》,自发布之日起施行。

2020 年版《中国药典》收载的放射性药品共计 30 种。

(二) 放射药品的监督管理部门及监管措施

1. 放射性药品的标准管理 放射性药品是一类特殊药品,它释放出的射线具有穿透性,当其通过人体时,可与组织发生电离作用,因此对其更需严加监督检查,以保证达到诊断与治疗目的又不使正常组织受到损害。所谓放射性药品的标准管理即指药检机构根据国家制定的标准对药品质量进行监督检查。放射性药品的监督检查可以概括为 3 个方面:①物理检查(查性状、放射性纯度及强度);②化学检查(包括 pH、放射化学纯度、载体含量等);③生物检查(要求无菌、无热原、进行生物学特殊实验)。

2. 放射性药品的保管制度 放射性药品应由专人负责保管。收到放射性药品时,应认真核对名称、出厂日期、放射性浓度、总体积、总强度、容器号、溶液的酸碱度及物理性状等,注意液体放射性药品有否破损、渗漏,注意发生器是否已做细菌培养、热原检查。做好放射性药品使用登记。贮存放射性药品容器应贴好标签。建立放射性药品使用登记表册,在使用时认真按账册项目要求逐项填写,并作永久性保存。放射性药品应放在铅罐内,置于贮源室的贮源柜内,平时有专人负责保管,严防丢失。常用放射药品应按不同品种分类放置在通风橱贮源槽内,标志要鲜明,以防发生差错。发现放射性药品丢失时,应立即追查去向,并报告上级机关。放射性药品用于患者前,应对其品种和用量进行严格的核对,特别是在同一时间给几个患者服药时,应仔细核对患者姓名及给药剂量。

第三节 疫苗的管理

一、概述

(一) 疫苗的定义及分类

疫苗是指为预防、控制疾病的发生、流行,用于人体免疫接种的预防性生物制品,包括免疫规划疫苗和非免疫规划疫苗。

1. 免疫规划疫苗 是指居民应当按照政府的规定接种的疫苗,包括国家免疫规划确定的疫苗,省、自治区、直辖市人民政府在执行国家免疫规划时增加的疫苗,以及县级以上人民政府或者其卫生健康主管部门组织的应急接种或者群体性预防接种所使用的疫苗。

2. 非免疫规划疫苗 是指由居民自愿接种的其他疫苗。

（二）疫苗管理的法律法规

为了加强疫苗管理,保证疫苗质量和供应,规范预防接种,促进疫苗行业发展,保障公众健康,维护公共卫生安全,2005 年 3 月 16 日,经国务院第 83 次常务会议通过《疫苗流通和预防接种管理条例》,自 2005 年 6 月 1 日起施行。2019 年 6 月 29 日,第十三届全国人民代表大会常务委员会第十一次会议通过了《疫苗管理法》,自 2019 年 12 月 1 日起施行。本法适用于在中华人民共和国境内从事疫苗研制、生产、流通和预防接种及其监督管理活动。本法未作规定的,适用《药品管理法》《中华人民共和国传染病防治法》等法律、行政法规的规定。

（三）疫苗管理职责

1. 疫苗上市许可持有人职责　疫苗上市许可持有人是指依法取得疫苗药品注册证书和《药品生产许可证》的企业。

疫苗上市许可持有人应当加强疫苗全生命周期质量管理,对疫苗的安全性、有效性和质量可控性负责。

从事疫苗研制、生产、流通和预防接种活动的单位和个人,应当遵守法律、法规、规章、标准和规范,保证全过程信息真实、准确、完整和可追溯,依法承担责任,接受社会监督。

2. 有关部门职责　国务院药品监督管理部门负责全国疫苗监督管理工作。国务院卫生健康主管部门负责全国预防接种监督管理工作。国务院其他有关部门在各自职责范围内负责与疫苗有关的监督管理工作。

省、自治区、直辖市人民政府药品监督管理部门负责本行政区域疫苗监督管理工作。设区的市级、县级人民政府药品监督管理部门负责本行政区域疫苗监督管理工作。县级以上地方人民政府卫生健康主管部门负责本行政区域预防接种监督管理工作。县级以上地方人民政府其他有关部门在各自职责范围内负责与疫苗有关的监督管理工作。

新闻媒体应当开展疫苗安全法律、法规以及预防接种知识等的公益宣传,并对疫苗违法行为进行舆论监督。有关疫苗的宣传报道应当全面、科学、客观、公正。

疫苗行业协会应当加强行业自律,建立健全行业规范,推动行业诚信体系建设,引导和督促会员依法开展生产经营等活动。

（四）疫苗管理的八种制度

1. 国家实行免疫规划制度　居住在中国境内的居民,依法享有接种免疫规划疫苗的权利,履行接种免疫规划疫苗的义务。政府免费向居民提供免疫规划疫苗。

县级以上人民政府及其有关部门应当保障适龄儿童接种免疫规划疫苗。监护人应当依法保证适龄儿童按时接种免疫规划疫苗。

国家对疫苗实行最严格的管理制度,坚持安全第一、风险管理、全程管控,科学监管社会共治。

2. 国家实行疫苗全程电子追溯制度　国务院药品监督管理部门会同国务院卫生健康主管部门制定统一的疫苗追溯标准和规范,建立全国疫苗电子追溯协同平台,整合疫苗生产流通和预防接种全过程追溯信息,实现疫苗可追溯。

疫苗上市许可持有人应当建立疫苗电子追溯系统,与全国疫苗电子追溯协同平台相衔接,实现生产、流通和预防接种全过程最小包装单位疫苗可追溯、可核查。

疾病预防控制机构、接种单位应当依法如实记录疫苗流通、预防接种等情况,并按照规定向全国疫苗电子追溯协同平台提供追溯信息。

3. 国家对疫苗生产实行严格准入制度　详见本节"二、疫苗管理的重点内容"。

4. 国家实行疫苗批签发制度　详见本节"二、疫苗管理的重点内容"。

5. 国家对儿童实行预防接种证制度 在儿童出生后一个月内,其监护人应当到儿童居住地承担预防接种工作的接种单位或者出生医院为其办理预防接种证。接种单位或者出生医院不得拒绝办理。监护人应当妥善保管预防接种证。

预防接种实行居住地管理,儿童离开原居住地期间,由现居住地承担预防接种工作的接种单位负责对其实施接种。

预防接种证的格式由国务院卫生健康主管部门规定。

6. 国家实行预防接种异常反应补偿制度 实施接种过程中或者实施接种后出现受种者死亡、严重残疾、器官组织损伤等损害,属于预防接种异常反应或者不能排除的,应当给予补偿。补偿范围实行目录管理,并根据实际情况进行动态调整。

接种免疫规划疫苗所需的补偿费用,由省、自治区、直辖市人民政府财政部门在预防接种经费中安排;接种非免疫规划疫苗所需的补偿费用,由相关疫苗上市许可持有人承担。国家鼓励通过商业保险等多种形式对预防接种异常反应受种者予以补偿。

预防接种异常反应补偿应当及时、便民、合理。预防接种异常反应补偿范围、标准、程序由国务院规定,省、自治区、直辖市制定具体实施办法。

7. 国家实行疫苗责任强制保险制度 疫苗上市许可持有人应当按照规定投保疫苗责任强制保险。因疫苗质量问题造成受种者损害的,保险公司在承保的责任限额内予以赔付。

疫苗责任强制保险制度的具体实施办法,由国务院药品监督管理部门会同国务院卫生健康主管部门、保险监督管理机构等制定。

8. 国家实行疫苗安全信息统一公布制度 疫苗安全风险警示信息、重大疫苗安全事故及其调查处理信息和国务院确定需要统一公布的其他疫苗安全信息,由国务院药品监督管理部门会同有关部门公布。全国预防接种异常反应报告情况,由国务院卫生健康主管部门会同国务院药品监督管理部门统一公布。未经授权不得发布上述信息。公布重大疫苗安全信息,应当及时、准确、全面,并按照规定进行科学评估,作出必要的解释说明。

县级以上人民政府药品监督管理部门发现可能误导公众和社会舆论的疫苗安全信息,应当立即会同卫生健康主管部门及其他有关部门、专业机构、相关疫苗上市许可持有人等进行核实、分析,并及时公布结果。

任何单位和个人不得编造、散布虚假疫苗安全信息。

二、疫苗管理的重点内容

(一)疫苗上市许可与临床试验

1. 国家鼓励疫苗上市许可持有人加大研制和创新资金投入,优化生产工艺,提升质量控制水平,推动疫苗技术进步。

2. 开展疫苗临床试验,应当经国务院药品监督管理部门依法批准。疫苗临床试验应当由符合国务院药品监督管理部门和国务院卫生健康主管部门规定条件的三级医疗机构或者省级以上疾病预防控制机构实施或者组织实施。国家鼓励符合条件的医疗机构、疾病预防控制机构等依法开展疫苗临床试验。

疫苗临床试验申办者应当制定临床试验方案,建立临床试验安全监测与评价制度,审慎选择受试者,合理设置受试者群体和年龄组,并根据风险程度采取有效措施,保护受试者合法权益。

开展疫苗临床试验,应当取得受试者的书面知情同意;受试者为无民事行为能力人的,应当取得其监护人的书面知情同意;受试者为限制民事行为能力人的,应当取得本人及其监护人的书面知情同意。

3. 在中国境内上市的疫苗应当经国务院药品监督管理部门批准,取得药品注册证书;申请疫苗注册,应当提供真实、充分、可靠的数据、资料和样品。

4. 对疾病预防、控制急需的疫苗和创新疫苗,国务院药品监督管理部门应当予以优先审评审批。

应对重大突发公共卫生事件急需的疫苗或者国务院卫生健康主管部门认定急需的其他疫苗,经评估获益大于风险的,国务院药品监督管理部门可以附条件批准疫苗注册申请。

出现特别重大突发公共卫生事件或者其他严重威胁公众健康的紧急事件,国务院卫生健康主管部门根据传染病预防、控制需要提出紧急使用疫苗的建议,经国务院药品监督管理部门组织论证同意后可以在一定范围和期限内紧急使用。

5. 国务院药品监督管理部门在批准疫苗注册申请时,对疫苗的生产工艺、质量控制标准和说明书、标签予以核准。国务院药品监督管理部门应当在其网站上及时公布疫苗说明书、标签内容。

（二）疫苗生产和批签发

1. 国家对疫苗生产实行严格准入制度　从事疫苗生产活动,应当经省级以上人民政府药品监督管理部门批准,取得《药品生产许可证》从事疫苗生产活动,除符合《药品管理法》规定的从事药品生产活动的条件外,还应当具备下列条件:①具备适度规模和足够的产能储备;②具有保证生物安全的制度和设施、设备;③符合疾病预防、控制需要。

疫苗上市许可持有人的法定代表人、主要负责人应当具有良好的信用记录,生产管理负责人、质量管理负责人、质量受权人等关键岗位人员应当具有相关专业背景和从业经历。

疫苗应当按照经核准的生产工艺和质量控制标准进行生产和检验,生产全过程应当符合《药品生产质量管理规范》的要求。

疫苗上市许可持有人应当按照规定对疫苗生产全过程和疫苗质量进行审核、检验。

2. 国家实行疫苗批签发制度　每批疫苗销售前或者进口时,应当经国务院药品监督管理部门指定的批签发机构按照相关技术要求进行审核、检验。符合要求的,发给批签发证明;不符合要求的,发给不予批签发通知书。申请疫苗批签发应当按照规定向批签发机构提供批生产及检验记录摘要等资料和同批号产品等样品。进口疫苗还应当提供原产地证明、批签发证明;在原产地免予批签发的,应当提供免予批签发证明。

不予批签发的疫苗不得销售,并应当由省、自治区、直辖市人民政府药品监督管理部门监督销毁;不予批签发的进口疫苗应当由口岸所在地药品监督管理部门监督销毁或者依法进行其他处理。

（三）疫苗流通管理

1. 国家免疫规划疫苗由国务院卫生健康主管部门会同国务院财政部门等组织集中招标或者统一谈判,形成并公布中标价格或者成交价格,各省、自治区、直辖市实行统一采购。国家免疫规划疫苗以外的其他免疫规划疫苗、非免疫规划疫苗由各省、自治区、直辖市通过省级公共资源交易平台组织采购。

2. 省级疾病预防控制机构应当根据国家免疫规划和本行政区域疾病预防、控制需要,制定本行政区域免疫规划疫苗使用计划,并按照国家有关规定向组织采购疫苗的部门报告,同时报省级卫生健康主管部门备案。

3. 疫苗上市许可持有人应当按照采购合同约定,向疾病预防控制机构供应疫苗。疾病预防控制机构应当按照规定向接种单位供应疫苗。疾病预防控制机构以外的单位和个人不得向接种单位供应疫苗,接种单位不得接收该疫苗。疫苗上市许可持有人应当按照采购合同约定,向疾病预防控制机构或者疾病预防控制机构指定的接种单位配送疫苗。

4. 疫苗上市许可持有人、疾病预防控制机构自行配送疫苗应当具备疫苗冷链储存、运输,也可以委托符合条件的疫苗配送单位配送疫苗。

疾病预防控制机构配送非免疫规划疫苗可以收取储存、运输费用。疾病预防控制机构、接种单位、疫苗上市许可持有人、疫苗配送单位应当遵守疫苗储存、运输管理规范,保证疫苗质量。疫苗在储存,运输全过程中应当处于规定的温度环境,冷链储存、运输应当符合要求并定时监测、记录温度。

5. 疫苗上市许可持有人在销售疫苗时,应当提供加盖其印章的批签发证明复印件或者电子文件;销售进口疫苗的,还应当提供加盖其印章的进口药品通关单复印件或者电子文件。

疾病预防控制机构、接种单位在接收或者购进疫苗时,应当索取相关证明文件并保存至疫苗有效期满后不少于 5 年备查。

6. 疫苗上市许可持有人应当按照规定,建立真实、准确、完整的销售记录,并保存至疫苗有效期满后不少于 5 年备查。

疾病预防控制机构、接种单位、疫苗配送单位应当按照规定,建立真实、准确、完整的接收、购进、储存、配送、供应记录,并保存至疫苗有效期满后不少于 5 年备查。

(四) 疫苗上市后管理

1. 疫苗上市许可持有人应当建立健全疫苗全生命周期质量管理体系,制定并实施疫苗上市后风险管理计划,开展疫苗上市后研究,对疫苗的安全性、有效性和质量可控性进行进一步确证。

对批准疫苗注册申请时提出进一步研究要求的疫苗,疫苗上市许可持有人应当在规定期限内完成研究;逾期未完成研究或者不能证明其获益大于风险的,国务院药品监督管理部门应当依法处理,直至注销该疫苗的药品注册证书。

2. 疫苗上市许可持有人应当对疫苗进行质量跟踪分析,持续提升质量控制标准,改进生产工艺,提高生产工艺稳定性。

生产工艺、生产场地、关键设备等发生变更的,应当进行评估、验证,按照国务院药品监督管理部门有关变更管理的规定备案或者报告;变更可能影响疫苗安全性、有效性和质量可控性的,应当经国务院药品监督管理部门批准。

3. 疫苗上市许可持有人应当根据疫苗上市后研究、预防接种异常反应等情况持续更新说明书、标签,并按照规定申请核准或者备案。

国务院药品监督管理部门应当在其网站上及时公布更新后的疫苗说明书、标签内容。

4. 疫苗上市许可持有人应当建立疫苗质量回顾分析和风险报告制度,每年将疫苗生产流通、上市后研究、风险管理等情况按照规定如实向国务院药品监督管理部门报告。

5. 国务院药品监督管理部门可以根据实际情况,责令疫苗上市许可持有人开展上市后评价或者直接组织开展上市后评价。

对预防接种异常反应严重或者其他原因危害人体健康的疫苗,国务院药品监督管理部门应当注销该疫苗的药品注册证书。

6. 国务院药品监督管理部门可以根据疾病预防、控制需要和疫苗行业发展情况,组织对疫苗品种开展上市后评价,发现该疫苗品种的产品设计、生产工艺、安全性、有效性或者质量可控性明显劣于预防、控制同种疾病的其他疫苗品种的,应当注销该品种所有疫苗的药品注册证书并废止相应的国家药品标准。

第四节　药品的其他特殊管理

一、药品类易制毒化学品的管理

（一）药品类易制毒化学品的概念和品种

易制毒化学品是指可用于制造毒品的原料及配剂的化学物品。根据其在制备毒品中的所起的作用可分为 3 类：第一类是可以用于制毒的主要原料；第二类、第三类是可以用于制毒的溶剂、添加剂、稀释剂等化学配剂；第一类、第二类所列物质可能存在的盐类，也纳入管制。

2006 年 9 月商务部、公安部公布的《易制毒化学品进出口国际核查管理规定》的附件"国际核查易制毒化学品管理目录"中第一类易制毒化学品共有 29 个，加上 2008 年、2012 年、2014 年分别批准的羟亚胺、邻氯苯基环戊酮和 1- 苯基 -2- 溴 -1- 丙酮和 3- 氧 -2- 苯基丁腈，共 33 个。

药品类易制毒化学品是指在第一类易制毒化学品中的药品类物质，包括麦角酸、麦角胺、麦角新碱和麻黄碱类物质（包括麻黄碱、伪麻黄碱、消旋麻黄碱、去甲麻黄碱、甲基麻黄碱、麻黄浸膏、麻黄浸膏粉等），包括原料药及其单方制剂。

（二）药品类易制毒化学品管理的法律法规

1.《易制毒化学品管理条例》　为规范管理易制毒化学品的生产、经营、购买、运输和进口、出口行为，防止易制毒化学品被用于制造毒品，维护经济和社会秩序，国务院于 2005 年 8 月 17 日批准通过《易制毒化学品管理条例》，并自 2005 年 11 月 1 日起施行该条例，对易制毒化学品的品种及其分类进行了明确的规定。

2.《药品类易制毒化学品管理办法》　根据国务院《易制毒化学品管理条例》，为加强药品类易制毒化学品管理，防止流入非法渠道，2010 年卫生部制定了《药品类易制毒化学品管理办法》，并于 2010 年 5 月 1 日起施行，对药品类易制毒化学品的品种进行了明确的规定。

易制毒化学品的分类和品种需要调整的，由国务院公安部门会同国务院药品监督管理等部门提出方案，报国务院批准。涉及药品类易制毒化学品的，国家药品监督管理局应当及时调整并予公布。

（三）《药品类易制毒化学品管理办法》的主要内容

《药品类易制毒化学品管理办法》对药品类易制毒化学品的生产、经营、购买以及监督管理进行了全面的规范。其主要包括以下 6 个方面的内容：

1. 对药品类易制毒化学品的监管主体进行了明确规定　《药品类易制毒化学品管理办法》明确国家食品药品监督管理局主管全国药品类易制毒化学品生产、经营、购买等方面的监督管理工作。2014 年 9 月 18 日公布的《国务院关于修改部分行政法规的决定》（国务院令第 653 号）将《易制毒化学品管理条例》第十条第一款中的"国务院食品药品监督管理部门"修改为"省、自治区、直辖市人民政府食品药品监督管理部门"。县级以上地方食品药品监督管理部门负责本行政区域内的药品类易制毒化学品生产、经营、购买等方面的监督管理工作。

2. 对药品类易制毒化学品的生产、经营许可进行了明确规定　生产药品类易制毒化学品中属于药品的品种，应当依照《药品管理法》和相关规定取得药品批准文号。省食品药品监督管理局对符合药品类易制毒化学品生产规定的,发给药品类易制毒化学品生产许可批件,注明许可生产的药品类易制毒化学品名称。药品类易制毒化学品以及含有药品类易制毒化学品的制剂不得委托生产。

药品类易制毒化学品的经营许可,由省、自治区、直辖市食品药品监督管理部门办理。对符合规定的,在《药品经营许可证》经营范围中标注"药品类易制毒化学品"。

3. 对药品类易制毒化学品的购买许可进行了明确规定 对药品类易制毒化学品实行购买许可制度。购买药品类易制毒化学品的,应当办理药品类易制毒化学品购用证明。购用证明只能在有效期内一次使用,不得转借、转让。

4. 对药品类易制毒化学品的安全管理进行了明确规定 药品类易制毒化学品生产企业、经营企业、使用药品类易制毒化学品的药品生产企业和教学科研单位,应当配备保障药品类易制毒化学品安全管理的设施,建立层层落实责任制的药品类易制毒化学品管理制度。建立药品类易制毒化学品专用账册,设置专库(柜)储存,专库和专柜应当实行双人双锁管理,入库应当双人验收,出库应当双人复核,做到账物相符。

5. 对药品类易制毒化学品的监督管理进行了明确规定 县级以上地方药品监督管理部门负责本行政区域内药品类易制毒化学品生产企业、经营企业、使用药品类易制毒化学品的药品生产企业和教学科研单位的监督检查,建立药品类易制毒化学品的安全管理状况、销售流向、使用情况等内容的监督检查制度和监督检查档案。

6. 对药品类易制毒化学品的法律责任进行了明确规定 药品类易制毒化学品生产企业、经营企业、使用药品类易制毒化学品的药品生产企业、教学科研单位,未按规定执行安全管理制度的,由县级以上药品监督管理部门按照《易制毒化学品管理条例》的规定给予处罚。

二、蛋白同化制剂、肽类激素的管理

(一) 蛋白同化制剂、肽类激素的概念和品种

蛋白同化制剂又称同化激素,俗称合成类固醇,是合成代谢类药物,具有促进蛋白质合成和减少氨基酸分解的特征,可促进肌肉增生,提高动作力度和增强男性的性特征。在医疗实践活动中常用于慢性消耗性疾病及大手术、肿瘤化疗、严重感染等对机体严重损伤后的复原治疗。肽类激素由氨基酸通过肽键连接而成,作用是通过刺激肾上腺皮质生长、红细胞生成等实现促进人体的生长、发育。可用脏器为原料提取或用全合成法制得。2013 年 12 月 30 日国家体育总局、商务部、国家卫生计生委、海关总署、国家食品药品监督管理总局联合发布的"2014 年兴奋剂目录公告"中蛋白同化制剂品种目录共有品种 77 个、肽类激素品种目录共有品种 15 个。

蛋白同化制剂、肽类激素常易被作为非医疗目的兴奋剂使用。大量使用此类药物会导致生理、心理的不良后果,损害身体健康。同时,滥用这类药物会形成强烈的心理依赖。

(二) 蛋白同化制剂、肽类激素管理的法律法规

1.《反兴奋剂条例》 为防止蛋白同化制剂、肽类激素作为兴奋剂在体育运动中使用,保护体育运动参加者的身心健康,国务院制定了《反兴奋剂条例》,于 2003 年 12 月 31 日国务院第 33 次常务会议通过,自 2004 年 3 月 1 日起施行。

《反兴奋剂条例》规定,兴奋剂目录由国务院体育主管部门会同国务院食品药品监督管理部门、国务院卫生主管部门、国务院商务主管部门和海关总署制定、调整并公布。

2.《国家食品药品监督管理局关于进一步加强兴奋剂管理的通知》 为深入贯彻落实

笔记栏

《反兴奋剂条例》,进一步加强兴奋剂管理,国家食品药品监督管理局于2008年12月3日发布了《国家食品药品监督管理局关于进一步加强兴奋剂管理的通知》,对蛋白同化制剂、肽类激素的生产、经营、销售和监管进行了进一步的明确规定。

(三) 蛋白同化制剂、肽类激素管理的主要内容

《反兴奋剂条例》和《国家食品药品监督管理局关于进一步加强兴奋剂管理的通知》对蛋白同化制剂、肽类激素管理主要包含的内容如下:

1. 对蛋白同化制剂、肽类激素的监管主体进行了明确规定　国务院体育主管部门负责并组织全国的反兴奋剂工作,县级以上人民政府食品药品监督管理、卫生、教育等有关部门,在各自职责范围内依照本条例和有关法律、行政法规的规定负责反兴奋剂工作。

2. 对蛋白同化制剂、肽类激素的生产、经营许可进行了明确规定　生产兴奋剂目录所列蛋白同化制剂、肽类激素,应当依照《药品管理法》及有关规定取得《药品生产许可证》、药品批准文号。蛋白同化制剂、肽类激素的生产企业只能向医疗机构、符合规定的药品批发企业和其他同类生产企业供应蛋白同化制剂、肽类激素。2007年10月1日后生产出厂的含兴奋剂药品,必须按规定在药品说明书或者标签上标注"运动员慎用"字样。

依照《药品管理法》的规定取得《药品经营许可证》的药品批发企业,具备一定的条件(主要是人员、设施和管理制度三方面),并经省、自治区、直辖市人民政府食品药品监督管理部门批准,方可经营蛋白同化制剂、肽类激素。蛋白同化制剂、肽类激素的批发企业只能向医疗机构、蛋白同化制剂、肽类激素的生产企业和其他同类批发企业供应蛋白同化制剂、肽类激素。

医疗机构只能凭依法享有处方权的执业医师开具的处方向患者提供蛋白同化制剂、肽类激素。

除胰岛素外,药品零售企业不得经营蛋白同化制剂或者其他肽类激素。

3. 明确了反兴奋剂义务　体育社会团体、运动员管理单位和其他单位,应加强反兴奋剂的教育、培训,不得向运动员提供兴奋剂,不得组织、强迫、欺骗运动员在体育运动中使用兴奋剂。

4. 对兴奋剂检查与检测进行了明确规定　国务院体育主管部门制定兴奋剂检查规则和兴奋剂检查计划并组织实施。

5. 明确了法律责任　对违反规定的,由县级以上食品药品监督管理部门按照国务院食品药品监督管理部门规定的职责分工进行处罚。构成犯罪的,依法追究刑事责任。

三、部分含特殊药品复方制剂的管理

(一) 部分含特殊药品复方制剂的概念和品种

2009年8月,国家食品药品监督管理局发布"关于切实加强部分含特殊药品复方制剂销售管理的通知"(国食药监安〔2009〕503号),将含有含麻黄碱类复方制剂(不包括含麻黄的中成药,下同)、含有可待因复方口服溶液、复方甘草片、复方地芬诺酯片称为"含特殊药品复方制剂"。因此,部分含特殊药品复方制剂的品种是指含有含麻黄碱类复方制剂(不包括含麻黄的中成药,下同)、含有可待因复方口服溶液、复方甘草片、复方地芬诺酯片。

(二) 部分含特殊药品复方制剂管理的法律法规

1.《关于进一步加强含麻黄碱类复方制剂管理的通知》　随着毒品形势的变化,我国一些地区出现含麻黄碱类复方制剂流入非法渠道被用于制毒的问题,在国内外造成不良影响。

2008 年 10 月 27 日,国家食品药品监督管理局发布《关于进一步加强含麻黄碱类复方制剂管理的通知》(国食药监办〔2008〕613 号),要求进一步加强含麻黄碱类复方制剂(不包括含麻黄的中成药)的管理,有效遏制流弊势头,保障公众用药需求。

2.《关于切实加强部分含特殊药品复方制剂销售的管理》 因近年来一些未列入特殊药品管理的处方药和非处方药在部分地区出现从药用渠道流失,被滥用或提取制毒的现象,在国内外造成不良影响,且危害公众健康安全,2009 年 8 月 18 日,国家食品药品监督管理局发布了《关于切实加强部分含特殊药品复方制剂销售管理的》(国食药监安〔2009〕503 号),对部分含特殊药品复方制剂的销售作出了明确规定。

3.《关于对部分含特殊药品复方制剂实施电子监管工作的通知》 2010 年 12 月 22 日,国家食品药品监督管理局发布了《关于对部分含特殊药品复方制剂实施电子监管工作的通知》(国食药监办〔2010〕484 号),对部分含特殊药品复方制剂作出了实施电子监管的明确规定。

4.《关于加强含麻黄碱类复方制剂管理有关事宜的通知》 2012 年 9 月 4 日,国家食品药品监督管理局、公安部、卫生部联合发布了《关于加强含麻黄碱类复方制剂管理有关事宜的通知》(国食药监办〔2012〕260 号),对含麻黄碱类复方制剂的管理作出了进一步的明确规定。

5.《关于进一步加强含可待因复方口服溶液、复方甘草片和复方地芬诺酯片购销管理的通知》 2013 年 7 月 8 日,国家食品药品监督管理总局办公厅发布了《关于进一步加强含可待因复方口服溶液、复方甘草片和复方地芬诺酯片购销管理的通知》(食药监办药化监〔2013〕33 号),对部分含特殊药品复方制剂的购销作出了进一步加强管理的规定。

6.《关于进一步加强含麻醉药品和曲马多口服复方制剂购销管理的通知》 2014 年 6 月 5 日,国家食品药品监督管理总局办公厅发布了《关于进一步加强含麻醉药品和曲马多口服复方制剂购销管理的通知》(食药监办药化监〔2014〕111 号),对含麻醉药品和曲马多口服复方制剂购销管理作出了进一步的明确规定。

7.《关于加强含可待因复方口服液体制剂管理的通知》 2015 年 4 月 29 日,国家食品药品监督管理总局、国家卫生计生委联合发布了《关于加强含可待因复方口服液体制剂管理的通知》(食药监药化监〔2015〕46 号),明确作出了将含可待因复方口服液体制剂列入第二类精神药品管理的规定。

(三) 部分含特殊药品复方制剂管理的主要内容

1. 加强原料管理 严控生产含麻黄碱类复方制剂所需原料药审批量,各省(区、市)药品监管部门应继续严格按照国家食品药品监督管理局、公安部《关于进一步加强麻黄碱管理的通知》(国食药监办〔2007〕716 号)的要求,对生产含麻黄碱类复方制剂所需原料药年审批量应控制在近 3 年购用量平均值以下。生产企业应当切实加强销售管理,严格管控产品销售渠道,确保所生产的药品在药用渠道流通。凡发现多次流失或流失数量较大的含麻黄碱类复方制剂,其生产企业所在地省级食品药品监管部门应消减其生产企业相关品种的麻黄碱类原料药购用审批量,削减幅度原则上不少于上一年度审批量的 50%。

2. 加强生产管理 凡生产含麻黄碱类复方制剂、含可待因复方口服溶液、含地芬诺酯复方制剂的企业,应在 2011 年 12 月 31 日前加入药品电子监管网,药品出厂前,须按规定在上市产品最小销售包装上加印(贴)统一标识的药品电子监管码。

含麻黄碱类复方制剂每个最小包装规格麻黄碱类药物含量口服固体制剂不得超过 720mg,口服液体制剂不得超过 800mg。相关药品生产企业应当在 2013 年 2 月 28 日前完成上述药品的标签、说明书和包装的修改工作,未完成的 2013 年 3 月 1 日后不得销售。

3. 加强经营管理 具有《药品经营许可证》的企业可经营含特殊药品复方制剂。药品生产企业和药品批发企业可以将含特殊药品复方制剂销售给药品批发企业、药品零售企业和医疗机构。从生产企业直接购进上述药品的批发企业,可以将药品销售给其他批发企业、零售企业和医疗机构;从批发企业购进的,只能销售给本省(区、市)的零售企业和医疗机构。

2012 年 1 月 1 日起,对含麻黄碱类复方制剂、含可待因复方口服溶液、含地芬诺酯复方制剂,未入网及未使用药品电子监管码统一标识的,一律不得销售。

药品生产、批发企业经营含特殊药品复方制剂时,应当按照药品 GMP、药品 GSP 的要求建立客户档案,核实并留存购销方资质证明复印件、采购人员(销售人员)法人委托书和身份证明复印件、核实记录等;指定专人负责采购(销售)、出(入)库验收、签订买卖合同等。应当严格执行出库复核制度,认真核对实物与销售出库单是否相符,并确保药品送达购买方《药品经营许可证》所载明的仓库地址、药品零售企业注册地址,或者医疗机构的药库。

禁止使用现金进行含特殊药品复方制剂交易。

药品零售企业销售含麻黄碱类复方制剂,应当查验购买者的身份证,并对其姓名和身份证号码予以登记。除处方药按处方剂量销售外,一次销售不得超过两个最小包装。

药品零售企业不得开架销售含特殊药品复方制剂,应当设置专柜由专人管理、专册登记,登记内容包括药品名称、规格、销售数量、生产企业、生产批号、购买人姓名、身份证号码。

4. 加强处方管理 在药品零售环节,上述药品列入必须凭处方销售的处方药管理。单位剂量麻黄碱类药物含量大于 30mg(不含)的含麻黄碱类复方制剂,列入必须凭处方销售的处方药管理。医疗机构应当严格按照《处方管理办法》开具处方。药品零售企业必须凭执业医师开具的处方销售上述药品。

5. 加强监督管理 各级药品监管部门应充分认清当前药物滥用和禁毒的严峻形势,加强领导,明确分工,密切协作,做到药品生产监管和经营监管的无缝衔接。要采取有效措施,加大对含特殊药品复方制剂生产、经营企业的监督检查力度,重点对含特殊药品复方制剂购销中销售、采购、验收入库工作是否指定专人负责,资质的审核及证明材料留存、销售票据管理是否规范,药品销售流向、结算资金流向是否真实,药品进货验收是否符合规定等进行核查。要加大监督检查力度,督促企业严格供货方或销售方资格审查,规范购销渠道和票据管理,认真执行出入库复核、查验制度,以及禁止现金交易等规定,防止药品流入非法渠道;要加强对零售药店处方药与非处方药分类管理的监督和指导,防止药品被套购和滥用。

6. 加强对违反规定的处罚 各级食品药品监管部门对监督检查中发现的违法违规行为必须严肃查处。药品生产、经营企业违反药品 GMP、GSP 有关规定销售含特殊药品复方制剂的,按照《药品管理法》第七十九条严肃查处,对药品生产企业还应责令整改,整改期间收回药品 GMP 证书;对直接导致特殊药品复方制剂流入非法渠道的药品生产、药品批发企业,按照《药品管理法》第七十九条情节严重处理,吊销《药品生产许可证》或《药品经营许可证》。对涉嫌触犯刑律的,要及时移送公安机关处理。国家药品监督管理局将适时在全国范围内通报药品生产、经营企业的违法违规行为。

笔记栏

学习小结

1. 学习内容

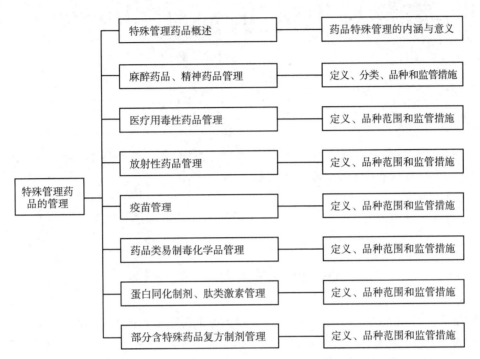

特殊管理药品的管理	→	特殊管理药品概述	—	药品特殊管理的内涵与意义
麻醉药品、精神药品管理	—	定义、分类、品种和监管措施
医疗用毒性药品管理	—	定义、品种范围和监管措施
放射性药品管理	—	定义、品种范围和监管措施
疫苗管理	—	定义、品种范围和监管措施
药品类易制毒化学品管理	—	定义、品种范围和监管措施
蛋白同化制剂、肽类激素管理	—	定义、品种范围和监管措施
部分含特殊药品复方制剂管理	—	定义、品种范围和监管措施

2. 学习方法 本章学习要注重记忆、强化理解、积极实践。首先，对特殊管理药品的定义、品种范围和代表性品种进行记忆，如有关法规规定的麻醉药品、精神药品的定义，我国生产与使用的常用品种等；然后，结合该类药品具备的特殊的药理、生理作用，去学习、理解实施特殊管理的规定与要求；建议同学们通过本章给出的案例或者自行收集的案例，了解药学实践活动中药品特殊管理产生的问题、解决的思路、处理的方法等，提升解决特殊管理药品的管理能力。

（张文玉　张宝徽　韩晓亮）

复习思考题

1. 简述药品特殊管理的内涵与意义。
2. 麻醉药品成瘾性的特点和危害性有哪些？
3. 简要阐明控制精神药品的零售的积极意义。
4. 简要阐明蛋白同化制剂、肽类激素管理的必要性。
5. 简述疫苗的定义、分类以及国家实施的八项管理制度。

扫一扫
测一测

PPT 课件

◆◇◆ **第七章** ◆◇◆

药品标识物与药品广告管理

📝 **学习目标**

通过本章的学习掌握药品标识物、药品电子监管、药品追溯体系及药品广告的基本知识,为今后从事药学实践活动奠定基础。

第一节 药品标识物管理

药品标识物(drug label and directions)包括药品的说明书和标签。药品标识物是药品质量管理的重要组成部分,是传递药品信息,指导医生、药师与患者合理用药,维护药品正常生产、流通与使用的重要保证。药品标识物管理也是我国药品监督管理的重要组成部分。为加强管理,国家食品药品监督管理局于 2006 年颁布《药品说明书和标签管理规定》(食品药品监督管理局令第 24 号),并于 2006 年 6 月 1 日起施行。

药品说明书和标签应由国家药品监督管理部门予以核准。药品说明书和标签的文字表述应当科学、规范、准确。非处方药说明书还应当使用容易理解的文字表述,以便患者自行判断、选择和使用。药品说明书和标签应当使用国家语言文字工作委员会公布的规范化汉字,增加其他文字对照的,应当以汉字表述为准。出于保护公众健康和指导正确合理用药的目的,药品生产企业可以主动提出在药品说明书或者标签上加注警示语,国家药品监督管理部门也可以要求药品生产企业在说明书或者标签上加注警示语。

一、药品说明书管理

(一) 药品说明书的内容

药品说明书(drug instruction)是药品信息最基本、最主要的来源,是医生合理用药和患者自我药疗的主要依据。药品说明书应当包含药品安全性、有效性的重要科学数据、结论和信息。国家药品监督管理部门制定并发布药品说明书的具体格式、内容和书写要求。药品说明书对疾病名称、药学专业名词、药品名称、临床检验名称和结果的表述,应当采用国家统一颁布或规范的专用词汇,度量衡单位应当符合国家标准的规定。

药品说明书应当列出全部活性成分或者组方中的全部中药药味。注射剂和非处方药还应当列出所用的全部辅料名称。药品处方中含有可能引起严重不良反应的成分或者辅料的,应当予以说明。

(二) 药品说明书的修订

由于药品在上市前的安全性研究中存在客观的局限性,又在药品上市前临床研究过程中,受到许多客观因素限制,在药品不良反应发现上存在时滞现象,这决定了药品说明书的修改是动态的、不断完善的。

　　药品生产企业应当主动跟踪药品上市后的安全性、有效性情况,需要对药品说明书进行修改的,应当及时提出申请。根据药品不良反应监测、药品再评价结果等信息,国家药品监督管理局也可以要求药品生产企业修改药品说明书。药品说明书获准修改后,药品生产企业应当将修改的内容立即通知相关药品经营企业、使用单位及其他部门,并按要求及时使用修改后的说明书和标签。

　　(三) 药品说明书的格式

　　根据《药品说明书和标签管理规定》的要求,国家药品监督管理部门先后对化学药品非处方药等五类药品说明书格式及内容作出了规定,化学药品非处方药和中成药非处方药说明书具体格式如下:

化学药品非处方药说明书格式

核准和修改日期

非处方药、外用
药品标识位置

×××说明书
请仔细阅读说明书并按说明使用或在药师指导下购买和使用
警示语位置

【药品名称】

【成分】

【性状】

【作用类别】

【适应证】

【规格】

【用法用量】

【不良反应】

【禁忌】

【注意事项】

【药物相互作用】

【贮藏】

【包装】

【有效期】

【执行标准】

【批准文号】

【说明书修订日期】

【生产企业】

如有问题可与生产企业联系

中成药非处方药说明书格式

核准和修改日期

非处方药、外用
药品标识位置

×××说明书
请仔细阅读说明书并按说明使用或在药师指导下购买和使用
警示语位置

【药品名称】

【成分】

【性状】

【功能主治】

【规格】

【用法用量】

【不良反应】

【禁忌】

【注意事项】

【药物相互作用】

【贮藏】

【包装】

【有效期】

【执行标准】

【批准文号】

【说明书修订日期】

【生产企业】
如有问题可与生产企业联系

（四）药品说明书的书写要求

为贯彻落实《药品说明书和标签管理规定》,规范药品说明书,国家食品药品监督管理局于 2006 年先后发布了《关于印发化学药品和生物制品说明书规范细则的通知》《关于印发中药、天然药物处方药说明书格式内容书写要求及撰写指导原则的通知》《放射性药品说明书规范细则》和《关于印发非处方药说明书规范细则的通知》。现以中成药非处方药说明书为例予以介绍:

【专有标识】

非处方药、外用药品标识在说明书首页右上角标注。

外用药品专用标识为红色方框底色内标注白色"外"字。药品说明书如采用单色印刷,其说明书中外用药品专用标识亦可采用单色印刷。

非处方药专有标识按《关于公布非处方药专有标识及管理规定的通知》规定使用。

【说明书标题】

"×××说明书"中的"×××"是指该药品的通用名称。

"请仔细阅读说明书并按说明使用或在药师指导下购买和使用。"

该忠告语必须标注,采用加重字体印刷。

【警示语】

是指需特别提醒用药人在用药安全方面需特别注意的事项。

有该方面内容的,应当在说明书标题下以醒目的黑体字注明。无该方面内容的,不列该项。

【药品名称】

通用名称:如该药品属《中国药典》收载的品种,其通用名称应当与药典一致;药典未收载的品种,其名称应当符合药品通用名称命名原则。

【成分】

除《中药品种保护条例》第十三条规定的情形外,必须列出全部处方组成和辅料,处方所含成分及药味排序应与药品标准一致。

处方中所列药味其本身为多种药材制成的饮片,且该饮片为国家药品标准收载的,只需写出该饮片名称。

【性状】

包括药品的外观(颜色、外形)、气、味等,依次规范描述,性状应符合药品标准。

【功能主治】

按照国家药品监督管理部门公布的非处方药功能主治内容书写,并不得超出国家药品监督管理部门公布的该药品非处方药功能主治范围。

【规格】

应与药品标准一致。数字以阿拉伯数字表示,计量单位必须以汉字表示。

每一说明书只能写一种规格。

【用法用量】

用量按照国家药品监督管理部门公布的该药品非处方药用量书写。数字以阿拉伯数字表示,所有重量或容量单位必须以汉字表示。

用法可根据药品的具体情况,在国家药品监督管理部门公布的该药品非处方药用法用量和功能主治范围内描述,用法不能对用药人有其他方面的误导或暗示。

需提示用药人注意的特殊用法用量应在注意事项中说明。

【不良反应】

不良反应是指合格药品在正常用法用量下出现的与用药目的无关的或意外的有害反应。

在本项目下应当实事求是地详细列出该药品已知的或可能发生的不良反应。并按不良反应的严重程度、发生频率或症状的系统性列出。

国家药品监督管理部门公布的该药品不良反应内容不得删减。

【禁忌】

应列出该药品不能应用的各种情况,如禁止应用该药品的人群或疾病等情况。国家药品监督管理部门公布的该药品禁忌内容不得删减。禁忌内容应采用加重字体印刷。

【注意事项】

应列出使用该药品必须注意的问题,包括需要慎用的情况(如肝、肾功能的问题),影响药物疗效的因素(如食物、烟、酒等),孕妇、哺乳期妇女、儿童、老人等特殊人群用药,用药对于临床检验的影响,滥用或药物依赖情况,以及其他保障用药人自我药疗安全用药的有关内容。

必须注明"对本品过敏者禁用,过敏体质者慎用""本品性状发生改变时禁止使用""如正在使用其他药品,使用本品前请咨询医师或药师""请将本品放在儿童不能接触的地方"。

对于可用于儿童的药品必须注明"儿童必须在成人监护下使用"。处方中含兴奋剂的品种应注明"运动员应在医师指导下使用"。

对于是否适用于孕妇、哺乳期妇女、儿童、老人等特殊人群尚不明确的,必须注明"应在医师指导下使用"。

如有与中医理论有关的证候、配伍、饮食等注意事项,应在该项下列出。中药和化学药品组成的复方制剂,应注明本品含 ××(化学药品通用名称),并列出成分中化学药品的相关内容及注意事项。

国家药品监督管理部门公布的该药品注意事项内容不得删减。注意事项内容应采用加重字体印刷。

【药物相互作用】

应列出与该药产生相互作用的药物及合并用药的注意事项。未进行该项实验且无可靠参考文献的,应当在该项下予以说明。

必须注明:"如与其他药物同时使用可能会发生药物相互作用,详情请咨询医师或药师"。

【贮藏】

按药品标准书写,有特殊要求的应注明相应温度。

【包装】

包括直接接触药品的包装材料和容器及包装规格,并按该顺序表述。

【有效期】

是指该药品在规定的贮藏条件下,能够保持质量稳定的期限。

有效期应以月为单位描述,可以表述为: ×× 个月(× 用阿拉伯数字表示)。

【执行标准】

列出执行标准的名称、版本或药品标准编号,如《中国药典》2000 年版二部、国家药品标准 WS-10001(HD-0001)-2002。

【批准文号】

是指该药品的药品批准文号、进口药品注册证号或医药产品注册证号。

【说明书修订日期】

是指经批准使用该说明书的日期。

【生产企业】

国产药品该项应与《药品生产许可证》载明的内容一致,进口药品应当与提供的政府证明文件一致。按下列方式列出:

企业名称:

生产地址:

邮政编码:

电话号码:(须标明区号)

传真号码:(须标明区号)

网址:(如无网址可不写,此项不保留)

如有问题可与生产企业联系

该内容必须标注,并采用加重字体印刷在【生产企业】项后。

案例分析

尼美舒利口服制剂的安全性

原国家食品药品监督管理局下发通知,决定采取进一步措施加强尼美舒利口服制剂使用管理,内容包括:禁止用于 12 岁以下儿童;作为抗炎镇痛的二线用药,只能在至少一种其他非甾体抗炎药治疗失败的情况下使用;适应证限于慢性关节炎(如骨关节炎等)的疼痛、手术和急性创伤后的疼痛、原发性痛经的症状治疗;最大单次剂量不超过 100mg,疗程不能超过 15 天,并应依据临床实际情况采用最小的有效剂量、最短的疗程,以减少药品不良反应的发生。

问题:为什么国家药品监督管理部门要求修改尼美舒利口服制剂的药品说明书?

案例分析答案

二、药品标签管理

药品的标签是指药品包装上印有或者贴有的内容,分为内标签和外标签。药品内标签指直接接触药品的包装的标签,外标签指内标签以外的其他包装的标签。

(一) 标签内容

药品的内标签应当包含药品通用名称、适应证或者功能主治、规格、用法用量、生产日期、产品批号、有效期、生产企业等内容。包装尺寸过小无法全部标明上述内容的,至少应当标注药品通用名称、规格、产品批号、有效期等内容。

药品外标签应当注明药品通用名称、成分、性状、适应证或者功能主治、规格、用法用量、不良反应、禁忌、注意事项、贮藏、生产日期、产品批号、有效期、批准文号、生产企业等内容。适应证或者功能主治、用法用量、不良反应、禁忌、注意事项不能全部注明的,应当标出主要内容并注明"详见说明书"字样。

用于运输、储藏的包装的标签,至少应当注明药品通用名称、规格、贮藏、生产日期、产品批号、有效期、批准文号、生产企业,也可以根据需要注明包装数量、运输注意事项或者其他标记等必要内容。

原料药的标签应当注明药品名称、贮藏、生产日期、产品批号、有效期、执行标准、批准文号、生产企业,同时还需注明包装数量以及运输注意事项等必要内容。药品各类标签内容见表 7-1。

(二) 药品名称

药品说明书和标签中标注的药品名称必须符合国家药品监督管理局公布的药品通用名称和商品名称的命名原则,并与药品批准证明文件的相应内容一致。

1. 药品通用名称　药品通用名称应当显著、突出,其字体、字号和颜色必须一致。

(1)位置:对于横版标签,必须在上 1/3 范围内显著位置标出;对于竖版标签,必须在右 1/3 范围内显著标出;除因包装尺寸的限制而无法同行书写的,不得分行书写。

(2)字体:不得选用草书、篆书等不易识别的字体,不得使用斜体、中空、阴影等形式对字体进行修饰。

(3)颜色:字体颜色应当使用黑色或者白色,与相应的浅色或者深色背景形成强烈反差。

2. 药品商品名称

(1)位置:药品商品名称不得与通用名称同行书写。

(2)字体:商品名的字体不得比通用名称更突出和显著,其字体以单字面积计不得大于

表 7-1　药品各类标签内容

项目	内包装标签	最小包装标签	外包装标签
通用名称	√	√	√
成分			√
性状			√
适应证	√		√*
规格	√	√	√
用法用量	√		√*
不良反应			√*
禁忌			√*
注意事项			√*
贮藏			√
包装			
生产日期	√		√
产品批号	√	√	√
有效期	√	√	√
批准文号			√
生产企业	√		√

*表示不能全部标明的,应当标出主要内容,并注明详见说明书

通用名称所用字体的 1/2。

（3）颜色：商品名称的颜色不得比通用名称更突出和显著。

（三）专有标识

麻醉药品、精神药品、医疗用毒性药品、放射性药品、外用药和非处方药等国家规定有专用标识,在药品标签上必须在规定位置(图 7-1)印刷。

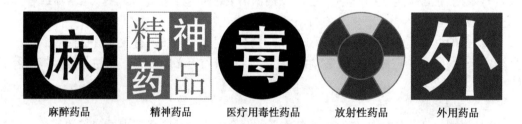

麻醉药品　　精神药品　　医疗用毒性药品　　放射性药品　　外用药

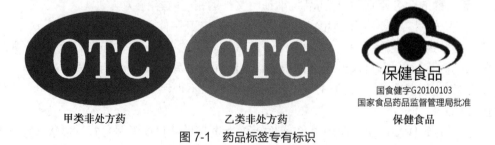

甲类非处方药　　　　乙类非处方药　　　　保健食品

图 7-1　药品标签专有标识

（四）有效期

药品有效期是药品质量的重要特征,有效期的意义有两点:一是药品安全有效的最长

期限；二是药品生产企业对药品质量承担责任的最长时间，有效期应当按年、月、日的顺序标注。其格式为"有效期至 ××××年××月"或"有效期至 ××××年××月××日"，也可表述为"有效期至 ××××.××"或"有效期至 ××××/××/××"等。

（五）同一原则

同一药品生产企业生产的同一药品，药品规格和包装规格均相同的，其标签的内容、格式及颜色必须一致，并不得使用不同的商标。

同一药品生产企业生产的同一药品，分别按处方药与非处方药管理的，两者的包装颜色应当明显区别。

三、药品电子监管

为贯彻落实《国务院关于加强食品等产品安全监督管理的特别规定》和《国务院办公厅关于进一步加强药品安全监管工作的通知》（国办发〔2007〕18 号），加快建立重点药品安全追溯体系，强化药品质量安全监管，确保公众用药安全，国家食品药品监督管理局决定，在特殊药品监控信息网络基础上，进一步加强药品电子监管，完善药品标识制度，建立全国统一的药品电子监督管理网络，分类分批对药品实施电子监管。为加快推进药品电子监管工作，国家食品药品监督管理局制订了《药品电子监管工作实施方案》，要求在 2008 年 10 月 31 前，完成疫苗、中药注射液、血液制品、第二类精神药品生产、经营企业入网、培训、实施工作；完成全国药监系统相关部门入网、培训、实施工作，实现对"四大类"药品的生产、流通、库存等实时监控。《关于研发 2011—2015 年药品电子监管规划通知》规定 2015 年年底前完成全国所有零售药店电子监管的实施工作。

凡进入药品电子监管网《入网药品目录》的品种上市前，必须在产品外标签上加印（加贴）统一标识的药品电子监管码，企业可根据药品包装大小的实际情况自主选择。根据药品包装情况进行各级包装的赋码，原则上凡进行单独流通的包装（含单独流通的过渡包装）都应赋码，以方便流通中的扫描识别。药品电子监管码标识样式见图 7-2。

图 7-2　药品电子监管码标识样式

四、药品信息化追溯体系

为贯彻落实《国务院办公厅关于加快推进重要产品追溯体系建设的意见》（国办发〔2015〕95 号），进一步提高药品质量安全保障水平，根据《食品药品监管总局关于推动食品

笔记栏

药品生产经营者完善追溯体系的意见》（食药监科〔2016〕122号）和商务部等部门《关于推进重要产品信息化追溯体系建设的指导意见》（商秩发〔2017〕53号）等有关规定，国家药品监督管理部门组织编制了《药品信息化追溯体系建设导则》和《药品追溯码编码要求》两项信息化标准，明确以保障公众用药安全为目标，以落实企业主体责任为基础，以实现"一物一码，物码同追"为方向，加快推进药品信息化追溯体系建设，强化追溯信息互通共享，实现全品种、全过程追溯，促进药品质量安全综合治理，提升药品质量安全保障水平。

药品信息化追溯体系是指药品上市持有人、生产企业、经营企业、使用单位、监管部门等药品追溯参与方，通过信息化手段，对药品生产、流通、使用等各环节的信息进行追踪、溯源的有机整体。

药品信息化追溯体系应包含药品追溯系统、药品追溯协同服务平台和药品追溯监管系统。药品追溯系统还应包含药品在生产、流通及使用等全过程追溯信息，并具有对追溯信息的采集、存储和共享功能，可分为企业自建追溯系统和第三方机构提供的追溯系统两大类。药品上市许可持有人、生产企业、经营企业、使用单位通过信息化手段建立药品追溯系统，及时准确记录、保存药品追溯数据，形成互联互通药品追溯数据链，实现药品生产、流通和使用全过程来源可查、去向可追；有效防范非法药品进入合法渠道；确保发生质量安全风险的药品可召回、责任可追究。

> **知识链接**
>
> 药监课堂——药品信息化追溯体系和药品追溯码知多少
> https://www.nmpa.gov.cn/xxgk/yjshp/yjshpxchp/20190806172601370.html

第二节　药品广告管理

一、药品广告的界定和管理规定

凡利用各种媒介或者形式发布的广告含有药品名称、药品适应证（功能主治）或者与药品有关的其他内容的，为药品广告。药品广告是向医生、药师、患者宣传药品的重要途径，我国不断加强对药品广告的管理，打击违法药品广告，保护人民用药安全。

1959年，卫生部、化工部和商业部联合发布了《关于未大批生产的药品不登宣传广告的通知》。1982年，国务院颁布了《广告管理暂行条例》。1985年，工商局和卫生部颁布了《药品广告管理办法》。1994年，第八届全国人民代表大会常务委员会通过了《广告法》（2015年4月24日经第十二届全国人民代表大会常务委员会第十四次会议修订通过），自2015年9月1日起施行。1995年，工商局、卫生部颁布了《药品广告审查标准》和《药品广告审查办法》。2001年，国家药品监督管理局发布了《关于国家药品监督管理局停止受理药品广告申请的通知》《关于停止在大众媒介发布小容量注射剂药品广告的通知》《关于加强药品广告审查监督管理工作的通知》。为了进一步加强药品广告管理，保证药品广告的真实性和合法性，2019年12月，国家市场监督管理总局发布《药品、医疗器械、保健食品、特殊医学用途配方食品广告审查管理暂行办法》（局令第21号），作为现行的药品广告审查管理规定，自

2020年3月1日起施行。

二、药品广告的审查和发布

为加强药品、医疗器械、保健食品和特殊医学用途配方食品广告监督管理,规范广告审查工作,维护广告市场秩序,保护消费者合法权益,根据《广告法》等法律、行政法规,国家市场监督管理总局制定了《药品、医疗器械、保健食品、特殊医学用途配方食品广告审查管理暂行办法》,严格规定了药品广告的发布内容。

（一）广告发布的内容准则

药品广告的内容应当以国务院药品监督管理部门核准的说明书为准。药品广告涉及药品名称、药品适应证或者功能主治、药理作用等内容的,不得超出说明书范围。药品广告应当显著标明禁忌、不良反应,处方药广告还应当显著标明"本广告仅供医学药学专业人士阅读",非处方药广告还应当显著标明非处方药标识(OTC)和"请按药品说明书或者在药师指导下购买和使用"。

（二）广告中不得出现的情形

药品广告不得违反《广告法》第九条、第十六条、第十七条、第十八条、第十九条规定,不得包含下列情形:①使用或者变相使用国家机关、国家机关工作人员、军队单位或者军队人员的名义或者形象,或者利用军队装备、设施等从事广告宣传;②使用科研单位、学术机构、行业协会或者专家、学者、医师、药师、临床营养师、患者等的名义或者形象作推荐、证明;③违反科学规律,明示或者暗示可以治疗所有疾病、适应所有症状、适应所有人群,或者正常生活和治疗病症所必需等内容;④引起公众对所处健康状况和所患疾病产生不必要的担忧和恐惧,或者使公众误解不使用该产品会患某种疾病或者加重病情的内容;⑤含有"安全""安全无毒副作用""毒副作用小";明示或者暗示成分为"天然",因而安全性有保证等内容;⑥含有"热销、抢购、试用""家庭必备、免费治疗、免费赠送"等诱导性内容,"评比、排序、推荐、指定、选用、获奖"等综合性评价内容,"无效退款、保险公司保险"等保证性内容,怂恿消费者任意、过量使用药品、保健食品和特殊医学用途配方食品的内容;⑦含有医疗机构名称、地址、联系方式、诊疗项目、诊疗方法以及有关义诊、医疗咨询电话、开设特约门诊等医疗服务的内容;⑧法律、行政法规规定不得含有的其他内容。

（三）不能发布广告的药品

下列药品不得发布广告:①麻醉药品、精神药品、医疗用毒性药品、放射性药品、药品类易制毒化学品,以及戒毒治疗的药品;②军队特需药品、军队医疗机构配制的制剂;③医疗机构配制的制剂;④依法停止或者禁止生产、销售或者使用的药品;⑤法律、行政法规禁止发布广告的情形。

（四）广告发布媒体的限制

1. 处方药 除不得发布广告的药品外,处方药只能在国务院卫生行政部门和国务院药品监督管理部门共同指定的医学、药学专业刊物上发布。不得利用处方药为各种活动冠名进行广告宣传。不得使用与处方药名称相同的商标、企业字号在医学、药学专业刊物以外的媒介变相发布广告,也不得利用该商标、企业字号为各种活动冠名进行广告宣传。药品广告应当显著标明禁忌、不良反应,处方药广告还应当显著标明"本广告仅供医学药学专业人士阅读"。

2. 非处方药 非处方药广告不得利用公众对于医药学知识的缺乏,使用公众难以理解和容易引起混淆的医学、药学术语,造成公众对药品功效与安全性的误解。非处方药广告必须同时标明非处方药专用标识(OTC)和"请按药品说明书或者在药师指导下购买和使用"。

案例分析

"××××胶囊"的违规广告

某药业有限公司生产的药品"××××胶囊",其批准的功能主治为"活血散瘀,消肿止痛。用于跌打损伤,慢性腰腿疼,风湿痹痛"。广告中宣称"能让老腰突,老骨病,老风湿患者不遭罪、少花钱、早去根"。"效果没的说,吃上就见效,筋骨活,一盒就成"等。

请分析该药品的广告存在哪些问题。

思政元素

认识"法"对于药品监管的重要性

江西某药业有限责任公司生产的"强肾养心胶囊"批准的药品功能主治为"补肾助阳,养心安神。用于肾阳不足所致的腰膝酸软,畏寒肢冷,神疲体倦,小便频数清长及心悸健忘,失眠多梦"。该药品为非处方药,公司擅自篡改审批内容违法在媒体发布虚假广告。广告宣称"服用1个疗程肾激素分泌功能提升,服用2个疗程肾脏过滤功能提升,服用3个疗程前列腺素分泌功能提升;一次强肾,胜过十年补肾;针对性治疗男性肾虚及前列腺疾病,功效卓著,已使众多的男性患者得到康复"等。该广告含有不科学地表示功效的断言和保证等内容,严重欺骗和误导消费者。食品药品监督管理部门已根据《广告法》有关规定,将违法广告依法移送工商行政管理部门查处;并依据《药品广告审查办法》有关规定,对违法广告的药品及生产企业进行了处理。

认识"法"对于药品监管的重要性,加强遵纪守法的意识,要深入理解药品监管法律的重要性,树立起对社会主义法律坚定不移的信仰。违法犯罪行为既是对社会秩序的破坏,也是对法律权威的蔑视,同学们在学习的过程中不仅要培养守法意识,自觉遵守国家法律法规,更要树立起勇于同违法犯罪行为作斗争的决心,自觉维护法律权威,为保证药品质量,维护人民的身体健康和用药的合法权益而奋斗。

三、药品广告的申请和审批

国家市场监督管理总局负责组织指导药品、医疗器械、保健食品和特殊医学用途配方食品广告审查工作。各省、自治区、直辖市市场监督管理部门、药品监督管理部门负责药品、医疗器械、保健食品和特殊医学用途配方食品广告审查,依法可以委托其他行政机关具体实施广告审查。

(一)申请条件

药品注册证明文件或者备案凭证持有人及其授权同意的生产、经营企业为广告申请人,申请人可以委托代办人代办药品广告批准文号的申办事宜。

申请药品广告批准文号,应当依法提交《广告审查表》,附与发布内容一致的广告样件,以及下列合法有效的材料:①申请人的主体资格相关材料,或者合法有效的登记文件;②产品注册证明文件或者备案凭证、注册或者备案的产品标签和说明书,以及生产许可文件;③广告中涉及的知识产权相关有效证明材料。经授权同意作为申请人的生产、经营企业,还应当提交合法的授权文件；委托代理人进行申请的，还应当提交委托书和代理人的主体资格相关材料。

（二）申请程序

申请人可以到广告审查机关受理窗口提出申请，也可以通过信函、传真、电子邮件或者电子政务平台提交药品广告申请。广告审查机关收到申请人提交的申请后，应当在 5 个工作日内作出受理或者不予受理决定。申请材料齐全、符合法定形式的，应当予以受理，出具《广告审查受理通知书》。申请材料不齐全、不符合法定形式的，应当一次性告知申请人需要补正的全部内容。广告审查机关应当对申请人提交的材料进行审查，自受理之日起 10 个工作日内完成审查工作。经审查，对符合法律、行政法规和本办法规定的广告，应当作出审查批准的决定，编发广告批准文号。对不符合法律、行政法规广告，应当作出不予批准的决定，送达申请人并说明理由，同时告知其享有依法申请行政复议或者提起行政诉讼的权利。经广告审查机关审查通过并向社会公开的药品广告，可以依法在全国范围内发布。药品、医疗器械、保健食品和特殊医学用途配方食品广告批准文号的有效期与产品注册证明文件、备案凭证或者生产许可文件最短的有效期一致。产品注册证明文件、备案凭证或者生产许可文件未规定有效期的，广告批准文号有效期为 2 年。

经批准的药品广告，应当严格按照审查通过的内容发布药品广告，不得进行剪辑、拼接、修改。经审查通过的广告内容需要改动的，应当重新申请广告审查。

药品、医疗器械、保健食品和特殊医学用途配方食品广告中只宣传产品名称（含药品通用名称和药品商品名称）的，不再对其内容进行审查。

法规原文

学习小结

1. 学习内容

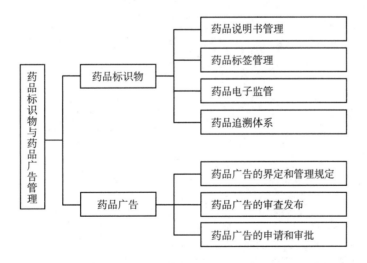

2. 学习方法　学习本章药品标识物内容应重点掌握药品说明书和标签书写要求，学习药品广告内容重点应掌握药品广告的审查发布标准。本章内容的学习还可结合生活实践，观察药品说明书、药品标签、药品电子监管码、药品追溯体系以及各种媒介出现的药品广告，以便更加深入的理解本章介绍的理论知识。

（王世宇　刘芳馨）

复习思考题

1. 简述药品说明书关于处方说明的要求。
2. 简述药品广告的审批程序。
3. 简述不能发布广告的品种和限制发布广告的品种。

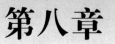

第八章

药品上市后监督管理

PPT 课件

学习目标

通过学习药品上市许可持有人制度、药品上市后监督管理、药品不良反应监测管理和药品召回的主要内容,在药品研制、注册、生产、流通、使用等环节学习中树立药品全生命周期监督管理意识,全面认识药品上市后监督对于促进药品安全、有效、合理使用的重要意义。

第一节 药品上市许可持有人

一、药品上市许可持有人与药品上市许可持有人制度

药品上市许可持有人(Marketing Authorization Holder,MAH)制度,是国际社会药品安全领域的通行管理制度。为了借鉴国际经验,推进我国药品审评审批制度改革,第十二届全国人民代表大会常务委员会第十七次会议决定授权国务院在北京、天津、河北、上海、江苏、浙江、福建、山东、广东、四川十个省、直辖市开展药品上市许可持有人制度试点,授权的试点期限开始规定为 3 年。2018 年 10 月第十三届全国人民代表大会常务委员会第六次会议通过《全国人民代表大会常务委员会关于延长授权国务院在部分地方开展药品上市许可持有人制度试点期限的决定》,授权国务院在部分地方开展药品上市许可持有人制度试点工作的三年期限延长一年(自 2018 年 11 月起施行)。2019 年《药品管理法》修订,将试点和实践经验成果的药品上市许可持有人制度确定为药品管理的基本制度、核心制度。

《药品管理法》"总则"第六条规定,国家对药品管理实行药品上市许可持有人制度。药品上市许可持有人依法对药品研制、生产、经营、使用全过程中药品的安全性、有效性和质量可控性负责。《药品管理法》第三十条规定,药品上市许可持有人是指取得药品注册证书的企业或者药品研制机构等。申请人为境外企业等的,应当指定中国境内的企业法人办理相关药品注册事项。

二、药品上市许可持有人的资质和能力要求

药品上市许可持有人是药品安全的第一责任人。《药品管理法》第四十条进一步规定了药品上市许可持有人的能力要求,即应当具备保障药品安全性、有效性和质量可控性的质量管理、风险防控和责任赔偿等能力,能够履行药品上市许可持有人义务。

药品上市许可持有人的身份是由申请人转变而来的。申请人能否最终成为上市许可

持有人,需要经药品监督管理部门及其技术审评单位对其是否符合相应条件和能力进行审核来最终确定。《药品管理法》第二十五条规定,对申请注册的药品,国务院药品监督管理部门应当组织药学、医学和其他技术人员进行审评,对药品的安全性、有效性和质量可控性以及申请人的质量管理、风险防控和责任赔偿等能力进行审查;符合条件的,颁发药品注册证书。

三、药品上市许可持有人的权利和义务

(一) 药品安全的第一责任人

药品上市许可持有人在享有依法从事药品研制、生产、经营过程中鼓励性支持性政策的权利同时,应当依照《药品管理法》的规定,对药品的非临床研究、临床试验、生产经营、上市后研究、不良反应监测及报告与处理等承担责任。其他从事药品研制、生产、经营、储存、运输、使用等活动的单位和个人依法承担相应责任。药品上市许可持有人的法定代表人、主要负责人对药品质量全面负责。药品上市许可持有人为境外企业的,应当由其指定的在中国境内的企业法人履行药品上市许可持有人义务,与药品上市许可持有人承担连带责任。

(二) 建立药品质量保证体系并定期审核

药品上市许可持有人应当建立药品质量保证体系,配备专门人员独立负责药品质量管理。药品上市许可持有人应当对受托药品生产企业、药品经营企业的质量管理体系进行定期审核,监督其持续具备质量保证和控制能力。

(三) 依法自行生产或委托生产药品

药品上市许可持有人可以自行生产药品,也可以委托药品生产企业生产。药品上市许可持有人自行生产药品的,应当依照《药品管理法》规定取得《药品生产许可证》;委托生产的,应当委托符合条件的药品生产企业。药品上市许可持有人和受托生产企业应当签订委托协议和质量协议,并严格履行协议约定的义务。血液制品、麻醉药品、精神药品、医疗用毒性药品、药品类易制毒化学品不得委托生产;但是,国务院药品监督管理部门另有规定的除外。

(四) 建立药品上市放行规程并严格执行

药品上市许可持有人应当建立药品上市放行规程,对药品生产企业出厂放行的药品进行审核,经质量受权人签字后方可放行。不符合国家药品标准的,不得放行。

(五) 依法自行销售或委托销售药品

药品上市许可持有人可以自行销售其取得药品注册证书的药品,也可以委托药品经营企业销售。药品上市许可持有人从事药品零售活动的,应当取得《药品经营许可证》。药品上市许可持有人自行销售药品的,应当具备《药品管理法》中药品经营企业规定的条件;委托销售的,应当委托符合条件的药品经营企业。药品上市许可持有人和受委托经营企业应当签订委托协议,并严格履行协议约定的义务。

(六) 依法委托储存、运输药品

药品上市许可持有人委托储存、运输药品的,应当对受托方的质量保证能力和风险管理能力进行评估,与其签订委托协议,约定药品质量责任、操作规程等内容,并对受托方进行监督。

(七) 建立并实施药品追溯制度

药品上市许可持有人应当建立并实施药品追溯制度,按照规定提供追溯信息,保证药品可追溯。

(八) 建立年度报告制度

药品上市许可持有人应当建立年度报告制度,每年将药品生产销售、上市后研究、风险管理等情况按照规定向省、市自治区、直辖市人民政府药品监督管理部门报告。

（九）中药饮片生产企业履行药品上市许可持有人的相关义务

中药饮片生产企业履行药品上市许可持有人的相关义务,对中药饮片生产、销售实行全过程管理,建立中药饮片追溯体系,保证中药饮片安全、有效、可追溯。

（十）依法转让药品上市许可

经国务院药品监督管理部门批准,药品上市许可持有人可以转让药品上市许可。受让方应当具备保障药品安全性、有效性和质量可控性的质量管理、风险防控和责任赔偿等能力,履行药品上市许可持有人义务。

第二节 药品上市后监督管理

一、药品上市后监督管理的概念与意义

（一）药品上市后监督管理的概念

药品全生命周期管理是从药品研发、临床研究、注册审批到生产、流通、使用、监测直到淘汰退市的全链条监管模式。《药品管理法》确立了药品上市许可持有人制度,持有人作为贯穿药品全生命周期的责任人,将药品研制、生产、经营、使用等环节串联起来,全过程依法承担责任,因此,对药品的全生命周期监管也就提出了新的要求。

以药品上市为节点,药品监督管理可分为药品上市前监督管理和药品上市后监督管理。药品上市后监督管理是指各级药品监督管理机构依法对上市后药品的研究、生产、流通、使用、信息等环节有关事项进行监督和管理,以保证药品质量,保障人体用药安全有效,维护公众用药合法权益。

（二）药品上市后监督管理的重要性

1. 药品上市许可持有人制度对全生命周期监督管理的制度要求 《药品管理法》确立了我国药品管理的基本原则是风险管理、全程管控和社会共治。具体到药品监督管理,就是建立全生命周期的监督管理模式。药品上市许可持有人制度对药品的非临床研究、临床试验、生产经营、上市后研究、不良反应监测及报告与处理等承担责任,且建立年度报告制度,每年将药品生产销售、上市后研究、风险管理等情况按照规定向省、自治区、直辖市人民政府药品监督管理部门报告。因此,药品上市许可持有人制度不仅对全生命周期监督管理提出了制度要求,而且对上市后药品监督管理提出了新的挑战。

2. 基于风险的药品监管模式要求风险管理贯穿药品全链条 《药品管理法》构建了风险评估、风险管理、风险监管、风险警示等制度。基于风险的药品监管模式,不能仅注重药品上市注册中非临床研究和临床研究,更应注重药品上市后的风险监管,以保证风险管理贯穿始终。药品风险管理旨在鉴别、评估、交流和最大限度地降低药品风险,获得较好的获益风险平衡,贯穿于药品的研发、生产、流通、使用的整个生命周期。药品风险管理不仅要求政府监督管理部门开展风险监测、风险管理,而且规定药品上市许可持有人承担风险管理的主体责任。例如,药品上市许可持有人制订上市后风险管理计划,对附条件批准的药品采取风险管理措施,对生产过程中变更实施分类管理以及开展上市后不良反应监测。

3. 完善药品研究资料,为医药行政管理部门决策提供科学依据 药品上市前研究存在局限性,如临床试验受试人群筛选标准严格不能反映真实用药人群情况、临床研究时间较短导致结局指标观察受限、临床试验研究病例数量有限、用药条件控制严格等。通过在临床实践中开展药品上市后研究,获得长期或大样本安全性、经济性以及终点指标等资料,为医药

行政管理部门决策提供科学依据。通过上市前审评和上市后评价的有效衔接,药品上市许可持有人在药品批准上市后持续开展药品安全性和有效性研究,实现了加快药品审评速度和保证药品质量的平衡。

4. 指导和规范临床合理用药,保障人民用药安全 药品上市前确定的用药方案并非最佳方案,通过上市后药物在普通人群、特殊人群或环境中的获益/风险评价,发现少见不良反应,进一步完善给药方案,指导临床合理用药,降低用药风险。针对新药,采用药物经济学分析方法遴选安全、有效、经济的药品,纳入《药品目录》或《国家基本药物目录》,避免医疗资源浪费,促进合理用药。

(三) 药品上市后监督管理的内容

1. 药品上市后研究 药品上市后研究的目的是改进药物在普通人群、特殊人群和特殊环境中的获益/风险关系的认识,发现少见不良反应,为完善给药方案提供临床依据。《药品管理法》第七十七条规定,药品上市许可持有人应当制订药品上市后风险管理计划,主动开展药品上市后研究,对药品的安全性、有效性和质量可控性进行进一步确证,加强对已上市药品的持续管理。

2. 药品生产流通过程监督管理 药品生产流通过程监督管理是对药品生产、经营活动是否遵守法律、法规、规章、标准和规范的监督管理过程。《药品管理法》第八十一条规定,药品上市许可持有人、药品生产企业、药品经营企业和医疗机构应当经常考察本单位所生产、经营、使用的药品质量、疗效和不良反应。2020 年 7 月 1 日起施行的《药品生产监督管理办法》进一步对加强药品生产环节监管,规范药品监督检查和风险处置作出规定。

3. 药品上市后再评价 药品上市后再评价是依照法定程序,运用药物流行病学、药理学、药剂学、临床医学、药物经济学及药物政策等知识,对已批准上市药品的安全性、有效性、经济性、质量可控性等进行系统的客观评价,并依据评价结论采取风险控制措施的过程。《药品管理法》第八十三条规定,药品上市许可持有人应当对已上市药品的安全性、有效性和质量可控性定期开展上市后评价。必要时,国务院药品监督管理部门可以责令药品上市许可持有人开展上市后评价或者直接组织开展上市后评价。

(1)有效性再评价:包括考察药品在广泛使用人群中的长期效应、具体给药方案、合并用药、对生命质量的影响、对终点事件的干预程度以及与其他治疗方法的对比研究。

(2)安全性再评价:包括考察药品上市后发生的新的、严重的不良反应、不良反应类型、不良反应的严重程度、药物相互作用、长期用药和停药后发生的不良反应、不良反应的影响因素、发生率以及特殊人群的用药情况。

(3)经济性再评价:包括考察药品与其他药物治疗备选方案的成本、效益或效果差别,提高药物资源的配置效率,促进临床合理用药,为医师处方决策、政府制定药品政策提供依据。

二、我国药品上市后再评价的实施

(一) 我国药品上市后再评价实施现状

《药品管理法》(2001 年修订)首次提出对已批准生产的药品开展再评价及根据再评价结果采取相应措施,以法律的形式明确了药品注册审评和上市后再评价是药品监督管理部门组织进行的同等重要的科学性审查,初步构建了药品再评价的基本框架。

依据《药品管理法》,我国进一步制定了药品上市后再评价相关部门规章和指导原则。2007 年 7 月,《药品注册管理办法》提出对批准生产的新药品种设立监测期和建立药品再注册管理制度,实现药品上市后再评价与再注册制度的有效衔接。2007 年 12 月,《药品召回管理办法》对上市销售的存在安全隐患的药品作出有关召回程序的相关规定。2011 年 5

月,《药品不良反应报告和监测管理办法》对药品不良反应报告、处置、评价与控制等药品安全性再评价主要问题作出了明确规定。2017年1月,国家食品药品监督管理总局针对化学药物和治疗用生物制品发布《药物临床试验的一般考虑指导原则》,根据研究目的将药品上市后研究分为监管部门要求和自主实施两类,为药品上市后技术评价提供参考。

2019年8月,《药品管理法》第二次修订,首次确立药品上市许可持有人制度,不仅允许药物研发机构提出药品上市许可申请,而且允许持有人委托其他有资质的企业进行生产、销售及药物警戒,建立了以产品为主线的全生命周期监管模式。同时对药品上市后管理提出明确要求:药品上市许可持有人应当制订药品上市后风险管理计划,主动开展药品上市后研究,对药品的安全性、有效性和质量可控性进一步确证,加强对已上市药品的持续管理。《药品注册管理办法》(2020年修订)对药品上市后研究和变更进一步提出明确规定。

围绕药品安全性、有效性再评价,我国已初步建立药品上市后再评价体系。随着医药卫生体制改革和"三医联动"政策的推进,药品上市后经济性评价为药品效益/风险评估和使用政策调整提供了科学依据。2009年3月,《中共中央国务院关于深化医药卫生体制改革的意见》提出要对新药和专利药品逐步实行定价前药物经济性评价制度。2015年2月,《国家基本药物目录管理办法》也指出,咨询专家组根据循证医学、药物经济学对纳入遴选范围的药品进行技术评价。2020年7月,国家医疗保障局发布《基本医疗保险用药管理暂行办法》,在《药品目录》调整和评审中纳入药物经济学评价证据。

（二）药品上市后再评价的主要形式

目前,我国药品上市后再评价的主要形式包括:

1. 监管部门要求的上市后再评价　主要指国务院药品监督管理部门责令药品上市许可持有人开展上市后评价或者直接开展的上市后评价。

2. 自主实施的上市后再评价　主要指药品上市许可持有人对已上市药品的安全性、有效性和质量可控性定期开展的上市后评价。

（三）针对药品上市后再评价结果的处理方式

根据药品上市后再评价结果,药品监督管理部门采取的处理方式主要包含不予再注册、撤销药品注册证书,停止生产或者进口、销售和使用,修订药品说明书,召回存在安全隐患的药品,调整相关药品目录等。

1. 不予再注册　依据《药品注册管理办法》,药品不予再注册的情形为经上市评价后,属于疗效不确切、不良反应大或者因其他原因危害人体健康的药品。

2. 注销药品注册证书　《药品管理法》中规定,逾期未按照要求完成研究或者不能证明其获益大于风险的,国务院药品监督管理部门应当依法处理,直至注销药品注册证书;经上市后再评价,对疗效不确切、不良反应大或者因其他原因危害人体健康的药品,应当注销药品注册证书。

3. 停止生产或者进口、销售和使用　《药品管理法》规定,对已确认发生严重不良反应的药品,由国务院药品监督管理部门或者省、自治区、直辖市人民政府药品监督管理部门根据实际情况采取停止生产、销售、使用等紧急控制措施,并应当在5日内组织鉴定,自鉴定结论作出之日起15日内依法作出行政处理决定。禁止进口疗效不确切、不良反应大或者因其他原因危害人体健康的药品。

4. 修订药品说明书　药品说明书是指导医生和患者合理用药的重要依据。为保障公众用药安全,根据国家药品监督管理局监测评价结果对药品说明书记载事项如不良反应、禁忌、注意事项、药物相互作用等进行修订。

5. 召回存在安全隐患的药品　我国自2007年起实施药品召回管理制度,对于存在安全隐患的药品,由药品生产企业根据形式实施召回(详见本章第四节)。

6. 调整相关药品目录　依据《国家基本药物目录管理办法(暂行)》规定,调整的品种和数量依据因素之一是药品不良反应监测评价。发生严重不良反应的,应当从《国家基本药物目录》中调出。

案例分析

"反应停事件"

反应停(沙利度胺)于 1957 年由德国一家制药公司作为镇静催眠剂上市。该公司同时宣称该药品可用于治疗晨吐、恶心等妊娠反应,是"孕妇的理想选择"(当时的广告语)。1961 年 10 月,在前联邦德国妇科学术会议上,有三名医生分别报告发现很多畸形婴儿。这些畸形婴儿没有臂和腿,手和脚直接连在身体上,很像海豹的肢体,故称为海豹肢畸形儿或海豹胎。医学研究表明,海豹胎的病因是妇女在怀孕初期服用反应停所致。反应停在有效阻止女性怀孕早期的呕吐的同时,也妨碍了孕妇对胎儿的血液供应,导致大量海豹肢畸形婴儿出生。从 1957 年反应停进入市场至 1962 年撤药,全世界 30 多个国家和地区共报告了海豹胎 1 万余例,各个国家畸形儿的发生率与同期反应停的销售量呈正相关。因在后续的科研中发现沙利度胺在难治性疾病中具有显著疗效,1998 年,美国某公司以红斑结节性麻风为适应证向 FDA 申请该药上市,经过效益/风险再评价,作为罕见病用药获批。2006 年,美国 FDA 批准沙利度胺与地塞米松联合用药于多发性骨髓瘤的一线治疗。

结合案例,简述开展基于产品的药品全生命周期的监督管理有何重要意义?

第三节　药品不良反应监测管理

一、药品不良反应概述

(一) 药品不良反应相关概念

1. 药品不良反应(adverse drug reaction,ADR)　WHO 对药品不良反应的定义是:人们为了预防、治疗、诊断疾病,或为了调整生理功能,正常地使用药物而发生的一种有害的、非预期的反应。我国《药品不良反应报告和监测管理办法》对药品不良反应的定义为:指合格药品在正常用法用量下出现的与用药目的无关的有害反应。排除了假药、劣药、不合格药品、错误用药、超剂量用药等情况。

2. 药品不良事件(adverse drug event,ADE)　药品不良事件指药品治疗期间所发生的任何不良的临床事件,但该事件并不一定与该药品有因果关系。与药品不良反应的主要区别在于因果关系尚不能确定。药品不良事件不同于药品不良反应,它通常指药品用于机体,除发挥治疗功效外,有时还会产生某些与药品治疗目的无关的对人体有损害的反应,它不以"合格药品"为前提条件。

3. 严重药品不良反应　严重药品不良反应指因使用药品引起以下损害情形之一的反应:①导致死亡;②危及生命;③致癌、致畸、致出生缺陷;④导致显著的或者永久的人体伤残或者器官功能的损伤；⑤导致住院或者住院时间延长；⑥导致其他重要医学事件，如不进行治疗可能出现上述所列情况的。

4. 新的药品不良反应　新的药品不良反应指药品说明书中未载明的不良反应。说明书中已有描述，但不良反应发生的性质、程度、后果或者频率与说明书描述不一致或者更严重的，按照新的药品不良反应处理。

5. 药品群体不良事件　药品群体不良事件指同一药品在使用过程中，在相对集中的时间、区域内，对一定数量人群的身体健康或者生命安全造成损害或者威胁，需要予以紧急处置的事件。其中同一药品指同一生产企业生产的同一药品名称、同一剂型、同一规格的药品。

（二）我国药品不良反应监测制度发展情况

1984 年颁布的《药品管理法》要求考察单位所生产、经营、使用药品的治疗、疗效和不良反应，首次以法律形式提出开展药品不良反应监测。1986 年，卫生部在北京、上海开展药品不良反应监测试点，1989 年试点单位进一步扩大。1998 年 3 月，我国正式加入世界卫生组织国际药品监测合作中心。1999 年，卫生部不良反应监察中心并入国家药品监督局药品评价中心，更名为国家药品不良反应监测中心。1999 年 11 月，国家药品监督管理局会同卫生部联合颁布《药品不良反应监测管理办法（试行）》，规定药品生产、经营、使用单位建立药品不良反应监测管理制度，我国药品不良反应监督管理工作步入法制化轨道。2004 年 3 月，国家食品药品监督管理局会同卫生部联合颁布《药品不良反应报告和监测管理办法》，明确各级药品监督管理部门、卫生行政管理部门职责和药品生产、经营、使用单位的责任，完善了药品不良反应监测的报告程序、评价和控制措施等。2011 年 5 月，卫生部颁布了现行的《药品不良反应报告和监测管理办法》，明确省以下监管部门和药品不良反应监测机构的职责，规范药品不良反应的报告和处置程序，强化群体不良事件的管理，引入药品重点监测，强化药品生产企业在药品不良反应报告监测中的主体责任。随着药品上市许可人制度的试点，2017 年 10 月发布的《关于深化审评审批制度改革鼓励药品医疗器械创新的意见》提出建立上市许可持有人直接报告不良反应和不良事件制度，强化上市许可持有人承担不良反应和不良事件报告的主体责任。在我国试点开展药品上市许可持有人制度的基础上，2018 年 9 月，国家药品监督管理局发布《关于药品上市许可持有人直接报告不良反应事宜的公告》，进一步落实了药品上市许可持有人不良反应报告主体责任，从监测体系建立、不良反应报告方式和范围、监测数据的分析评价、风险控制手段及监督管理等方面进行详细规定。2019 年新修订的《药品管理法》提出，我国建立药物警戒制度，对药品不良反应及其他与用药有关的有害反应进行监测、识别、评估和控制，进一步明确药品上市许可持有人应当开展不良反应监测，主动收集、跟踪分析疑似不良反应信息，对已识别风险的药品及时采取风险控制措施；药品上市许可持有人、药品生产企业、药品经营企业和医疗机构应经常考察本单位所生产、经营、使用的药品质量、疗效和不良反应，同时也加大了处罚力度。

药品不良反应组织体系和网络建设不断深入，监测能力进一步提升，不良反应报告数量大幅攀升和报告质量逐年提高。截至 2017 年 12 月，全国已有 34 万余个医疗机构、药品生产经营企业注册为药品不良反应监测网络用户，并通过网络报送药品不良反应报告。2019 年，药品上市许可持有人直接报告药品不良反应监测系统正式运行，为进一步探索持有人不良反应监测提供保障。国家药品不良反应监测中心通过《国家药品不良反应信息通报》《药物警戒快讯》《药品不良反应监测年度报告》等多渠道向公众反馈药品信息。

ER-8-2

知识拓展：国家药品不良反应监测年度报告（2019 年）

二、药品不良反应报告和监测机构

(一)药品不良反应监测机构及其主要职责

1. 药品不良反应监测的主管部门 国家药品监督管理部门主管全国药品不良反应报告和监测工作。地方各级药品监督管理部门主管本行政区域内药品不良反应报告和监测工作。

2. 药品不良反应监测的技术机构及其主要职责 国家药品不良反应监测中心承办全国药品不良反应监测技术工作,在国家药品监督管理局的领导下履行以下主要职责:①承担全国药品不良反应报告资料的收集、评价、反馈和上报工作;②对省、自治区、直辖市药品不良反应监测中心进行技术指导;③承办国家药品不良反应信息资料库和监测网络的建设及维护工作;④组织药品不良反应宣传、教育、培训和药品不良反应信息刊物的编辑、出版工作;⑤参与药品不良反应监测的国际交流;⑥组织药品不良反应监测方法的研究。

省级药品不良反应监测机构负责本行政区域内的药品不良反应报告和监测的技术工作,并履行以下主要职责:①承担本行政区域内药品不良反应报告和监测资料的收集、评价、反馈和上报,以及药品不良反应监测信息网络的维护和管理;②对设区的市级、县级药品不良反应监测机构进行技术指导;③组织开展本行政区域内严重药品不良反应的调查和评价,协助有关部门开展药品群体不良事件的调查;④组织开展本行政区域内药品不良反应报告和监测的宣传、培训工作。

(二)药品生产、经营和使用机构

药品生产企业设立专门机构并配备专职人员,药品经营企业和医疗机构设立或者指定机构并配备专(兼)职人员,承担本单位的药品不良反应报告和监测工作。药品生产、经营企业和医疗机构配合药品监督管理部门、卫生行政部门和药品不良反应监测机构对药品不良反应或者群体不良事件的调查,并提供调查所需的资料,建立并保存药品不良反应报告和监测档案。

(三)卫生行政部门

各级卫生行政部门负责本行政区域内医疗机构与实施药品不良反应报告制度有关的管理工作。县级以上卫生行政部门加强对医疗机构临床用药的监督管理,在职责范围内依法对已确认的严重药品不良反应或者药品群体不良事件采取相关的紧急控制措施。

三、药品不良反应报告与监测的实施

(一)药品不良反应报告基本要求

1. 药品不良反应报告主体 药品不良反应报告主体包括药品上市许可持有人、药品生产企业(包括进口药品的境外制药厂商)、药品经营企业、医疗机构。国家鼓励公民、法人和其他组织报告药品不良反应。

2. 药品不良反应报告方式 药品上市许可持有人、药品生产、经营企业和医疗机构获知或者发现可能与用药有关的不良反应,通过国家药品不良反应监测信息网络报告;不具备在线报告条件的,通过纸质报表报所在地药品不良反应监测机构,由所在地药品不良反应监测机构代为在线报告。报告内容应当真实、完整、准确。

(二)药品不良反应报告形式

药品不良反应报告形式包括不良反应的个例报告、群体报告、境外报告和定期安全性更新报告。

1. 个例药品不良反应

(1)报告范围:新药监测期内的国产药品报告该药品的所有不良反应;其他国产药品,报告新的和严重的不良反应。进口药品自首次获准进口之日起 5 年内,报告该进口药品的所有不良反应;满 5 年的,报告新的和严重的不良反应。

(2)报告程序和要求:药品生产、经营企业和医疗机构发现或者获知新的、严重的药品不良反应在 15 日内报告,其中死亡病例须立即报告;其他药品不良反应在 30 日内报告。有随访信息的,及时报告。个人发现新的或者严重的药品不良反应,可以向经治医师报告,也可以向药品生产、经营企业或者当地的药品不良反应监测机构报告,必要时提供相关的病历资料。

(3)审核程序和要求

1)严重药品不良反应:设区的市级、县级药品不良反应监测机构对严重药品不良反应报告进行审核和评价,自收到报告之日起 3 个工作日内完成,其他报告的审核和评价在 15 个工作日内完成。省级药品不良反应监测机构在收到下一级药品不良反应监测机构提交的严重药品不良反应评价意见之日起 7 个工作日内完成评价工作。

2)死亡病例:药品生产企业对获知的死亡病例进行调查,在 15 日内完成调查报告,报药品生产企业所在地的省级药品不良反应监测机构。设区的市级、县级药品不良反应监测机构对死亡病例进行调查,自收到报告之日起 15 个工作日内完成调查报告,报同级药品监督管理部门和卫生行政部门,以及上一级药品不良反应监测机构。对死亡病例,事件发生地和药品生产企业所在地的省级药品不良反应监测机构均应及时根据调查报告进行分析、评价,必要时进行现场调查,并将评价结果报省级药品监督管理部门、卫生行政部门,以及国家药品不良反应监测中心。国家药品不良反应监测中心及时对死亡病例进行分析、评价,并将评价结果报国家药品监督管理部门和卫生行政管理部门。具体报告程序如图 8-1 所示。

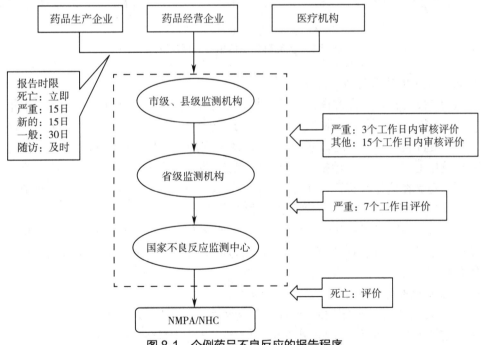

图 8-1 个例药品不良反应的报告程序

2. 药品群体不良事件

(1)报告程序和要求:药品生产、经营企业和医疗机构获知或者发现药品群体不良事件后,立即通过电话或者传真等方式报所在地的县级药品监督管理部门、卫生行政部门和药品不良反应监测机构,必要时可以越级报告;同时填写"药品群体不良事件基本信息表",对每个病例还应当及时填写"药品不良反应/事件报告表",通过国家药品不良反应监测信息网络报告。

(2)调查程序和要求:为快速报告和高效处理药品群体不良事件,最大限度保障患者生命安全,药品监督管理部门和卫生行政部门联合组织开展现场调查、督促和指导,药品生产、经营和使用单位相互协作和采取必要措施,药品监督管理部门采取暂停生产、销售、使用或者召回药品等控制措施,卫生行政部门采取措施积极组织救治患者,具体报告程序如图8-2所示。

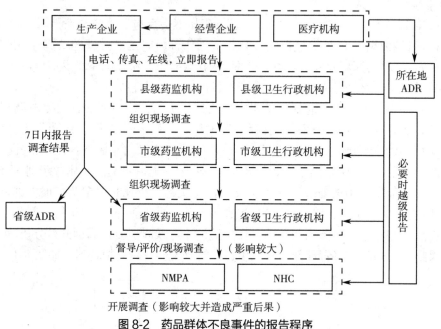

图 8-2 药品群体不良事件的报告程序

3. 境外发生的严重药品不良反应

(1)报告要求:进口药品和国产药品在境外发生的严重药品不良反应(包括自发报告系统收集的、上市后临床研究发现的、文献报道的),药品生产企业填写"境外发生的药品不良反应/事件报告表",自获知之日起30日内报送国家药品不良反应监测中心。国家药品不良反应监测中心要求提供原始报表及相关信息的,药品生产企业应当在5日内提交。进口药品和国产药品在境外因药品不良反应被暂停销售、使用或者撤市的,药品生产企业在获知后24小时内书面报国家药品监督管理部门和国家药品不良反应监测中心。

(2)评价要求:国家药品不良反应监测中心对收到的药品不良反应报告进行分析、评价,每半年向国家药品监督管理部门和卫生行政管理部门报告,发现提示药品可能存在安全隐患的信息应当及时报告。

4. 定期安全性更新报告

(1)定期安全性更新报告原则:药品生产企业对本企业生产药品的不良反应报告和监测资料进行定期汇总分析,汇总国内外安全性信息,进行风险和效益评估,撰写定期安全性更新报告。

(2)定期安全性更新报告时限要求:设立新药监测期的国产药品,自取得批准证明文件之日起每满1年提交一次定期安全性更新报告,直至首次再注册,之后每5年报告一次;其他国产药品,每5年报告一次。首次进口的药品,自取得进口药品批准证明文件之日起每满1年提交一次定期安全性更新报告,直至首次再注册,之后每5年报告一次。

(3)定期安全性更新报告程序：国产药品的定期安全性更新报告向药品生产企业所在地省级药品不良反应监测机构提交。进口药品（包括进口分包装药品）的定期安全性更新报告向国家药品不良反应监测中心提交。

(4)评价要求：省级药品不良反应监测机构应当对收到的定期安全性更新报告进行汇总、分析和评价，于每年 4 月 1 日前将上一年度定期安全性更新报告统计情况和分析评价结果报省级药品监督管理部门和国家药品不良反应监测中心。国家药品不良反应监测中心应当对收到的定期安全性更新报告进行汇总、分析和评价，于每年 7 月 1 日前将上一年度国产药品和进口药品的定期安全性更新报告统计情况和分析评价结果报国家药品监督管理局和国家卫生健康委员会。

（三）药品重点监测

1. **重点监测要求** 药品生产企业是开展重点监测的主体。通过重点监测，药品生产企业经常考察本企业生产药品的安全性，提高药品生产企业开展药品不良反应监测的主体意识，为药品风险管理提供科学依据。药品生产企业对新药监测期内的药品和首次进口 5 年内的药品，应当开展重点监测，并按要求对监测数据进行汇总、分析、评价和报告；对本企业生产的其他药品，应当根据安全性情况主动开展重点监测。省级以上药品监督管理部门根据药品临床使用和不良反应监测情况，可以要求药品生产企业对特定药品进行重点监测；必要时，也可以直接组织药品不良反应监测机构、医疗机构和科研单位开展药品重点监测。省级以上药品监督管理部门可以联合同级卫生行政部门指定医疗机构作为监测点，承担药品重点监测工作。

2. **监测报告的评价** 省级以上药品不良反应监测机构负责对药品生产企业开展的重点监测进行监督、检查，并对监测报告进行技术评价。

（四）药品不良反应的评价和控制

在对收集到的药品不良反应报告和监测资料进行分析、评价的基础上，药品生产企业主动开展药品安全性研究，药品经营企业和医疗机构采取有效措施减少和防止药品不良反应的重复发生。药品不良反应监测机构根据药品不良反应综合分析和评价结果，提出风险管理建议。药品监督管理部门则采取责令修改药品说明，暂停生产、销售、使用和召回药品等措施，保障人民用药安全。

（五）信息管理

随着药品不良反应监测数据的增多以及公众获取药品安全信息意识的增强，为促进药品安全性信息的有效利用，建立了信息共享、反馈和发布机制，主要包括：鼓励医疗机构、药品生产企业、药品经营企业之间共享药品不良反应信息；对获取的商业秘密、个人隐私、患者和报告者信息予以保密；对收到的药品不良反应报告和监测资料进行统计和分析并以适当形式反馈。

（六）法律责任

各级药品监督管理部门、卫生行政部门和药品不良反应监测单位违反《药品不良反应报告和监测管理办法》，应承担相应的法律责任，主要包括警告、责令限期改正以及罚款等。药品生产企业、药品经营企业由所在地药品监督管理部门实施，医疗机构由所在地卫生行政部门实施，并向同级药品监督管理部门通报。

四、药品不良反应监测与药物警戒

药物警戒（pharmacovigilance，PV）的概念在 1974 年由法国首先提出，将其解释为监视、守卫，时刻准备应付可能来自药物的危害。WHO 将药物警戒定义为与发现、评价、理解和预防不良反应或其他任何可能与药物有关问题的科学研究与活动。根据 WHO 的指南性文件,药物警戒涉及的范围已经扩展到草药、传统药物和辅助用药、血液制品、生物制品、医疗器械以及疫苗等。

药物警戒从用药者安全出发,发现、评估、预防药品不良反应,要求有疑点就上报,不论药品的质量、用法、用量正常与否,更重视以综合分析方法探讨因果关系,容易被广大报告者接受。药物警戒的主要工作内容包括:①早期发现未知药品的不良反应及其相互作用;②发现已知药品的不良反应的增长趋势;③分析药品不良反应的风险因素和可能的机制;④对风险/效益评价进行定量分析,发布相关信息,促进药品监督管理和指导临床用药。

药物警戒与药品不良反应监测的最终目的都是为了提高临床合理用药的水平,保障公众用药安全,改善公众身体健康状况,提高公众的生活质量。但药物警戒扩展了监测的范围,不仅是药品不良反应,药物警戒贯穿于药物发展的始终,即从药物的研究设计就开始着手,直到上市使用的整个过程。目前,不合格药物,药物治疗错误,无药效,无足够科学根据而将药品用于未经批准的适应证急慢性中毒,与药物相关死亡率的评估,药物的滥用与误用,药物与药物、药物与食品间的相互作用,药物生产和经营的合理性等,都是药物警戒的目标。

知识拓展:药物警戒与药品不良反应监测的区别

我国的药物警戒工作已全面展开,正处于整合、理顺阶段。2004 年《药品不良反应报告与监测管理办法》的颁布,推动了我国药物警戒的发展和药品不良反应突发事件预警机制的建立。2004 年 7 月,由国家食品药品监督管理局、药品评价中心、国家药品不良反应监测中心主办的《中国药物警戒》杂志创刊。2007 年 11 月,第一届中国药物警戒研讨会召开,讨论在现有药品不良反应监测体系基础上建立药物警戒制度。国家药品监督管理部门在发布《药品不良反应信息通报》的同时也发布药物警戒快讯。2019 年版《药品管理法》明确建立了药物警戒制度,规定"国家建立药物警戒制度,对药品不良反应及其他与用药有关的有害反应进行监测、识别、评估和控制",拓展了药品不良反应监测和报告制度。

第四节　药品召回

药品召回制度与药品上市后再评价密切相关,是一种针对缺陷药品的有效管理模式。2007 年 12 月,国家食品药品监督管理局发布了《药品召回管理办法》,对药品召回具体要求作了详细规定,为药品召回提供操作依据。2019 年修订的《药品管理法》首次以法律的形式确定了药品召回制度,明确药品上市许可持有人对药品召回的主体责任,同时加大了处罚力度。

一、药品召回的概述和分类

(一) 药品召回的概念
药品召回是指药品生产企业(包括进口药品的境外制药厂商)按照规定的程序收回已上市销售的存在安全隐患的药品。其中安全隐患是指由于研发、生产等原因可能使药品具有的危及人体健康和生命安全的不合理危险。

(二) 药品召回的分类
1. **药品召回的类型**　根据提出药品召回的机构的不同,药品召回分为:

(1)主动召回:指药品生产企业对收集的药品信息进行分析,对可能存在安全隐患的药品按照《药品召回管理办法》中相关条款的要求进行调查评估,发现其存在安全隐患的,自行主动决定召回。

(2) 责令召回:指药品监督管理部门经过调查评估,认为存在安全隐患,药品生产企业应当召回药品而未主动召回的,责令药品生产企业所实施的召回。

2. **药品召回的等级**　根据药品安全隐患的严重程度,药品召回分为:

(1) 一级召回:使用该药品可能引起严重健康危害的。

(2) 二级召回:使用该药品可能引起暂时的或者可逆的健康危害的。

(3) 三级召回:使用该药品一般不会引起健康危害,但由于其他原因需要收回的。

二、药品召回的实施

(一) 药品召回相关机构的职责

1. **药品生产、经营和使用单位**　药品上市许可持有人和生产企业应是药品召回的主体,要收集药品安全的相关信息,对可能具有安全隐患的药品进行调查、评估,召回存在安全隐患的药品。药品经营企业、使用单位协助药品生产企业履行召回义务。

2. **药品监督管理部门**　国家药品监督管理部门监督全国药品召回的管理工作。召回药品的生产企业所在地省、自治区、直辖市药品监督管理部门负责药品召回的监督管理工作,其他省、自治区、直辖市药品监督管理部门配合、协助做好药品召回的有关工作。

(二) 药品安全隐患调查与评估

药品生产企业调查药品可能存在的安全隐患,同时对药品监督管理部门开展的药品安全隐患调查予以协助。药品经营企业、使用单位配合药品生产企业或者药品监督管理部门开展有关药品安全隐患的调查,提供有关资料。

(三) 药品召回的程序

1. **主动召回程序**　药品生产企业根据收集的信息,对可能存在安全隐患的药品开展召回。进口药品的境外制药厂商在境外实施药品召回,及时报告国家药品监督管理部门;在境内进行召回,由进口单位按照实施。具体主动召回程序包括:

(1) 制订召回计划:药品生产企业在作出药品召回决定后,应当制订召回计划并组织实施,一级召回在 24 小时内,二级召回在 48 小时内,三级召回在 72 小时内,通知到有关药品经营企业、使用单位停止销售和使用,同时向所在地省、自治区、直辖市药品监督管理部门报告。

(2) 提交调查评估报告和召回计划:药品生产企业在启动药品召回后,一级召回在 1 日内,二级召回在 3 日内,三级召回在 7 日内,将调查评估报告和召回计划提交给所在地省、自治区、直辖市药品监督管理部门备案。省、自治区、直辖市药品监督管理部门将收到一级药品召回的调查评估报告和召回计划报告国家药品监督管理部门。

(3) 评估药品召回计划:省、自治区、直辖市药品监督管理部门可以根据实际情况组织专家对药品生产企业提交的召回计划进行评估,认为药品生产企业所采取的措施不能有效消除安全隐患的,可以要求药品生产企业采取扩大召回范围、缩短召回时间等更为有效的措施。

(4) 变更药品召回计划:药品生产企业对上报的召回计划进行变更的,应当及时报药品监督管理部门备案。

(5) 报告药品召回进展情况:药品生产企业在实施召回的过程中,一级召回每日,二级召回每 3 日,三级召回每 7 日,向所在地省、自治区、直辖市药品监督管理部门报告药品召回进展情况。

(6) 对召回药品的处理:药品生产企业对召回药品的处理应当有详细的记录,并向药生产企业所在地省、自治区、直辖市药品监督管理部门报告。必须销毁的药品,应当在药品监督管理部门监督下销毁。

(7)召回效果的评价:药品生产企业在召回完成后,应当对召回效果进行评价,向所在地省、自治区、直辖市药品监督管理部门提交药品召回总结报告。省、自治区、直辖市药品监督管理部门应当自收到总结报告之日起 10 日内对报告进行审查,并对召回效果进行评价,必要时组织专家进行审查和评价。审查和评价结论应当以书面形式通知药品生产企业。经过审查和评价,认为召回不彻底或者需要采取更为有效的措施的,药品监督管理部门应当要求药品生产企业重新召回或者扩大召回范围。

2. 责令召回程序　药品监督管理部门作出责令召回决定,将责令召回通知书送达药品生产企业。药品生产企业在收到责令召回通知书后,通知药品经营企业和使用单位,同时制订和提交召回计划并组织实施,向药品监督管理部门报告药品召回的相关情况,进行召回药品的后续处理。药品监督管理部门对药品生产企业提交的药品召回总结报告进行审查,并对召回效果进行评价,经过审查和评价,认为召回不彻底或者需要采取更为有效的措施的,药品监督管理部门可以要求药品生产企业重新召回或者扩大召回范围。

(四) 法律责任

药品监督管理部门确认药品生产企业因违反法律、法规、规章规定造成上市药品存在安全隐患,依法给予行政处罚,但该企业已经采取召回措施主动消除或者减轻危害后果的,依照《行政处罚法》的规定从轻或者减轻处罚;违法行为轻微并及时纠正,没有造成危害后果的,不予处罚。药品生产企业召回药品的,不免除其依法应当承担的其他法律责任。药品生产、经营和使用单位违反《药品召回管理办法》,应承担相应的法律责任,主要包括警告、责令限期改正以及罚款等。

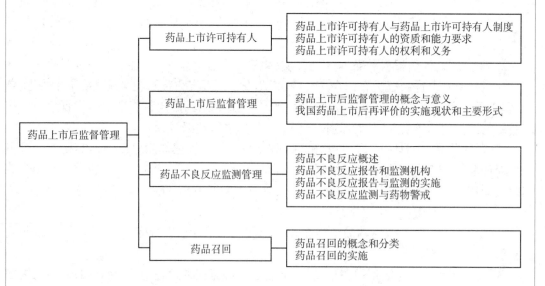

学习小结

1. 学习内容

2. 学习方法　药品上市许可持有人依法对药品研制、生产、经营、使用全过程中药品的安全性、有效性和质量可控性负责,持有人作为责任人贯穿药品全生命周期,将药品研制、生产、经营、使用等环节串联起来,同时药品监督管理也贯穿于药品全生命周期。药品风险效益评价不仅存在于药品上市前审评,对于药品上市后评价也同等重要。目前我国开展的药品上市后再评价主要是药品不良反应监测和药品召回。在本章学习中,应依据我国目前药品上市许可持有人制度,结合目前药品上市后再评价的现状,参考国外相应制度的实践经验,思考我国药品上市后再评价还需建立的相关管理制度。尤其在药品不良反应监测和药品召回制度的学习中,可结合经典案例,学习相关管理规定,提高解决实际问题的能力,进而实现理论和实践的结合。

（闫娟娟　张　婷）

复习思考题

1. 阐述药品上市许可持有人的权利和义务。
2. 药品上市后监督管理的内涵是什么？为什么要开展药品上市后监督管理？
3. 药品上市后监督管理的主要内容有哪些？
4. 我国药品上市后再评价的主要形式有哪些？
5. 依据《药品不良反应报告和监测管理办法》,药品不良反应报告形式有哪些？
6. 我国药品召回的含义是什么？如何分类和分级？

扫一扫
测一测

◇◇◇ **第九章** ◇◇◇

药物研究与药品注册管理

📝 **学习目标**

通过本章的学习,了解我国药物研究的内容、特点,药品注册管理的相关概念、分类及各类注册的程序和规定,中药注册技术要求内容,《药物非临床研究质量管理规范》的主要内容和认证管理,《药物临床试验质量管理规范》的主要内容和药物临床试验机构的备案管理,并能在实际工作中加以运用。

第一节 药物研究与药品注册概述

一、药物研究的内容

药物研究包括临床前研究和临床研究,临床前研究包括对药物的合成工艺、提取方法、剂型选择、处方筛选、制备工艺、稳定性、有效性、安全性等进行的研究,临床研究包括临床试验和生物等效性实验。不同类型的新药创新程度各不相同,其研究内容和阶段划分也就无法整齐划一。一般以创新程度最高的新化合物实体为例,将新药研究开发分为 3 个阶段,各阶段研究的内容、对象、重点和目的各不相同。

1. 新活性物质的发现与筛选 通过计算机药物分子设计或通过植物、动物、矿物、微生物、海洋生物等多种途径获取新的化学物质,并将这些物质在特定的体内外药理模型上进行筛选评价,以发现具有新颖结构类型和显著药理特性的先导化合物。在发现先导化合物后,经过处理得到一系列与先导化合物结构类似的物质,进行定量构效关系研究,以优化化合物的治疗指数,从中选择最佳化合物作为新化合物实体(new chemical entities,NCEs)。

2. 新药的临床前研究 新药临床前研究的主要任务是系统评价新的候选药物,确定其是否符合进入人体临床试验的要求。这一阶段药物在国外统称为"申请作为临床研究用新药"(investigational new drug,IND)。

新药临床前研究,包括新药的合成工艺、提取方法、理化性质及纯度、剂型选择、处方筛选、制备工艺、检验方法、质量指标、稳定性、药理、毒理、动物药代动力学研究等。中药制剂还包括原药材的来源、加工及炮制等的研究;生物制品还包括菌毒种、细胞株、生物组织等起始原材料的来源、质量标准、保存条件、生物学特征、遗传稳定性及免疫学的研究等,也包括立项过程的文献研究。

以药品注册为目的进行的药物非临床研究,应参照原国家食品药品监督管理总局发布的有关技术指导原则进行,并执行《药物非临床研究质量管理规范》(GLP)。

3. 新药的临床研究 临床研究是评价候选药物能否成为新药上市的关键阶段,这一阶段的候选药物在国外称为"新药的申请"(new drug application,NDA)。

我国的药物临床实验(包括生物等效性试验),必须经国家药品监督管理局批准,获得临床试验批件,且必须执行《药物临床试验质量管理规范》(GCP)。药品监督管理部门应当对批准的临床试验进行监督检查。

药品研究贯穿于药品从研发到淘汰的全生命周期,药品获准上市后,不意味着药品研究活动的结束,一方面由于前期研究的局限性,药品依然存在不为人知的潜在风险,需要对其在更广泛的范围内进行包括药品不良反应在内的不可控性和未知性继续追踪研究;另一方面药品仍具有开发的潜质,在已上市的药品中就有通过二次开发研究获批的新药面世。因此,药品上市许可持有人应当按照药品注册管理有关规定,持续开展上市后研究,如有必要,应依照其安全性、有效性和质量可控性的风险和产生影响的程度,提交变更申请。药品上市后变更研究的技术指导原则,由药品审评中心制定。

二、药物研究的特点

1. 知识技术密集,多学科渗透 药物的创新研究需要多学科知识技术的积累和多方面人才、技术和方法的支持。许多国外著名制药公司除了聘用药物化学、药理学等传统学科的专家外,还聘用了如分子生物学、生理学、生物化学、分子动力学等一些新兴或边缘学科的专家,并与许多学术团体建立紧密联系。

2. 高投入性 新药研发是一项庞大的系统工程,包含许多复杂的环节,研发成本高昂,并呈逐年上升的趋势。全球每年用于新药研发资金超过 1 200 亿美元,2019 年世界排名前十大制药巨头的研发投入共 820 亿美元,约占营收的 20%,其中罗氏的药物研发投入达到 120 亿美元,位于制药企业首位。我国在药物创新体系建设方面,自 2008 年起正式启动了"重大新药创制专项",鼓励新药自主研发,目的是使我国实现从"仿制药大国"到"创新药大国"以及"医药大国"到"医药强国"的转变,自专项实施以来,截至 2014 年审定中央财政投入经费 130.5 亿元。"十三五"期间重大新药创制专项中央拨款预计达 150 亿元。

3. 长周期性 新药从研究开发到上市一般都需要经过复杂而漫长的过程。20 世纪 30~50 年代是新药蓬勃发展时期,开发周期较短,2~3 年便可研发出 1 个新药。研发一个新药一般都需要 10~15 年,甚至更长的时间。

4. 高风险性 新药研究开发的风险主要体现在技术风险、市场风险、财务风险和政策风险 4 个方面。技术风险主要是指以研发部门现有的技术能力不能完全保证实现预定的技术创新所带来的风险,如新药研发技术本身存在缺陷,使药品研发面临失败可能性的风险等;财务风险主要是指由融资渠道不当、资金使用不合理等因素导致新药研发失败的风险,如资金分配、运用不合理,未能做好各阶段的资金使用计划,延缓新药研发过程,甚至导致整个新药研发失败等;市场风险主要是指新药上市后面临由市场接受能力、产品价格及竞争能力、市场需求变动等带来的风险,如新药上市后缺乏竞争优势,不能很好地占领市场,使药品研发失去意义等;政策风险是指政府对药品政策发生重大变化而给新药研发带来的风险,当国家医药产业政策大规模调整时,制药企业忽视国家相关政策变化就会发生政策风险,给制药企业带来巨大的经济损失。

5. 高效益性 虽然新药研究开发风险很高,但它同时也具有高回报、高利润、高附加值的一面。新药的利润一般可达销售额的 30% 或更多,而且药品实行专利保护,研发企业在专利期内享有市场独占权,一旦新药获得上市批准,很快就能够获得高额利润回报,特别是对于那些年销售额在 10 亿美元以上的"重磅炸弹"式专利药来说,更是如此。如由

Pharmasset 公司研制的全口服丙肝药物索非布韦、默沙东公司研制的可瑞达近年来均成为销售额突破百亿美元的药物,成为全球最快达到"年销售百亿美元"的超级"重磅炸弹"产品。

三、药品注册的概念及分类

1. 药品注册　依据《药品注册管理办法》(国家市场监督管理总局令 第 27 号)第三条,药品注册是指药品注册申请人依照法定程序和相关要求提出药物临床试验、药品上市许可、再注册等申请以及补充申请,药品监督管理部门基于法律法规和现有科学认知进行安全性、有效性和质量可控性等审查,决定是否同意其申请的活动。

申请人取得药品注册证书后,为药品上市许可持有人。

2. 药品注册的分类　按照中药、化学药和生物制品等进行分类注册管理。

中药注册按照中药创新药、中药改良型新药、古代经典名方中药复方制剂、同名同方药等进行分类。

化学药注册按照化学药创新药、化学药改良型新药、仿制药等进行分类。

生物制品注册按照生物制品创新药、生物制品改良型新药、已上市生物制品(含生物类似药)等进行分类。

中药、化学药和生物制品等药品的细化分类和相应的申报资料要求,由国家药品监督管理局根据注册药品的产品特性、创新程度和审评管理需要组织制定,并向社会公布。境外生产药品的注册申请,按照药品的细化分类和相应的申报资料要求执行。

四、我国药品注册管理的发展概况

1. 初始阶段(1963—2000 年)　我国药品的注册管理经历了曲折发展的道路,从分散管理到集中管理,从粗放式的行政规定管理逐步过渡到科学化法制化管理。中华人民共和国成立以来,先后制定了《关于药政管理的若干规定》《药品新产品管理暂行规定》《药政管理条例(试行)》《新药管理办法(试行)》等一系列药品注册管理规定、办法。

1984 年我国第一部《药品管理法》中,首次以法律形式确认了药品审批制度。1985 年 7 月卫生部发布《新药审批办法》《新生物制品审批办法》《进口药品管理办法》。1998 年国家药品监督管理局的成立和《药品管理法》的修订,更加强化了政府对药品的监督管理,取消了药品的地方标准,集中统一了新药的审批程序。1999 年,国家药品监督管理局陆续修订发布《新药审批办法》等一系列药品注册及管理的法律法规,如《新生物制品审批办法》《新药保护和技术转让的规定》《进口药品管理办法》《仿制药品审批办法》《药品研究和申报注册违规处理办法》《药物非临床研究质量管理规范》《药物临床试验质量管理规范》《药品研究机构登记备案管理办法》《药品研究实验记录暂行规定》《国家药品审评专家管理办法(试行)》《药品注册工作程序》《关于国外药品在中国注册及临床试验的规定》《关于审批国外药品临床试验的规定》等,明确药品的注册审批集中由国家药品监督管理局统一管理,我国药品注册管理的法规体系日益健全并与国际接轨。

2. 形成阶段(2001—2006 年)　2001 年 12 月我国正式加入 WTO,根据 WTO 协议之一《与贸易有关的知识产权协定》(Agreement on Trade-Related Aspects of Intellectual Property Rights,TRIPS)的宗旨、准则和有关具体规定,2002 年 10 月,国家药品监督管理部门发布了《药品注册管理办法(试行)》及其附件,同年 12 月 1 日起开始实施。2005 年国家食品药品监督管理局根据《中华人民共和国行政许可法》(以下简称《行政许可法》)要求对《药品注册管理办法(试行)》进行修订,于同年 5 月 1 日起施行。

3. 发展阶段(2007 年至今)　为了解决《药品注册管理办法(试行)》在实施过程中暴露

出一些薄弱环节,如药品注册与监督管理脱节,审评、审批标准偏低,程序不够严密,过程不够透明等问题,经反复调研论证和公开征求意见,2007年7月国家食品药品监督管理部门又修订了《药品注册管理办法》,同年10月1日起施行。最新版《药品注册管理办法》已于2020年1月15日经国家市场监督管理总局2020年第1次局务会议审议通过,自2020年7月1日起施行。《药品注册管理办法》共10章126条,在中华人民共和国境内以药品上市为目的,从事药品研制、注册及监督管理活动,适用本办法。为遵循中医药研究规律,体现中药注册特点,规范中药注册行为,促进中医药和民族医药事业发展,根据《药品注册管理办法》的有关规定,国家食品药品监督管理局组织制定了《中药注册管理补充规定》,2008年1月7日发布施行。

2008—2009年,根据《药品注册管理办法》,国家又相继出台了《药品注册现场核查管理规定》《新药注册特殊审批管理规定》《药品技术转让注册管理规定》等相关药品注册法规,使得我国药品注册管理日趋完善。为深化改革和不断完善药品注册管理体制和机制,进一步提高审评审批工作的质量和效益,2013年2月,国家食品药品监督管理局发布《关于深化药品审评审批改革进一步鼓励创新的意见》,重点集中在转变创新药审评理念、调整仿制药审评策略、加强药物临床试验质量管理、鼓励儿童药物的研制4个方面,同时起草《关于深化药品审评审批改革进一步鼓励创新的意见》,对药品技术注册审评工作进行了完善和调整。

为深化药品审评审批制度改革,进一步推进药品审评技术标准的国际化,国家食品药品监督管理总局在药品审评中心于2017年7月12日成立ICH工作办公室,2018年中国国家药品监督管理局被当选为ICH管理委员会成员。截至2020年12月,国家药品监督管理局药品审评中心已组织翻译ICH指导原则120个,其中质量指导原则Q1~Q12 41个,安全性指导原则S1~S11 18个,有效性指导原则E1~E18 30个,多学科指导原则M 31个。

为规范药品注册行为,保证药品的安全、有效和质量可控,根据《药品管理法》《中医药法》《疫苗管理法》《行政许可法》《药品管理法实施条例》等法律、行政法规,国家市场监督管理总局2020年第1次局务会议审议通过新的《药品注册管理办法》,共10章126条,自2020年7月1日起施行。新修订的《药品注册管理办法》坚持"四个最严",严格药品注册管理;深化改革创新,全面实施上市许可持有人管理制度;鼓励药品创新,持续优化药品注册审评审批制度,构建科学高效审评审批流程;突出问题导向,坚持以人民为中心,将临床急需的短缺药、儿童用药、罕见病用药、重大传染病用药、疾病防控急需疫苗和创新疫苗等明确纳入加快上市注册范围。

为配合《药品注册管理办法》实施,2020年7月8日,国家药品监督管理局组织制定了《突破性治疗药物审评工作程序(试行)》《药品附条件批准上市申请审评审批工作程序(试行)》《药品上市许可优先审评审批工作程序(试行)》,食品药品监督管理总局于2017年12月发布的《关于鼓励药品创新实行优先审评审批的意见》(食药监药化管〔2017〕126号)同时废止。为落实新修订的《药品注册管理办法》,规范药品行政许可事项审批结果证明文件式样,自2020年7月1日起,国家药品监督管理局决定启用境内、境外生产药品药品注册证书、药品再注册批准通知书、药品补充申请批准通知书(2020版)。同时,统一启用"国家药品监督管理局药品注册专用章""国家药品监督管理局药品批准证明文件附件骑缝章"。

为配合《药品注册管理办法》实施,国家药品监督管理局相继出台了《生物制品注册分类及申报资料要求》《药品注册审评结论异议解决程序(试行)》《化学药品注册分类及申报资料要求》《中药注册分类及申报资料要求》。根据《药品管理法》《药品注册管理办法》,为健全沟通交流制度,国家药品监督管理局药品审评中心于2020年12月10日发布并实施《药物研发与技术审评沟通交流管理办法》。

ER-9-1

知识拓展:
美国药品注册管理的发展概况

法规原文

第二节　药品注册管理

为规范药品注册行为,保证药品的安全、有效和质量可控,国家市场监督管理总局于2020年1月公布《药品注册管理办法》,自2020年7月1日起施行。

一、药品上市注册

(一) 药品上市许可

1. 药品上市许可申请的条件　申请人在完成支持药品上市注册的药学、药理毒理学和药物临床试验等研究,确定质量标准,完成商业规模生产工艺验证,并做好接受药品注册核查检验的准备后,提出药品上市许可申请,按照申报资料要求提交相关研究资料。经对申报资料进行形式审查,符合要求的,予以受理。

仿制药、按照药品管理的体外诊断试剂以及其他符合条件的情形,经申请人评估,认为无需或者不能开展药物临床试验,符合豁免药物临床试验条件的,申请人可以直接提出药品上市许可申请。豁免药物临床试验的技术指导原则和有关具体要求,由药品审评中心制定公布。

仿制药应当与参比制剂质量和疗效一致。申请人应当参照相关技术指导原则选择合理的参比制剂。

2. 非处方药上市许可申请　符合以下情形之一的,可以直接提出非处方药上市许可申请:①境内已有相同活性成分、适应证(或者功能主治)、剂型、规格的非处方药上市的药品。②经国家药品监督管理局确定的非处方药改变剂型或者规格,但不改变适应证(或者功能主治)、给药剂量以及给药途径的药品。③使用国家药品监督管理局确定的非处方药的活性成分组成的新的复方制剂。④其他直接申报非处方药上市许可的情形。

3. 药品通用名称的核准申请　申报药品拟使用的药品通用名称,未列入国家药品标准或者药品注册标准的,申请人应当在提出药品上市许可申请时同时提出通用名称核准申请。药品上市许可申请受理后,通用名称核准相关资料转国家药典委员会,国家药典委员会核准后反馈国家药品监督管理局药品审评中心(以下简称“药品审评中心”)。

申报药品拟使用的药品通用名称,已列入国家药品标准或者药品注册标准的,药品审评中心在审评过程中认为需要核准药品通用名称的,应当通知国家药典委员会核准通用名称并提供相关资料,国家药典委员会核准后反馈药品审评中心。

国家药典委员会在核准药品通用名称时,应当与申请人做好沟通交流,并将核准结果告知申请人。

(二) 关联审评审批

药品审评中心在审评药品制剂注册申请时,对药品制剂选用的化学原料药、辅料及直接接触药品的包装材料和容器进行关联审评。

化学原料药、辅料及直接接触药品的包装材料和容器生产企业应当按照关联审评审批制度要求,在化学原料药、辅料及直接接触药品的包装材料和容器登记平台登记产品信息和研究资料。药品审评中心向社会公示登记号、产品名称、企业名称、生产地址等基本信息,供药品制剂注册申请人选择。

药品制剂申请人提出药品注册申请,可以直接选用已登记的化学原料药、辅料及直接接触药品的包装材料和容器;选用未登记的化学原料药、辅料及直接接触药品的包装材料和容器的,相关研究资料应当随药品制剂注册申请一并申报。

药品审评中心在审评药品制剂注册申请时,对药品制剂选用的化学原料药、辅料及直接接触药品的包装材料和容器进行关联审评,需补充资料的,按照补充资料程序要求药品制剂申请人或者化学原料药、辅料及直接接触药品的包装材料和容器登记企业补充资料,可以基于风险提出对化学原料药、辅料及直接接触药品的包装材料和容器企业进行延伸检查。

仿制境内已上市药品所用的化学原料药的,可以申请单独审评审批。

化学原料药、辅料及直接接触药品的包装材料和容器关联审评通过的或者单独审评审批通过的,药品审评中心在化学原料药、辅料及直接接触药品的包装材料和容器登记平台更新登记状态标识,向社会公示相关信息。其中,化学原料药同时发给化学原料药批准通知书及核准后的生产工艺、质量标准和标签,化学原料药批准通知书中载明登记号;不予批准的,发给化学原料药不予批准通知书。未通过关联审评审批的,化学原料药、辅料及直接接触药品的包装材料和容器产品的登记状态维持不变,相关药品制剂申请不予批准。

(三) 药品注册核查

1. 药品注册核查的概念　药品注册核查,是指为核实申报资料的真实性、一致性以及药品上市商业化生产条件,检查药品研制的合规性、数据可靠性等,对研制现场和生产现场开展的核查活动,以及必要时对药品注册申请所涉及的化学原料药、辅料及直接接触药品的包装材料和容器生产企业、供应商或者其他受托机构开展的延伸检查活动。

2. 研制现场核查与生产现场核查　药品审评中心根据药物创新程度、药物研究机构既往接受核查情况等,基于风险决定是否开展药品注册研制现场核查。药品审评中心决定启动药品注册研制现场核查的,通知国家药品监督管理局食品药品审核查验中心(以下简称"食品药品审核查验中心")在审评期间组织实施核查,同时告知申请人。食品药品审核查验中心应当在规定时限内完成现场核查,并将核查情况、核查结论等相关材料反馈药品审评中心进行综合审评。

药品审评中心根据申报注册的品种、工艺、设施、既往接受核查情况等因素,基于风险决定是否启动药品注册生产现场核查。对于创新药、改良型新药、生物制品等,应当进行药品注册生产现场核查和上市前药品生产质量管理规范检查。对于仿制药等,根据是否已获得相应生产范围《药品生产许可证》且已有同剂型品种上市等情况,基于风险进行药品注册生产现场核查、上市前药品生产质量管理规范检查。

需要上市前药品生产质量管理规范检查的,由食品药品审核查验中心协调相关省、自治区、直辖市药品监督管理部门与药品注册生产现场核查同步实施。上市前药品生产质量管理规范检查的管理要求,按照药品生产监督管理办法的有关规定执行。

(四) 药品注册检验

1. 药品注册检验的概念　药品注册检验,包括标准复核和样品检验。标准复核,是指对申请人申报药品标准中设定项目的科学性、检验方法的可行性、质控指标的合理性等进行的实验室评估。样品检验,是指按照申请人申报或者药品审评中心核定的药品质量标准对样品进行的实验室检验。

与国家药品标准收载的同品种药品使用的检验项目和检验方法一致的,可以不进行标准复核,只进行样品检验。其他情形应当进行标准复核和样品检验。

2. 药品注册检验的机构　中国食品药品检定研究院或者经国家药品监督管理局指定的药品检验机构承担以下药品注册检验:①创新药;②改良型新药(中药除外);③生物制品、放射性药品和按照药品管理的体外诊断试剂;④国家药品监督管理局规定的其他药品。

境外生产药品的药品注册检验由中检院组织口岸药品检验机构实施。其他药品的注册检验,由申请人或者生产企业所在地省级药品检验机构承担。

3. 药品注册检验的时限要求　申请人完成支持药品上市的药学相关研究,确定质量标准,并完成商业规模生产工艺验证后,可以在药品注册申请受理前向中国食品药品检定研究院或者省、自治区、直辖市药品监督管理部门提出药品注册检验;申请人未在药品注册申请受理前提出药品注册检验的,在药品注册申请受理后 40 日内由药品审评中心启动药品注册检验。原则上申请人在药品注册申请受理前只能提出一次药品注册检验,不得同时向多个药品检验机构提出药品注册检验。提交的药品注册检验资料应当与药品注册申报资料的相应内容一致,不得在药品注册检验过程中变更药品检验机构、样品和资料等。

4. 境内生产药品的注册检验　境内生产药品的注册申请,申请人在药品注册申请受理前提出药品注册检验的,向相关省、自治区、直辖市药品监督管理部门申请抽样,省、自治区、直辖市药品监督管理部门组织进行抽样并封签,由申请人将抽样单、样品、检验所需资料及标准物质等送至相应药品检验机构。在药品注册申请受理后需要药品注册检验的,药品审评中心应当在受理后 40 日内向药品检验机构和申请人发出药品注册检验通知。申请人向相关省、自治区、直辖市药品监督管理部门申请抽样,省、自治区、直辖市药品监督管理部门组织进行抽样并封签,申请人应当在规定时限内将抽样单、样品、检验所需资料及标准物质等送至相应药品检验机构。

5. 境外生产药品的注册检验　境外生产药品的注册申请,申请人在药品注册申请受理前提出药品注册检验的,申请人应当按规定要求抽取样品,并将样品、检验所需资料及标准物质等送至中国食品药品检定研究院。在药品注册申请受理后需要药品注册检验的,申请人应当按规定要求抽取样品,并将样品、检验所需资料及标准物质等送至中国食品药品检定研究院。

在药品审评、核查过程中,发现申报资料真实性存疑或者有明确线索举报,或者认为有必要进行样品检验的,可抽取样品进行样品检验。审评过程中,药品审评中心也可以基于风险提出质量标准单项复核。

(五) 药品上市后变更和再注册

1. 药品上市后变更　药品上市后的变更,按照其对药品安全性、有效性和质量可控性的风险和产生影响的程度,实行分类管理,分为审批类变更、备案类变更和报告类变更。

持有人应当按照相关规定,参照由药品审评中心指定,并向社会公布的相关技术指导原则,全面评估、验证变更事项对药品安全性、有效性和质量可控性的影响,进行相应的研究工作。

(1) 审批类变更:以下变更,持有人应当以补充申请方式申报,经批准后实施:①药品生产过程中的重大变更;②药品说明书中涉及有效性内容以及增加安全性风险的其他内容的变更;③持有人转让药品上市许可;④国家药品监督管理局规定需要审批的其他变更。

(2) 备案类变更:以下变更,持有人应当在变更实施前,报所在地省、自治区、直辖市药品监督管理部门备案:①药品生产过程中的中等变更;②药品包装标签内容的变更;③药品分包装;④国家药品监督管理局规定需要备案的其他变更。

境外生产药品发生上述变更的,应当在变更实施前报药品审评中心备案。药品分包装备案的程序和要求,由药品审评中心制定发布。

(3) 报告类变更:以下变更,持有人应当在年度报告中报告:①药品生产过程中的微小变更;②国家药品监督管理局规定需要报告的其他变更。

药品上市后提出的补充申请,需要核查、检验的,参照本办法有关药品注册核查、检验程序进行。

2. 药品再注册

(1)药品再注册的申请和审批程序:药品上市许可持有人应当在药品注册证书有效期届满前6个月申请再注册。境内生产药品再注册申请由持有人向其所在地省、自治区、直辖市药品监督管理部门提出,境外生产药品再注册申请由持有人向药品审评中心提出。

药品再注册申请受理后,省、自治区、直辖市药品监督管理部门或者药品审评中心对持有人开展药品上市后评价和不良反应监测情况,按照药品批准证明文件和药品监督管理部门要求开展相关工作情况,以及药品批准证明文件载明信息变化情况等进行审查,符合规定的,予以再注册,发给药品再注册批准通知书。不符合规定的,不予再注册,并报请国家药品监督管理局注销药品注册证书。

(2)不予再注册的情形:有以下情形之一的,不予再注册:①有效期届满未提出再注册申请的;②药品注册证书有效期内持有人不能履行持续考察药品质量、疗效和不良反应责任的;③未在规定时限内完成药品批准证明文件和药品监督管理部门要求的研究工作且无合理理由的;④经上市后评价,属于疗效不确切、不良反应大或者因其他原因危害人体健康的;⑤法律、行政法规规定的其他不予再注册情形。

对不予再注册的药品,药品注册证书有效期届满时予以注销。

二、药品加快上市注册程序

(一)突破性治疗药物程序

药物临床试验期间,用于防治严重危及生命或者严重影响生存质量的疾病,且尚无有效防治手段或者与现有治疗手段相比有足够证据表明具有明显临床优势的创新药或者改良型新药等,申请人可以申请适用突破性治疗药物程序。

申请适用突破性治疗药物程序的,申请人应当向药品审评中心提出申请。符合条件的,药品审评中心按照程序公示后纳入突破性治疗药物程序。对纳入突破性治疗药物程序的药物临床试验,给予以下政策支持:①申请人可以在药物临床试验的关键阶段向药品审评中心提出沟通交流申请,药品审评中心安排审评人员进行沟通交流;②申请人可以将阶段性研究资料提交药品审评中心,药品审评中心基于已有研究资料,对下一步研究方案提出意见或者建议,并反馈给申请人。

对纳入突破性治疗药物程序的药物临床试验,申请人发现不再符合纳入条件时,应当及时向药品审评中心提出终止突破性治疗药物程序。药品审评中心发现不再符合纳入条件的,应当及时终止该品种的突破性治疗药物程序,并告知申请人。

(二)附条件批准程序

药物临床试验期间,符合以下情形的药品,可以申请附条件批准:①治疗严重危及生命且尚无有效治疗手段的疾病的药品,药物临床试验已有数据证实疗效并能预测其临床价值的;②公共卫生方面急需的药品,药物临床试验已有数据显示疗效并能预测其临床价值的;③应对重大突发公共卫生事件急需的疫苗或者国家卫生健康委员会认定急需的其他疫苗,经评估获益大于风险的。

申请附条件批准的,申请人应当就附条件批准上市的条件和上市后继续完成的研究工作等与药品审评中心沟通交流,经沟通交流确认后提出药品上市许可申请。

经审评,符合附条件批准要求的,在药品注册证书中载明附条件批准药品注册证书的有效期、上市后需要继续完成的研究工作及完成时限等相关事项。审评过程中,发现纳入附条件批准程序的药品注册申请不能满足附条件批准条件的,药品审评中心应当终止该品种附条件批准程序,并告知申请人按照正常程序研究申报。

对附条件批准的药品,药品上市许可持有人应当在药品上市后采取相应的风险管理措施,并在规定期限内按照要求完成药物临床试验等相关研究,以补充申请方式申报。对批准疫苗注册申请时提出进一步研究要求的,疫苗上市许可持有人应当在规定期限内完成研究。对附条件批准的药品,药品上市许可持有人逾期未按照要求完成研究或者不能证明其获益大于风险的,国家药品监督管理局应当依法处理,直至注销药品注册证书。

（三）优先审评审批程序

药品上市许可申请时,以下具有明显临床价值的药品,可以申请适用优先审评审批程序:①临床急需的短缺药品、防治重大传染病和罕见病等疾病的创新药和改良型新药;②符合儿童生理特征的儿童用药品新品种、剂型和规格;③疾病预防、控制急需的疫苗和创新疫苗;④纳入突破性治疗药物程序的药品;⑤符合附条件批准的药品;⑥国家药品监督管理局规定其他优先审评审批的情形。

申请人在提出药品上市许可申请前,应当与药品审评中心沟通交流,经沟通交流确认后,在提出药品上市许可申请的同时,向药品审评中心提出优先审评审批申请。符合条件的,药品审评中心按照程序公示后纳入优先审评审批程序。

对纳入优先审评审批程序的药品上市许可申请,给予以下政策支持:①药品上市许可申请的审评时限为130日;②临床急需的境外已上市境内未上市的罕见病药品,审评时限为70日;③需要核查、检验和核准药品通用名称的,予以优先安排;④经沟通交流确认后,可以补充提交技术资料。

审评过程中,发现纳入优先审评审批程序的药品注册申请不能满足优先审评审批条件的,药品审评中心应当终止该品种优先审评审批程序,按照正常审评程序审评,并告知申请人。

案例分析
答案

案例分析

国家药品监督管理局批准中药新药桑枝总生物碱片上市

2020年3月27日国家药品监督管理局网站公布:近期,国家药品监督管理局批准了桑枝总生物碱片的上市注册申请。该药的主要成分为桑枝中提取得到的总生物碱,配合饮食控制及运动,用于2型糖尿病。北京五和博澳药业有限公司为该品种的药品上市许可持有人。

本品按照优先审评程序开展技术审评,临床试验结果显示与安慰剂对照组间比较有统计学差异,可有效降低纳入突破性治疗药物程序的药品型糖尿病受试者糖化血红蛋白(HbA1c)水平。该中药新药上市,为纳入突破性治疗药物程序的药品型糖尿病患者提供了一种新的治疗选择。

请思考桑枝总生物碱片的技术审批为何可以按照优先审评程序进行？其对于我国乃至全世界的糖尿病患病群体有何意义？

（四）特别审批程序

在发生突发公共卫生事件的威胁时以及突发公共卫生事件发生后,国家药品监督管理局可以依法决定对突发公共卫生事件应急所需防治药品实行特别审批。

对实施特别审批的药品注册申请,国家药品监督管理局按照统一指挥、早期介入、快速高效、科学审批的原则,组织加快并同步开展药品注册受理、审评、核查、检验工作。特别审批的情形、程序、时限、要求等按照药品特别审批程序规定执行。

对纳入特别审批程序的药品,可以根据疾病防控的特定需要,限定其在一定期限和范围内使用。当发现其不再符合纳入条件时,应当终止该药品的特别审批程序,并告知申请人。

知识拓展:
美国新药加
速审批方案

三、药品批准证明文件的格式

对申请注册的药品,国务院药品监督管理部门应当组织药学、医学和其他技术人员进行审评,对药品的安全性、有效性和质量可控性以及申请人的质量管理、风险防控和责任赔偿等能力进行审查;符合条件的,颁发药品注册证书。

药品注册证书应载明药品批准文号、持有人、生产企业等信息。非处方药的药品注册证书还应当注明非处方药类别。经核准的药品生产工艺、质量标准、说明书和标签作为药品注册证书的附件一并发给申请人,必要时还应当附药品上市后研究要求。上述信息纳入药品品种档案,并根据上市后变更情况及时更新。

药品注册证书载明的药品批准文号的格式:①境内生产药品批准文号的格式为:国药准字 H(Z、S)+ 四位年号 + 四位顺序号;②中国香港、澳门、台湾地区生产药品批准文号的格式为:国药准字 H(Z、S)C+ 四位年号 + 四位顺序号;③境外生产药品批准文号的格式为:国药准字 H(Z、S)J+ 四位年号 + 四位顺序号;④古代经典名方中药复方制剂两类药品批准文号采用专门格式:国药准字 C+ 四位年号 + 四位顺序号。

其中,H 代表化学药,Z 代表中药,S 代表生物制品。药品批准文号,不因上市后的注册事项的变更而改变。中药另有规定的按其规定。

四、药品注册的监督管理及法律责任

(一)监督管理机构及事权

1. 国家药品监督管理局　国家药品监督管理局负责对药品审评中心等相关专业技术机构及省、自治区、直辖市药品监督管理部门承担药品注册管理相关工作的监督管理、考核评价与指导,根据需要进行药物非临床安全性评价研究机构、药物临床试验机构等研究机构的监督检查,并依法向社会公布药品注册审批事项清单及法律依据、审批要求和办理时限,向申请人公开药品注册进度,向社会公开批准上市药品的审评结论和依据以及监督检查发现的违法违规行为,接受社会监督。

2. 省、自治区、直辖市药品监督管理部门　省、自治区、直辖市药品监督管理部门应当组织对辖区内药物非临床安全性评价研究机构、药物临床试验机构等遵守《药物非临床研究质量管理规范》《药物临床试验质量管理规范》等情况进行日常监督检查,监督其持续符合法定要求。

3. 国家药品监督管理局信息中心　信息中心负责建立药品品种档案,对药品实行编码管理,汇集药品注册申报、临床试验期间安全性相关报告、审评、核查、检验、审批以及药品上市后变更的审批、备案、报告等信息,并持续更新。药品品种档案和编码管理的相关制度,由信息中心制定公布。

4. 国家药品监督管理局食品药品审核查验中心　食品药品审核查验中心负责建立药物非临床安全性评价研究机构、药物临床试验机构药品安全信用档案,记录许可颁发、日常监督检查结果、违法行为查处等情况,依法向社会公布并及时更新。药品监督管理部门对有不良信用记录的,增加监督检查频次,并可以按照国家规定实施联合惩戒。药物非临床安全性评价研究机构、药物临床试验机构药品安全信用档案的相关制度,由食品药品审核查验中心制定公布。

（二）法律责任

根据《药品管理法》《药品注册管理办法》《疫苗管理法》等规定,对药品注册中的违法行为,由药品监督管理部门及相关部门给予行政处罚。

1. 药品监督管理部门及其工作人员违法的法律责任　药品检验机构在承担药品注册所需要的检验工作时,出具虚假检验报告的,责令改正,给予警告,对单位并处 20 万元以上 100 万元以下的罚款;对直接负责的主管人员和其他直接责任人员依法给予降级、撤职、开除处分,没收违法所得,并处 5 万元以下的罚款;情节严重的,撤销其检验资格。药品检验机构出具的检验结果不实,造成损失的,应当承担相应的赔偿责任。

对不符合条件而批准进行药物临床试验、不符合条件的药品颁发药品注册证书的,撤销相关许可,对直接负责的主管人员和其他直接责任人员依法给予处分。

2. 药品注册申请人违法的法律责任　在药品注册过程中,提供虚假证明、数据、资料、样品或者采取其他手段骗取临床试验许可或者药品注册等许可的,撤销相关许可,10 年内不受理其相应申请,并处 50 万元以上 500 万元以下的罚款;情节严重的,对法定代表人、主要负责人、直接负责的主管人员和其他责任人员,处 2 万元以上 20 万元以下的罚款,10 年内禁止从事药品生产经营活动,并可以由公安机关处 5 日以上 15 日以下的拘留。

申请疫苗临床试验、注册提供虚假数据、资料、样品或者有其他欺骗行为的,由省级以上人民政府药品监督管理部门没收违法所得和违法生产、销售的疫苗以及专门用于违法生产疫苗的原料、辅料、包装材料、设备等物品,责令停产停业整顿,并处违法生产、销售疫苗货值金额 15 倍以上 50 倍以下的罚款,货值金额不足 50 万元的,按 50 万元计算;情节严重的,吊销药品相关批准证明文件,直至吊销《药品生产许可证》等,对法定代表人、主要负责人、直接负责的主管人员和关键岗位人员以及其他责任人员,没收违法行为发生期间自本单位所获收入,并处所获收入 50% 以上 10 倍以下的罚款,10 年内直至终身禁止从事药品生产经营活动,由公安机关处 5 日以上 15 日以下拘留。

在药品注册过程中,药物非临床安全性评价研究机构、药物临床试验机构等未按照规定遵守药物非临床研究质量管理规范、药物临床试验质量管理规范等的,责令限期改正,给予警告;逾期不改正的,处 10 万元以上 50 万元以下的罚款;情节严重的,处 50 万元以上 200 万元以下的罚款,责令停产停业整顿直至吊销药品批准证明文件、《药品生产许可证》《药品经营许可证》等,药物非临床安全性评价研究机构、药物临床试验机构等 5 年内不得开展药物非临床安全性评价研究、药物临床试验,对法定代表人、主要负责人、直接负责的主管人员和其他责任人员,没收违法行为发生期间自本单位所获收入,并处所获收入 10% 以上 50% 以下的罚款,10 年直至终身禁止从事药品生产经营等活动。

未经批准开展药物临床试验的,没收违法生产、销售的药品和违法所得以及包装材料、容器,责令停产停业整顿,并处 50 万元以上 500 万元以下的罚款;情节严重的,吊销药品批准证明文件、《药品生产许可证》《药品经营许可证》,对法定代表人、主要负责人、直接负责的主管人员和其他责任人员处 2 万元以上 20 万元以下的罚款,10 年直至终身禁止从事药品生产经营活动。

药物临床试验期间,发现存在安全性问题或者其他风险,临床试验申办者未及时调整临床试验方案、暂停或者终止临床试验,或者未向国家药品监督管理局报告的,以及开展生物等效性试验未备案的,责令限期改正,给予警告;逾期不改正的,处 10 万元以上 50 万元以下的罚款。

申办者有下列情形之一的,责令限期改正;逾期不改正的,处 1 万元以上万 3 元以下罚款:①开展药物临床试验前未按规定在药物临床试验登记与信息公示平台进行登记;②未按规定提交研发期间安全性更新报告;③药物临床试验结束后未登记临床试验结果等信息。

第三节 中药注册技术要求

一、中药注册技术要求概述

中药是在我国传统中医药理论指导下使用的药用物质及其制剂。中药注册应尊重中医药研发规律和突出中医药特色,坚持以临床价值为导向,鼓励中药创新研制。《药品注册管理办法》第四条规定:中药注册按照中药创新药、中药改良型新药、古代经典名方中药复方制剂、同名同方药等进行分类。明确国家鼓励运用现代科学技术和传统研究方法研制中药,建立和完善中药特点的注册分类和技术评价体系,促进中药传承创新,同时注重对中药资源的保护,促进资源可持续利用。《中药注册分类及申报资料要求》进行了细化分类。国家药品监督管理部门将持续推进中药审评审批制度改革,优化中药审评审批程序,提高审评审批效率,进一步制定和完善中药注册管理的专门技术规定,更好地促进和推动中药产业高质量发展。

二、中药注册技术要求一般原则

(一)中药注册必须体现中医药特色,遵循中医药研究规律,突出中药特色,继承传统,鼓励创新,对中药注册分类进行分类优化。

中药创新药应注重于满足尚未满足的临床需求,不再仅强调原注册分类管理中"有效成分"和"有效部位"的含量要求。中药改良型新药需体现出中药临床应用优势和特点,鼓励中药二次开发,推动已上市中药的改良与质量提升。中药注册应加强古典医籍精华的梳理和挖掘,促进中药传承发展。新增"古代经典名方中药复方制剂"注册分类,发挥中医药原创优势,促进古代经典名方向中药新药的转化。

(二)中药在预防、治疗、诊断人的疾病过程中经过了上千年时间和应用实践的检验,应结合应用历史和药物的具体情况,在注册资料要求中不能等同于化学药。

《中医药法》第三十条规定:"生产符合国家规定条件的来源于古代经典名方的中药复方制剂,在申请药品批准文号时,可以仅提供非临床安全性研究资料。具体管理办法由国务院药品监督管理部门会同中医药主管部门制定。"中药注册时进行必要的中药非临床研究内容,确定质量标准,完成商业规模生产工艺验证后,申请人评估无须开展药物临床试验,符合豁免药物临床试验条件的,申请人可以直接提出中药上市许可申请。

(三)中药注册分类应总结近年来对中药审评审批实践经验,应结合中药特点和研发实际情况,药品审评中心等专业技术机构可以根据工作需要组织与申请人进行沟通交流。

充分有效利用药品注册中沟通协调会这一机制,就进一步推进中药审评审批制度改革、加快建立符合中药特点的技术评价体系等工作进行沟通协调。广泛听取药品注册申请人在研发、生产、注册等方面的问题、意见和建议,重点就古代经典名方制剂的研发、已上市中药工艺变更、已上市老品种的二次开发等业界普遍关注的问题加强沟通交流,及时通报中药审评情况、中药审评审批改革工作的进展情况以及中药指导原则的体系建设新的进展。2016—2018 年,药品审评中心共召开各类中药沟通交流会议 140 次,10 个中药品种已被纳入优先审评目录,中药新药临床申请的年平均批准率由 47% 提高至 86%。

(四)中药的研制、注册应当注重临床实践基础,具有临床应用价值,保证中药的安全有效和质量稳定均一,保障中药材来源的稳定和资源的可持续利用,并应关注对环境保护等因素的影响。

涉及濒危野生动植物的应当符合国家有关规定。2017年12月国家食品药品监督管理总局发布《中药资源评估技术指导原则》,要求在中药产品的立项、研制、上市后等阶段均应开展药材资源评估,同时从预计消耗及可获得量、潜在风险、可持续利用措施等方面细化评估内容,加强对中药资源评估工作的规范化、系统化。科技部高度重视珍稀濒危中药资源的保护和开发利用,在规划制定方面,会同相关部委制定《中药材保护和发展规划(2015—2020年)》,顶层设计“中药资源保障”重点任务,部署了“珍稀濒危中药资源新来源开发及中药材综合利用”研究方向,包括开发珍稀濒危中药资源新来源,遴选珍稀濒危中药材的替代品,加强珍稀濒危重要人工繁育或类同品研究,开发新药材或新药用部位等研究内容,加强珍稀濒危中药材资源的研究和保护,鼓励新药源的开发和珍稀濒危中药材替代研究;积极发展生态种植技术,提高中药材生产规范化规模化产业化水平,完善中药材标准体系;加强中药资源综合利用和大健康产品开发,以科技引领中药产业绿色、生态发展,推进中药产业高质量发展。

三、中药注册技术要求内容

法规原文

为贯彻落实《药品管理法》《中医药法》,配合《药品注册管理办法》实施,国家药品监督管理局2020年9月27日发布了《中药注册分类及申报资料要求》,中药注册按照中药创新药、中药改良型新药、古代经典名方中药复方制剂、同名同方药等进行分类,其中前三类均属于中药新药。中药注册分类不代表药物研制水平及药物疗效的高低,仅表明不同注册分类的注册申报资料要求不同。

（一）中药注册分类

中药是指在我国中医药理论指导下使用的药用物质及其制剂。

1. 中药创新药　指处方未在国家药品标准、药品注册标准及国家中医药主管部门发布的《古代经典名方目录》中收载,具有临床价值,且未在境外上市的中药新处方制剂。一般包含以下情形:

（1）中药复方制剂,系指由多味饮片、提取物等在中医药理论指导下组方而成的制剂。

（2）从单一植物、动物、矿物等物质中提取得到的提取物及其制剂。

（3）新药材及其制剂,即未被国家药品标准、药品注册标准以及省、自治区、直辖市药材标准收载的药材及其制剂,以及具有上述标准药材的原动、植物新的药用部位及其制剂。

2. 中药改良型新药　指改变已上市中药的给药途径、剂型,且具有临床应用优势和特点,或增加功能主治等的制剂。一般包含以下情形:

（1）改变已上市中药给药途径的制剂,即不同给药途径或不同吸收部位之间相互改变的制剂。

（2）改变已上市中药剂型的制剂,即在给药途径不变的情况下改变剂型的制剂。

（3）中药增加功能主治。

（4）已上市中药生产工艺或辅料等改变引起药用物质基础或药物吸收、利用明显改变的。

3. 古代经典名方中药复方制剂　古代经典名方是指符合《中医药法》规定的,至今仍广泛应用、疗效确切、具有明显特色与优势的古代中医典籍所记载的方剂。古代经典名方中药复方制剂是指来源于古代经典名方的中药复方制剂。包含以下情形:

（1）按古代经典名方目录管理的中药复方制剂。

笔记栏

(2)其他来源于古代经典名方的中药复方制剂。包括未按古代经典名方目录管理的古代经典名方中药复方制剂和基于古代经典名方加减化裁的中药复方制剂。

4. 同名同方药 指通用名称、处方、剂型、功能主治、用法及日用饮片量与已上市中药相同,且在安全性、有效性、质量可控性方面不低于该已上市中药的制剂。

天然药物是指在现代医药理论指导下使用的天然药用物质及其制剂。天然药物参照中药注册分类。其他情形,主要指境外已上市境内未上市的中药、天然药物制剂。

(二)中药注册申报资料要求

中药注册申报资料项目要求适用于中药创新药、改良型新药、古代经典名方中药复方制剂以及同名同方药,申报资料要求包括行政文件和药品信息、概要、药学研究资料、药理毒理研究资料、临床研究资料5项内容。申请人需要基于不同注册分类、不同申报阶段以及中药注册受理审查指南的要求提供相应资料。申报资料应按照项目编号提供,对应项目无相关信息或研究资料,项目编号和名称也应保留,可在项下注明"无相关研究内容"或"不适用"。如果申请人要求减免资料,应当充分说明理由。申报资料的撰写还应参考相关法规、技术要求及技术指导原则的相关规定。境外生产药品提供的境外药品管理机构证明文件及全部技术资料应当是中文翻译文本并附原文。天然药物制剂申报资料项目按照本文件要求,技术要求按照天然药物研究技术要求。天然药物的用途以适应证表述。境外已上市、境内未上市的中药、天然药物制剂参照中药创新药提供相关研究资料。

1. 行政文件和药品信息 行政文件和药品信息包括:说明函、目录、申请表、产品信息相关材料、申请状态、加快上市注册程序申请、沟通交流会议、临床试验过程管理信息、药物警戒与风险管理、上市后研究、申请人/生产企业证明性文件和小微企业证明文件。上述申报资料共12项,分别对应项目编号1.0~1.11。其中1.0说明函有固定格式要求,必须提供,1.1~1.3、1.10目录、申请表、产品信息相关材料和申请人/生产企业证明性文件必须提供,1.4~1.9、1.11申请状态、加快上市注册程序申请、沟通交流会议、临床试验过程管理信息、药物警戒与风险管理、上市后研究和小微企业证明文件,如适用则提供申请资料。

2. 概要 概要包括品种概况、药学研究资料总结报告、药理毒理研究资料总结报告、临床研究资料总结报告和综合分析与评价。上述申报资料共5项,分别对应项目编号2.1~2.5。

3. 药学研究资料 药学研究资料包括处方药味及药材资源评估、饮片炮制、制备工艺、制剂质量与质量标准研究和稳定性。上述申报资料共5项,分别对应项目编号3.1~3.5。

4. 药理毒理研究资料 申请人应基于不同申报阶段的要求提供相应药理毒理研究资料。非临床安全性评价研究应当在经过GLP认证的机构开展。药理毒理研究资料包括药理学研究资料、药代动力学研究资料和毒理学研究资料。上述申报资料共3项,分别对应项目编号4.1~4.3。

5. 临床研究资料 中药注册临床研究资料申报分中药创新药、中药改良型新药、古代经典名方中药复方制剂、同名同方药、临床试验期间的变更5种不同类型要求,分别对应项目编号5.1~5.5。

(1)中药创新药(申请资料项目编号5.1):中药创新药临床研究资料分处方组成符合中医药理论、具有人用经验的创新药和其他来源的创新药2种类型,分别对应项目编号5.1.1~5.1.2。申请人在提交临床试验申请前,可基于中医药理论和人用经验、基于处方组成、给药途径和非临床安全性评价结果等,就临床试验要求与药品审评中心进行沟通交流。

(2)中药改良型新药(申请资料项目编号5.2):中药改良型新药临床研究资料包括研究背景、临床试验和临床价值评估3项,分别对应项目编号5.2.1~5.2.3。申请人可参照中药创

笔记栏

新药的相关要求,在提交临床试验申请前,就临床试验要求与药品审评中心进行沟通交流。

(3)古代经典名方中药复方制剂(申请资料项目编号 5.3):古代经典名方中药复方制剂临床研究资料分古代经典名方目录管理的中药复方制剂和其他来源于古代经典名方的中药复方制剂 2 种类型,分别对应项目编号 5.3.1~5.3.2。

(4)同名同方药(申请资料项目编号 5.4):同名同方药临床研究资料包括研究背景和临床试验 2 项,分别对应项目编号 5.4.1~5.4.2。

(5)临床试验期间的变更(申请资料项目编号 5.5):中药临床试验期间的变更资料如适用则必须提供。获准开展临床试验的药物拟增加适用人群范围(如增加儿童人群)、变更用法用量(如增加剂量或延长疗程)等,应根据变更事项提供相应的立题目的和依据、临床试验计划与方案及其附件;药物临床试验期间,发生药物临床试验方案变更、非临床或者药学的变化或者有新发现,需按照补充申请申报的,临床方面应提供方案变更的详细对比与说明,以及变更的理由和依据。同时还需要对已有人用经验和临床试验数据进行分析整理,为变更提供依据,重点关注变更对受试者有效性及安全性风险的影响。

知识拓展:
中药注册的
法律法规

第四节　药物非临床研究质量管理

药物非临床研究是新药研究的基础阶段。为了从源头上提高药物研究水平,获得关于药物的安全性、有效性、质量可控性等的数据资料,保证用药安全,根据《药品管理法》,国家药品监督管理局于 1999 年 10 月颁布了《药品非临床研究质量规范(试行)》,2003 年国家食品药品监督管理局重新修订并颁布了《药物非临床研究质量管理规范》(GLP),2017 年 6 月20 日国家食品药品监督管理总局局务会议审议通过《药物非临床研究质量管理规范》,自2017 年 9 月 1 日起施行,2003 年发布的《药物非临床研究质量管理规范》同时废止。《药物非临床研究质量管理规范》要求药品安全性评价必须在通过 GLP 认证的实验室完成。GLP是关于药品临床前研究行为和实验室条件的规范,是国际上新药安全性评价实验室共同遵循的准则,也是新药研究数据国际互认的基础。

法规原文

一、《药物非临床研究质量管理规范》的主要内容

(一) 相关术语

1. 非临床研究质量管理规范　系指有关非临床安全性评价研究机构运行管理和非临床安全性评价研究项目试验方案设计、组织实施、执行、检查、记录、存档和报告等全过程的质量管理要求。

2. 非临床安全性评价研究　系指为评价药物安全性,在实验室条件下用实验系统进行的试验,包括安全药理学试验、单次给药毒性试验、重复给药毒性试验、生殖毒性试验、遗传毒性试验、致癌性试验、局部毒性试验、免疫原性试验、依赖性试验、毒代动力学试验以及与评价药物安全性有关的其他试验。

3. 非临床安全性评价研究机构　系指具备开展非临床安全性评价研究的人员、设施设备及质量管理体系等条件,从事药物非临床安全性评价研究的单位。

4. 多场所研究　系指在不同研究机构或者同一研究机构中不同场所内共同实施完成的研究项目。该类研究项目只有一个试验方案、专题负责人,形成一个总结报告,专题负责人和实验系统所处的研究机构或者场所为"主研究场所",其他负责实施研究工作的研究机构或者场所为"分研究场所"。

5. 委托方 系指委托研究机构进行非临床安全性评价研究的单位或者个人。

6. 质量保证部门 系指研究机构内履行有关非临床安全性评价研究工作质量保证职能的部门,负责对每项研究及相关的设施、设备、人员、方法、操作和记录等进行检查,以保证研究工作符合本规范的要求。

7. 标准操作规程 系指描述研究机构运行管理以及试验操作的程序性文件。

8. 试验方案 系指详细描述研究目的及试验设计的文件,包括其变更文件。

9. 实验系统 系指用于非临床安全性评价研究的动物、植物、微生物以及器官、组织、细胞、基因等。

10. 标本 系指来源于实验系统,用于分析、测定或者保存的材料。

11. 电子数据 系指任何以电子形式表现的文本、图表、数据、声音、图像等信息,由计算机化系统来完成其建立、修改、备份、维护、归档、检索或者分发。

12. 稽查轨迹 系指按照时间顺序对系统活动进行连续记录,该记录足以重建、回顾、检查系统活动的过程,以便于掌握可能影响最终结果的活动及操作环境的改变。

13. 同行评议 系指为保证数据质量而采用的一种复核程序,由同一领域的其他专家学者对研究者的研究计划或者结果进行评审。

（二）基本要求

药物非临床安全性评价研究的相关活动应当遵守《药物非临床研究质量管理规范》。以注册为目的的其他药物临床前相关研究活动参照《药物非临床研究质量管理规范》执行。

药物非临床安全性评价研究是药物研发的基础性工作,应当确保行为规范,数据真实、准确、完整。采用其他评价方法和技术的,应当证明其科学性、适用性;应当保证全过程信息真实、准确、完整和可追溯。药物非临床安全性评价研究应当在经过 GLP 认证的机构开展,并遵守《药物非临床研究质量管理规范》。开展药物非临床研究,应当符合国家有关规定,有与研究项目相适应的人员、场地、设备、仪器和管理制度,保证有关数据、资料和样品的真实性。

委托方作为研究工作的发起者和研究结果的申报者,对用于申报注册的研究资料负责,并承担相应责任。

（三）主要内容

《药物非临床研究质量管理规范》共 9 章 45 条。其主要内容包括以下几部分:

1. 机构与人员 非临床安全性评价研究机构应建立完善的组织管理体系,设立独立的质量保证部门,配备机构负责人、质量保证部门负责人、专题负责人和相应的工作人员;人员应符合接受过与其工作相关的教育或者专业培训,具备所承担的研究工作需要的知识、工作经验和业务能力等 6 项要求;机构负责人全面负责本研究机构的运行管理,具有确保研究机构的运行管理符合本规范的要求等 16 项职责;质量保证人员具有以书面形式及时向机构负责人或者专题负责人报告检查结果,多场所研究、分研究场所的质量保证人员具有将检查结果报告给其研究机构内的主要研究者和机构负责人,以及主研究场所的机构负责人、专题负责人和质量保证人员等 8 项职责;专题负责人对研究的执行和总结报告负责,具有确保试验方案、总结报告、原始数据、标本、受试物或者对照品的留样样品等所有与研究相关的材料完整地归档保存等 11 项职责。

2. 实验设施与仪器设备

（1）实验设施:①实验动物设施:能够满足研究需要的动物设施,并能根据需要调控温度、湿度、空气洁净度、通风和照明等环境条件。动物设施条件应与所使用的实验动物级别相符,其布局应当合理,避免实验系统、受试物、废弃物等之间发生相互污染。②具备受试物和对照品的接收、保管、配制及配制后制剂保管的独立房间或者区域,并采取必要的隔离措施,以避免受试物和对照品发生交叉污染或者相互混淆,相关的设施应当满足不同受试物、对照品对于贮藏温度、湿度、光照等环境条件的要求,以确保受试物和对照品在有效期内保持稳定;受试物和对照品及其制剂的保管区域与实验系统所在的区域应当有效地隔离,以防止其对研究产生不利的影响;受试物和对照品及其制剂的保管区域应当有必要的安全措施,以确保受试物和对照品及其制剂在贮藏保管期间的安全;试验持续时间超过4周的研究,所使用的每一个批号的受试物和对照品均应当留取足够的样本,以备重新分析的需要,并在研究完成后作为档案予以归档保存。③档案保管的设施:防止未经授权批准的人员接触档案;计算机化的档案设施具备阻止未经授权访问和病毒防护等安全措施;根据档案贮藏条件的需要配备必要的设备,有效地控制火、水、虫、鼠、电力中断等危害因素;对于有特定环境条件调控要求的档案保管设施,进行充分的监测。④研究机构应当具备收集和处置实验废弃物的设施;对不在研究机构内处置的废弃物,应当具备暂存或者转运的条件。

(2)仪器设备:研究机构应当根据研究工作的需要配备相应的仪器设备,其性能应当满足使用目的,放置地点合理,并定期进行清洁、保养、测试、校准、确认或者验证等,以确保其性能符合要求;用于数据采集、传输、储存、处理、归档等的计算机化系统(或者包含有计算机系统的设备)应当进行验证。计算机化系统所产生的电子数据应当有保存完整的稽查轨迹和电子签名,以确保数据的完整性和有效性;应当有标准操作规程详细说明各仪器设备的使用与管理要求,对仪器设备的使用、清洁、保养、测试、校准、确认或者验证以及维修等应当予以详细记录并归档保存。

3. 实验系统　实验动物的使用应当关注动物福利,遵循"减少、替代和优化"的原则,试验方案实施前应当获得动物伦理委员会批准;详细记录实验动物的来源、到达日期、数量、健康情况等信息;新进入设施的实验动物应当进行隔离和检疫,以确认其健康状况满足研究的要求;研究过程中实验动物如出现患病等情况,应当及时给予隔离、治疗等处理,诊断、治疗等相应的措施应当予以记录。实验动物以外的其他实验系统的来源、数量(体积)、质量属性、接收日期等应当予以详细记录,并在合适的环境条件下保存和操作使用;使用前应当开展适用性评估,如出现质量问题应当给予适当的处理并重新评估其适用性。

4. 标准操作规范　研究机构应当制定与其业务相适应的标准操作规程(SOP),以确保数据的可靠性。公开出版的教科书、文献、生产商制定的用户手册等技术资料可以作为标准操作规程的补充说明加以使用。主要包括标准操作规程的制定、修订、管理、质量保证程序、受试物和对照品的接收、标识、保存、处理、配制、领用及取样分析等15个项目;并规定SOP的生效、销毁、制定、修订、批准、分发和存放等程序的具体要求。

5. 研究工作实施　每个试验均应当有名称或者代号,并在研究相关的文件资料及试验记录中统一使用该名称或者代号。试验中所采集的各种样本均应当标明该名称或者代号、样本编号和采集日期;每项研究开始前,均应当起草一份试验方案,由质量保证部门对其符合本规范要求的情况进行审查并经专题负责人批准之后方可生效,专题负责人批准的日期作为研究的开始日期。接受委托的研究,试验方案应当经委托方认可;对试验方案应包括的主要内容,试验方案的修改,试验数据的记录及其修改,研究过程中发生的任何偏离试验方案和标准操作规程的情况的处理,进行病理学同行评议的计划、管理、记录和报告应当符合的要求,总结报告的书写审查、内容、修改等都作出了具体规定。

6. 质量保证　研究机构应当确保质量保证工作的独立性。质量保证人员不能参与具体研究的实施,或者承担可能影响其质量保证工作独立性的其他工作;质量保证部门应当制订书面的质量保证计划,并指定执行人员,以确保研究机构的研究工作符合本规范的要求;

且应当对质量保证活动制定相应的 SOP,包括质量保证部门的运行、质量保证计划及检查计划的制定、实施、记录和报告,以及相关资料的归档保存等;明确了质量保证检查分为基于研究、基于设施和基于过程的 3 个类型;质量保证部门应当对所有遵照本规范实施的研究项目进行审核并出具质量保证声明。质量保证声明应当包含完整的研究识别信息、相关质量保证检查活动以及报告的日期和阶段。任何对已完成总结报告的修改或者补充应当重新进行审核并签署质量保证声明;质量保证人员在签署质量保证声明前,应当确认试验符合本规范的要求,遵照试验方案和标准操作规程执行,确认总结报告准确、可靠地反映原始数据。

7. 资料档案管理　专题负责人应当确保研究所有的资料在研究实施过程中或者研究完成后及时归档,最长不超过两周,按 SOP 的要求整理后,作为研究档案予以保存;研究被取消或者终止时,专题负责人应当将已经生成的研究资料作为研究档案予以保存归档;其他不属于研究档案范畴的资料,均应当定期归档保存。应当在 SOP 中对具体的归档时限、负责人员提出明确要求;档案应当由机构负责人指定的专人按 SOP 的要求进行管理,并对其完整性负责,同时应当建立档案索引以便于检索;档案的保存期限应当满足:①用于注册申报材料的研究,其档案保存期应当在药物上市后至少 5 年;②未用于注册申报材料的研究(如终止的研究),其档案保存期为总结报告批准日后至少 5 年;③其他不属于研究档案范畴的资料应当在其生成后保存至少 10 年;档案保管期满时,可对档案采取包括销毁在内的必要处理,所采取的处理措施和过程应当按照 SOP 进行,并有准确的记录;对于质量容易变化的档案,应当以能够进行有效评价为保存期限;研究机构出于停业等原因不再执行本规范的要求、且没有合法的继承者时,其保管的档案应当转移到委托方的档案设施或者委托方指定的档案设施中进行保管,直至档案最终的保管期限。

8. 委托方　委托方作为研究工作的发起者和研究结果的申报者,对用于申报注册的研究资料负责,并承担理解本规范的要求,尤其是机构负责人、专题负责人、主要研究者的职责要求;委托非临床安全性评价研究前,通过考察等方式对研究机构进行评估,以确认其能够遵守本规范的要求进行研究等 6 项责任。

二、《药物非临床研究质量管理规范》认证管理

GLP 认证是指国家药品监督管理局对药物非临床安全性评价研究机构的组织管理体系、人员、实验设施、仪器设备、试验项目的运行与管理等进行检查,并对其是否符合 GLP 作出评定。

为进一步加强药物非临床研究的监督管理,国家食品药品监督管理局对 2003 年 10 月 1 日起施行的《药物非临床研究质量管理规范检查办法(试行)》进行了修订,进一步规范了认证检查、审核、公告的程序和要求,于 2007 年 4 月 16 日发布施行了《药物非临床研究质量管理规范认证管理办法》。国家药品监督管理局主管全国 GLP 认证管理工作,省级药品监督管理部门负责本行政区域内药物非临床安全性评价研究机构的日常监督管理工作。为促进 GLP 认证与新药注册的有机结合,自 2007 年 1 月 1 日起,未在国内上市销售的化学原料药及其制剂、生物制品;未在国内上市销售的从植物、动物、矿物等物质中提取的有效成分、有效部位及其制剂和从中药、天然药物中提取的有效成分及其制剂;中药注射剂的新药非临床安全性评价研究必须在经过 GLP 认证,符合 GLP 要求的实验室进行。

GLP 认证程序包括:申请与受理、资料检查与现场检查通知、现场检查、认证批准。现场检查一般按照首次会议、现场检查与取证、综合评定、末次会议程序进行。对经申报、资料审查与现场检查符合 GLP 要求的,国家药品监督管理局发给申请机构 GLP 认证批件,并通过局政府网站予以公告。另外,国家药品监督管理局对已通过 GLP 认证的药物非临床研究

机构进行随机检查、有因检查和 3 年一次的定期检查,并规定了定期检查的程序要求。至 2020 年 12 月,我国共 137 家非临床安全性评价研究机构通过了 GLP 认证。

第五节　药物临床试验质量管理

药物的临床研究包括新药临床试验(含生物等效性试验)和上市药物的再评价。《药物临床试验管理规范》(GCP)是药物临床试验全过程的质量标准,其目的在于保证临床试验过程的规范,数据和结果的科学、真实、可靠,保护受试者的权益和安全。根据《药品管理法》,卫生部于 1998 年 3 月颁布了《药品临床试验管理规范(试行)》,国家药品监督管理局于 1999 年 9 月 1 日颁布施行修订后的《药品临床试验管理规范》,2003 年国家食品药品监督管理局重新修订并颁布了《药物临床试验质量管理规范》,2020 年 4 月 23 日国家药品监督管理局会同国家卫生健康委员会发布了修订后的《药物临床试验质量管理规范》,自 2020 年 7 月 1 日起施行。

法规原文

一、《药物临床试验管理规范》的主要内容

药品凡进行各期临床试验,包括人体生物利用度或生物等效性试验,均需按 GCP 执行。GCP 三个核心内容为:保护受试者的权益和安全、保证临床试验过程的规范和试验数据和结果的科学、真实、可靠。GCP 规定了其保护受试者权益的原则,即所有以人为对象的研究必须符合《世界医学大会赫尔辛基宣言》和国际医学科学组织委员会颁布的《人体生物医学研究国际道德指南》的道德原则。

(一) 相关术语

1. 临床试验　系指以人体(患者或健康受试者)为对象的试验,意在发现或验证某种试验药物的临床医学、药理学以及其他药效学作用、不良反应,或者试验药物的吸收、分布、代谢和排泄,以确定药物的疗效与安全性的系统性试验。

2. 独立的数据监查委员会(数据和安全监查委员会,监查委员会,数据监查委员会)　系指由申办者设立的独立的数据监查委员会,定期对临床试验的进展、安全性数据和重要的有效性终点进行评估,并向申办者建议是否继续、调整或者停止试验。

3. 伦理委员会　系指由医学、药学及其他背景人员组成的委员会,其职责是通过独立地审查、同意、跟踪审查试验方案及相关文件、获得和记录受试者知情同意所用的方法和材料等,确保受试者的权益、安全受到保护。

4. 研究者　系指实施临床试验并对临床试验质量及受试者权益和安全负责的试验现场的负责人。

5. 申办者　系指负责临床试验的发起、管理和提供临床试验经费的个人、组织或者机构。

6. 弱势受试者　系指维护自身意愿和权利的能力不足或者丧失的受试者,其自愿参加临床试验的意愿,有可能被试验的预期获益或者拒绝参加可能被报复而受到不正当影响。包括:研究者的学生和下级、申办者的员工、军人、犯人、无药可救疾病的患者、处于危急状况的患者、入住福利院的人、流浪者、未成年人、无能力知情同意的人等。

7. 公正见证人　系指与临床试验无关,不受临床试验相关人员不公正影响的个人,在受试者或者其监护人无阅读能力时,作为公正的见证人,阅读知情同意书和其他书面资料,并见证知情同意。

8. 监查　系指监督临床试验的进展,并保证临床试验按照试验方案、标准操作规程和相关法律法规要求实施、记录和报告的行动。

9. 稽查　系指对临床试验相关活动和文件进行系统的、独立的检查,以评估确定临床试验相关活动的实施、试验数据的记录、分析和报告是否符合试验方案、标准操作规程和相关法律法规的要求。

10. 检查　系指药品监督管理部门对临床试验的有关文件、设施、记录和其他方面进行审核检查的行为,检查可以在试验现场、申办者或者合同研究组织所在地,以及药品监督管理部门认为必要的其他场所进行。

11. 试验方案　系指说明临床试验目的、设计、方法学、统计学考虑和组织实施的文件。试验方案通常还应当包括临床试验的背景和理论基础,该内容也可以在其他参考文件中给出。试验方案包括方案及其修订版。

12. 试验用药品　系指用于临床试验的试验药物、对照药品。

13. 设盲　系指临床试验中使一方或者多方不知道受试者治疗分配的程序。单盲一般指受试者不知道,双盲一般指受试者、研究者、监查员以及数据分析人员均不知道治疗分配。

（二）主要内容

《药物临床试验质量管理规范》共 9 章 83 条。其主要内容包括以下几部分:

1. 伦理委员会　伦理委员会的职责是保护受试者的权益和安全,应当特别关注弱势受试者。应当对临床试验的科学性和伦理性进行审查。在审查文件中,伦理委员会可以要求提供知情同意书内容以外的资料和信息,以更好地判断在临床试验中能否确保受试者的权益和安全以及基本医疗。应当审查是否存在受试者被强迫、利诱等不正当的影响而参加临床试验,确保知情同意书、提供给受试者的其他书面资料说明了给受试者补偿的信息,包括补偿方式、数额和计划,明确伦理委员会有权暂停、终止未按照相关要求实施,或者受试者出现非预期严重损害的临床试验。应当对正在实施的临床试验定期跟踪审查,审查的频率应当根据受试者的风险程度而定,但至少一年审查一次。对伦理委员会的组成和运行、应当建立并执行的书面文件也作了相关要求,并规定伦理委员会应当保留伦理审查的全部记录,且所有记录应当至少保存至临床试验结束后 5 年。

2. 研究者　实施临床试验并对临床试验质量及受试者权益和安全负责的试验现场的负责人,具备授权和监管职责。研究者和临床试验机构授权临床试验机构以外的单位承担试验相关的职责和功能应当获得申办者同意;具备相应的资格和要求以及完成临床试验所需的必要条件;对申办者提供的试验用药品具有相应的管理责任,试验用药品管理的记录应当包括日期、数量、批号/序列号、有效期、分配编码、签名等,研究者应当保存每位受试者使用试验用药品数量和剂量的记录,试验用药品的使用数量和剩余数量应当与申办者提供的数量一致。

在临床试验前,研究者必须遵循《世界医学大会赫尔辛基宣言》的伦理原则,实施知情同意并形成知情同意书等书面文件来保护受试者、儿童等的权益和安全;研究人员不得采用强迫、利诱等不正当的方式影响受试者参加或者继续临床试验;受试者或者其监护人以及执行知情同意的研究者应当在知情同意书上分别签名并注明日期,如非受试者本人签署,应当注明关系;在病史记录中应当记录受试者知情同意的具体时间和人员;若研究者未获得伦理委员会书面同意,不能筛选受试者。

在临床试验过程中,研究者应当正确、安全地实施临床试验并对生物等效性试验的临床试验用药品进行随机抽取留样,临床试验机构至少保存留样至药品上市后 2 年,临床试验机构可将留存样品委托具备条件的独立的第三方保存,但不得返还申办者或者与其利益相关的第三方；研究者必须严格遵守试验方案，未经申办者和伦理委员会的同意，研究者不得修改或者偏离试验方案，但不包括为了及时消除对受试者的紧急危害或者更换监查员、电话号码等仅涉及临床试验管理方面的改动，研究者或者其指定的研究人员应当对偏离试验方案予以记录和解释；遵守临床试验的随机化程序；承担所有与临床试验有关的医学决策责任；对受试者给予适合的医疗处理，尤其当研究者意识到受试者存在合并疾病需要治疗时，应当告知受试者，并关注可能干扰临床试验结果或者受试者安全的合并用药，采取措施来避免使用试验方案禁用的合并用药；同时，受试者可以无理由退出临床试验，研究者在尊重受试者个人权利的同时，应当尽量了解其退出理由。

除试验方案或者其他文件（如研究者手册）中规定不需立即报告的严重不良事件外，研究者应当立即向申办者书面报告所有严重不良事件；严重不良事件报告和随访报告应当注明受试者在临床试验中的鉴认代码，而不是受试者的真实姓名、公民身份号码和住址等身份信息；试验方案中规定的、对安全性评价重要的不良事件和实验室异常值，应当按照试验方案的要求和时限向申办者报告。

在提前终止或者暂停临床试验时，研究者应当及时通知受试者，并给予受试者适当的治疗和随访。临床试验中的试验记录和报告，研究者应当确保其是从临床试验的源文件和试验记录中获得的，是准确、完整、可读和及时的；以患者为受试者的临床试验，相关的医疗记录应当载入门诊或者住院病历系统；研究者应当确保病例报告表中数据应当与源文件一致。

3. 申办者 申办者应当免费向受试者提供试验用药品，支付与临床试验相关的医学检测费用，将受试者的权益和安全以及临床试验结果的真实、可靠作为临床试验的基本考虑。同时负责向研究者和临床试验机构提供试验用药品，明确规定试验用药品的贮存温度、运输条件、贮存时限、药物溶液的配制方法和过程，以及药物输注的装置要求等；在临床试验获得伦理委员会同意和药品监督管理部门许可或者备案之前，申办者不得向研究者和临床试验机构提供试验用药品。申办者负责药物试验期间试验用药品的安全性评估，在收到任何来源的安全性相关信息后，应当向药品监督管理部门和卫生健康主管部门报告可疑且非预期严重不良反应。此外，申办者与研究者和临床试验机构签订的合同，应当明确试验各方的责任、权利和利益，以及各方应当避免的、可能的利益冲突。合同内容中应当包括：临床试验的实施过程中遵守本规范及相关的临床试验的法律法规；执行经过申办者和研究者协商确定的、伦理委员会同意的试验方案；遵守数据记录和报告程序；同意监查、稽查和检查；临床试验相关必备文件的保存及其期限；发表文章、知识产权等的约定。申办者可以将其临床试验的部分或者全部工作和任务委托给合同研究组织，但申办者仍然是临床试验数据质量和可靠性的最终责任人，应当监督合同研究组织承担的各项工作，合同研究组织应当实施质量保证和质量控制。同时，申办者应当向研究者和临床试验机构提供试验方案和最新的研究者手册，其内容包括试验药物的化学、药学、毒理学、药理学和临床的资料和数据。研究者手册的目的是帮助研究者和参与试验的其他人员更好地理解和遵守试验方案。此外，在临床试验的稽查方面，药品监督管理部门根据工作需要，可以要求申办者提供稽查报告。

试验药物制备应当符合临床试验用药品生产质量管理相关要求，申办者应建立临床试验的质量管理体系，指定有能力的医学专家及时对临床试验的相关医学问题进行咨询，选用有资质的生物统计学家、临床药理学家和临床医生等参与试验，包括设计试验方案和病例报告表、制订统计分析计划、分析数据、撰写中期和最终的试验总结报告。临床试验开始前，申办者应当有书面文件明确参加临床试验的各中心研究者的职责，向药品监督管理部门提交相关的临床试验资料，并获得临床试验的许可或者完成备案。递交的文件资料应当注明版本号及版本日期。在临床试验过程中，申办者基于风险进行质量管理，建立系统的、有优先顺序的、基于风险评估的方法,对临床试验实施监查;使用受试者鉴认代码,鉴别每一位受试者的所有临床试验数据,明确试验记录的查阅权限,盲法试验揭盲以后,申办者应当及时把受试者的试验用药品情况书面告知研究者。申办者也可以建立独立的数据监查委员会,定期评价临床试验的进展情况,保证电子数据管理系统的安全性,未经授权的人员不能访问,制订监查计划时,应当特别强调保护受试者的权益,保证数据的真实性,保证应对临床试验中的各类风险。

4. 试验方案 试验方案应当清晰、详细、可操作。试验方案在获得伦理委员会同意后方可执行。试验方案通常包括基本信息、研究背景资料、试验目的、试验设计、实施方式(方法、内容、步骤)等内容,同时包括临床和实验室检查的项目内容。对临床试验的评价应作详细规定,包括有效性评价和安全性评价。应对试验方案中受试者标准及治疗、访视和随访计划、临床试验质量控制与保证、相关伦理学、数据的采集与管理等内容作相应规定。

5. 研究者手册 申办者提供的研究者手册是关于试验药物的药学、非临床和临床资料的汇编,其内容包括试验药物的化学、药学、毒理学、药理学和临床的资料和数据。研究者手册的目的是帮助研究者和参与试验的其他人员更好地理解和遵守试验方案,帮助研究者理解试验方案中诸多关键的基本要素,包括临床试验的给药剂量、给药次数、给药间隔时间、给药方式等,主要和次要疗效指标和安全性的观察和监测。研究者手册应当让研究者清楚地理解临床试验可能的风险和不良反应,以及可能需要的特殊检查、观察项目和防范措施。申办者应当制定研究者手册修订的书面程序。在临床试验期间至少一年审阅研究者手册一次。对研究者手册具体内容作详细规定,包括目录条目、摘要、前言、试验药物安全性和有效性、非临床研究介绍、非临床药理研究介绍、毒理学介绍等。同时,规定中药民族药研究者手册中还应当注明组方理论依据、筛选信息、配伍、功能、主治、已有的人用药经验、药材基源和产地等;来源于古代经典名方的中药复方制剂,注明其出处;相关药材及处方等资料。

6. 必备文件管理 临床试验必备文件是用于证明研究者、申办者和监查员在临床试验过程中遵守了本规范和相关药物临床试验的法律法规要求。必备文件是申办者稽查、药品监督管理部门检查临床试验的重要内容,并作为确认临床试验实施的真实性和所收集数据完整性的依据。用于申请药品注册的临床试验,必备文件应当至少保存至试验药物被批准上市后5年;未用于申请药品注册的临床试验,必备文件应当至少保存至临床试验终止后5年。应对保存临床试验必备文件的场所和条件及必备文件档案管理作明确规定。同时,应对必备文件中数据的查阅、录入及更正等作相应规定。2020年6月,国家药品监督管理局组织制定了《药物临床试验必备文件保存指导原则》,进一步指导和规范了药物临床试验必备文件的保存。

(三)基本要求

一般临床试验分为Ⅰ、Ⅱ、Ⅲ、Ⅳ期。新药在批准上市前,申请新药注册应当进行Ⅰ、Ⅱ、Ⅲ期临床试验。经批准,特殊情况可仅进行Ⅱ期、Ⅲ期临床试验或仅进行Ⅲ期临床试验。各期临床试验的目的和主要内容如下:

Ⅰ期临床试验:初步的临床药理学及人体安全性评价试验。其目的是观察人体对于药物的耐受程度和药代动力学,为制订给药方案提供依据。本期临床试验除麻醉品药品和第一类精神药品品种外,一般选择健康人为受试对象。各类新药临床实验的最低病例组数20~30例。

Ⅱ期临床试验:治疗作用初步评价阶段。其目的是初步评价该药物对目标适应证患者的治疗作用和安全性,也包括为Ⅲ期临床试验研究设计和给药剂量方案的确定提供依据。此阶段的研究设计可以根据具体的研究目的,采用多种形式,包括随机盲法对照临床试验。

各类新药临床实验(除预防用生物制品)最低病例组数为 100 例;预防用生物制品最低病例组数为 300 例;根据实际情况还应设对照组病例数。

Ⅲ期临床试验:治疗作用确证阶段。其目的是进一步验证该药物对目标适应证患者的治疗作用和安全性,评价利益与风险关系,最终为药物注册申请的审查提供充分的依据。试验一般应为具有足够样本量的多中心随机盲法对照试验。各类新药临床试验(除预防用生物制品)最低病例组数为 300 例;预防用生物制品最低病例组数为 500 例。

Ⅳ期临床试验:新药上市后应用研究阶段。其目的是考察在广泛使用条件下的药物疗效和不良反应,评价其在普通或特殊人群中使用的利益与风险关系以及改进给药剂量等。中药、天然药物、化学药最低病例组数为 2 000 例,不设对照组。生物等效性试验,是指用生物利用度研究的方法,以药代动力学参数为指标,比较同一种药物的相同或者不同剂型的制剂,在相同的试验条件下,其活性成分吸收程度和速度有无统计学差异的人体试验,一般为18~24 例。一般仿制药的研制需要进行生物等效性试验。生物利用度是保证药品内在质量的重要指标,而生物等效性则是保证含同一药物的不同制剂质量一致性的主要依据。生物等效性研究的目的是比较等量同一药物的不同制剂生物利用度是否相同,以评价使用时不同制剂是否具有相同的有效性和安全性。

二、药物临床试验机构管理规定

申请承担药物临床试验的医疗机构需具备相应的药物临床试验条件,如药物临床试验机构的组织管理、研究人员、设备设施、管理制度、SOP、伦理委员会等应满足承担药物临床试验的基本条件。2019 年 11 月 29 日,国家药品监督管理局会同国家卫生健康委员会制定了《药物临床试验机构管理规定》,2019 年 12 月 1 日起施行,药物临床试验机构由资质认定改为备案管理。预进行药物临床试验的机构应当符合本规定条件,实行备案管理,仅开展与药物临床试验相关的生物样本等分析的机构,无须备案。国家药品监督管理局负责组织建立备案系统,国家药品监督管理局食品药品审核查验中心负责日常维护和管理工作,药品监督管理部门、卫生健康主管部门根据各自职责负责药物临床试验机构的监督管理工作。

药物临床试验机构应对其机构及专业的技术水平、设施条件及特点进行评估,评估符合规定要求后,按照备案平台要求填写组织管理架构、设备设施、研究人员、临床试验专业、伦理委员会、标准操作规程等备案信息,上传评估报告,备案平台将自动生成备案号;增加临床试验专业,应形成新增专业评估报告,填录相关信息并上传评估报告;新药 Ⅰ 期临床试验或者临床风险较高、需要临床密切监测的药物临床试验,应当由三级医疗机构实施;疾控机构开展疫苗临床试验,由备案的省级以上疾控机构负责药物临床试验的管理,并承担主要法律责任。

国家药品监督管理局会同国家卫生健康委建立药物临床试验机构国家检查员库,根据监管和审评需要,对药物临床试验机构进行监督检查。省级药品监督管理部门、省级卫生健康主管部门根据药物临床试验机构自我评估情况、开展药物临床试验情况、既往监督检查情况等,对本行政区域内药物临床试验机构开展日常监督检查。对于新备案的药物临床试验机构或者增加临床试验专业、地址变更的,需在 60 个工作日内开展首次监督检查。未按照本规定备案的,国家药品监督管理部门不接受其完成的药物临床试验数据用于药品行政许可。至 2020 年 12 月,全国已有 1 039 家医疗机构备案成功,在备案系统完成备案的医疗机构、疾控机构方可开展临床试验。自 2020 年 12 月 1 日起,申办者应当选取已经在备案系统备案的药物临床试验机构开展临床试验。

学习小结

1. 学习内容

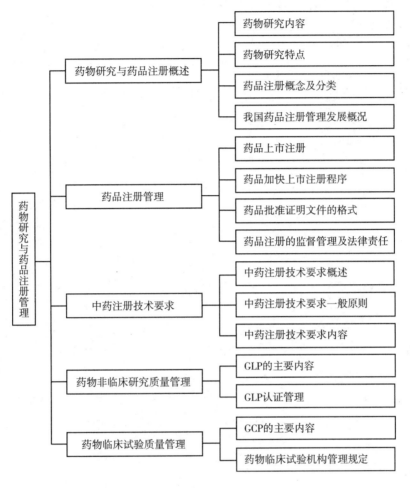

2. 学习方法 本章通过阅读相应的药事管理法规文件,主要介绍了我国药物研究与注册管理的具体规定,我国药品注册管理的发展,药品注册的概念和分类,中药注册的技术要求,药物的非临床研究质量管理与药物临床试验质量管理。药品注册管理是保证药品安全、有效和质量可控的关键环节,根据教学大纲要求,为了比较全面地掌握本章的学习内容,建议学生在了解我国药物研究与药品注册管理的概况的基础上,结合《药品注册管理办法》等相关法律法规、案例分析与知识链接等深入理解我国有关药物研究与药品注册管理的相关法律法规,在理解的基础上,对药品注册管理系统进行深入了解。

（王英姿 吴平安 马爱迪）

复习思考题

1. 分析我国药物研究中存在的问题并提出解决办法。
2. 简述中药注册技术要求一般原则。

笔记栏

扫一扫
测一测

3. 什么是古代经典名方中药复方制剂,包括哪两种情形?

4. 在何种情况下,申请人可以申请适用突破性治疗药物程序? 可获得哪些政策支持?

5. 简述质量保证部门的定义及相关职能。

6. 研究者和临床试验机构完成临床试验所需的必要条件有哪些?

第十章

药品生产管理

学习目标

通过本章学习,了解药品生产和药品生产企业的概念、特点以及药品生产管理的内涵,我国药品生产管理的概况,药用辅料和药包材的生产管理,中药材、中药饮片生产质量管理,化学药品原料及制剂生产质量管理等;能应用药品生产管理知识和相关的法律法规从事药品生产活动,分析解决药品生产的实际问题,生产出安全、有效的合格药品。

第一节 药品生产管理概述

一、药品生产

(一)药品生产的概念

在我国,药品分化学药品和中药两大类。化学药品的生产系指将原料加工制成能供医疗应用的药品的过程,分为原料药生产和制剂生产两大类。中药的生产分中药材、中药饮片、中成药、中药配方颗粒等。

1. 原料药的生产 原料药是药物制剂生产的原料,一般包括植物、动物或其他生物产品、无机元素、无机化合物和有机化合物。原料药的生产根据原材料性质的不同、加工制造方法不同,大致可分为:

(1)生药的加工制造:生药一般来自植物和动物的生物药材,生药的加工制造主要是对植物或动物机体、器官或其分泌物进行干燥、加工处理。我国传统用中药的加工处理称为炮制,中药材经过蒸、炒、炙、煅等炮制操作制成中药饮片,在中成药生产及临床上有广泛的用途。

(2)药用无机元素和无机化合物的加工制造:主要采用无机化工方法生产药品,但药品质量要求严格,其生产方法与同品种化工产品并不完全相同。

(3)药用有机化合物的加工制造:①从天然动植物提取分离制备。从天然资源制取的药品类别繁多,制备方法亦不同,主要包括有以植物为原料的药品的提取分离和以动物为原料的药品的提取分离。②用化学合成法制备药品。随着科学技术和生产水平的不断提高,许多早年以天然物为来源的药品,已逐渐改用合成法或半合成法进行生产,如维生素、甾体、激素等。随着药品技术的进步,这种药品生产方式会越来越普遍。③用生物技术生产药品。生物技术包括普通生物技术或基因工程、细胞工程、蛋白质工程、发酵工程等,生物材料有微生物、细胞、各种动物和人源的细胞及体液等。采用先进适宜的生物技术对化学、中药、生化药品进行改造,可促进药品生产的升级。

2. 药物制剂的生产　由各种来源和不同方法制得的原料药,进一步制成适合于医疗或预防应用的形式(即药物剂型,如片剂、注射剂、胶囊剂、丸剂、栓剂、软膏剂、气雾剂等)的过程,称药物制剂的生产。各种不同的剂型有不同的加工制造方法。

3. 中药材的生产　指药用植物的种植、栽培,药用动物的养殖,矿物药的采集以及采收加工。中药材是生产中药饮片的原料。

4. 中药饮片的生产　指将中药材按省级炮制规范或《中国药典》等标准,经过净选、切制、炮炙等加工,使之直接供中医临床调配处方用。中药饮片还是生产中成药的原料。

5. 中成药的生产　指将中药用现代制剂技术制造为药物剂型,如片剂、注射剂、胶囊剂、丸剂、栓剂、软膏剂、气雾剂等的过程。

6. 中药配方颗粒的生产　指将中药用现代提取技术,经瞬时灭菌、真空浓缩、喷雾干燥等制成颗粒,直接供中医临床调配处方用。

(二) 药品生产应遵循的规定

1. 药品生产遵循的依据和生产记录规定　生产新药或已有国家标准的药品(没有实施批准文号管理的中药材和中药饮片除外),须经国务院药品监督管理部门批准,并取得药品批准文号。实施批准文号管理的中药材和中药饮片,其品种目录由国务院药品监督管理部门会同国务院中医药管理部门制定。

药品生产(中药饮片的炮制除外)必须按照国家药品标准和国务院药品监督管理部门批准的生产工艺进行生产。药品生产企业改变影响药品质量的生产工艺的,必须报原批准部门审核批准。

《药品生产质量管理规范》第一百八十四条规定,所有药品的生产和包装均应当按照批准的工艺规程和操作规程进行操作并有相关记录,以确保药品达到规定的质量标准,并符合药品生产许可和注册批准的要求。

生产药品必须有生产记录,生产记录必须完整准确。

2. 对原辅料的规定　"原料"是指生产药品所需的原材料;"辅料"是指生产药品和调配处方时所用的赋形剂和附加剂。

《药品管理法》第四十五条规定,生产药品所需的原料、辅料,应当符合药用要求、《药品生产质量管理规范》的有关要求。

《药品管理法实施条例》对原料药作了更为详细的要求:"药品生产企业生产药品所使用的原料药,必须具有国务院药品监督管理部门核发的药品批准文号或者进口药品注册证书、医药产品注册证书;但是未实施批准文号管理的中药材、中药饮片除外。"

《药品生产质量管理规范》规定,药品生产所用的原辅料、与药品直接接触的包装材料应当符合相应的质量标准。

3. 关于药品生产检验的规定　药品生产检验是药品生产企业对其生产的药品进行的检验,与药品监督检验性质不同,其目的是发现药品生产中的不合格品,使之不流入下道工序,确保出厂的药品达到国家药品标准。

《药品管理法》规定,药品生产企业必须对其生产的药品进行质量检验;不符合国家药品标准或者不按照省、自治区、直辖市人民政府药品监督管理部门制定的中药饮片规范炮制的不得出厂。

4. 中药饮片生产　中药饮片必须按照国家药品标准炮制;国家药品标准没有规定的,必须按照省、自治区、直辖市人民政府药品监督管理部门制定的炮制规范炮制。省、自治区、直辖市人民政府药品监督管理部门制定的炮制规范应当报国务院药品监督管理部门备案。

二、药品生产企业

国家药品监督管理局 2020 年 8 月 5 日发布的 2020 年度统计年报称,截至 2019 年年底,全国实有原料药和制剂生产企业 4 529 家,医疗器械生产企业 1.8 万家。药品生产企业的生产条件和生产过程直接决定所生产药品的质量,是保证药品质量的关键环节。因此,药品生产企业承担着保证药品质量的首要责任。为了保证药品生产质量,药品生产企业必须具备必要的条件,遵循必要的行为规则。

（一）药品生产企业的概念

药品生产企业是应用现代科学技术,自主地进行药品的生产和经营活动,以盈利为目的,实行独立核算、自负盈亏、照章纳税、具有法人地位的经济实体。药品生产企业分专营企业和兼营企业。

（二）药品生产企业的类型

药品生产企业是我国国民经济的重要组成部分。按所有制类型可分为公有制企业和非公有制企业,后者如私营企业、股份公司、合资企业、外资企业等;按企业承担经济责任的不同可分为无限责任公司、有限责任公司、股份有限公司;按企业的规模可分为特大型制药企业、大型制药企业、中型制药企业、小型制药企业;按所生产的产品大致可分为化学药生产企业(包括原料和制剂)、中成药生产企业、生化制药企业、中药饮片生产企业、医用卫生材料生产企业、生物制品生产企业等。

三、药品生产管理

（一）药品生产管理是药事管理的重要内容之一

药品生产管理是对药品生产系统进行的管理活动,包括生产政策与计划的制订、生产过程组织与劳动组织等多方面内容,涉及人员、设备、原材料、物料、工艺、生产环境等诸多因素。药品生产管理的目的是及时、足量、经济地生产出市场需要的符合法定质量标准的药品。

药品质量是在生产过程中形成的,因此药品生产管理是保证和提高药品质量的关键环节。此外,药品生产管理既有与其他一般产品生产管理的共性,又必须把握和体现药品生产的特征。首先,药品是商品,药品生产管理与一般商品生产的管理有着相同的基本内容和本质要求,应遵循经济理论和经济规律、遵循管理的基本原理。其次,药品是特殊商品,直接影响或决定着人的生命与健康,具有作用两重性、质量检验与判定的专业性、质量检验的破坏性等诸多特性,药品只有达到或符合特定的标准,才能保证其质量可靠。应坚持质量第一,预防为主的原则,执行强制性的质量标准,实行规范化的生产。因此,世界上绝大多数国家都采用法律手段对药品生产过程实行规范化管理。

法规原文：药品生产管理质量规范

（二）药品生产管理的原则

人类工业化生产过程中,对产品质量管理的发展大体经历了以下阶段:质量检验阶段、统计质量管理阶段、全面质量管理阶段。全面质量管理(total quality management)是集质量管理思想、理念、手段、方法于一体的综合体系,开始于 20 世纪 60 年代,至今仍在不断完善中。其主要特点是"三全"的质量管理,即全面的质量管理、全过程的质量管理、全员参与的质量管理,为质量管理标准化的发展,奠定了理论和实践的基础。全面质量管理是当今世界现代质量管理的方式。ISO9000 族国际标准为国际标准化组织(ISO)颁布,适用于绝大部分商品。而对药品、食品、医疗器械等商品国际上通用 GMP 标准。这两种标准的基础都是全

笔记栏

面质量管理。

四、我国药品生产管理存在的主要问题

我国药品生产企业近年来发展迅速,但与制药发达国家相比,在生产装备水平、市场集中度、人员素质、产品种类与产品结构、创新能力、生产能力及其利用率等多方面还存在较大的差距。这些差距在资金、人员、物质基础等多方面构成了保证和提高药品质量的障碍,制约着药品生产管理水平的进一步改进与提高。

1. 结构不合理我国虽然已全面实施 GMP 认证,淘汰了一批落后企业,但医药企业多、小、散、乱的问题仍未根本解决,具有国际竞争能力的龙头企业仍然十分缺乏。许多企业存在着产品、技术结构不合理,如国内厂家仍集中生产一些比较成熟、技术要求相对较低的仿制药品或传统医疗器械产品,同品种生产企业数量众多,产能过剩,重复生产严重,缺乏品种创新与技术创新,专业化程度低,协作性差,市场同质化竞争加剧。

2. 创新能力弱 企业研发投入少、创新能力弱,一直是阻碍我国医药产业发展的瓶颈。由于缺乏专业技术人才和科研配套条件,大部分企业无法成为医药研发的主体,使一些关键性产业化技术长期没有突破,制约了产业向高技术、高附加值下游深加工产品领域延伸。

3. 缺乏国际认证的产品 在药品生产过程管理和质量保证体系方面,我国与国际发达国家仍有一定的差距。虽然有很多企业通过国内 GMP 认证,但通过国际认证的企业和产品寥寥无几。我国的大部分化学原料药产品没有取得国际市场进入许可证。虽然我国化学原料药的出口额较大,绝大部分产品仍以化工产品形式进入国际市场,如我国大量出口到印度的青霉素工业盐,经过印度进一步深加工后,才以药品身份进入欧美市场。

4. 中药产业严重落后 由于东西方文化背景、中西医理论体系的差异,中药产品缺乏国际通行标准,尚未建立起一整套符合中药特色、符合国际规则的质量检测方法和质量控制体系,中药资源没有充分发挥,中药产品在国际上未能进入主流市场。中医药是我国传统的宝库,但我国中药产品仅约占国际中药市场的 5%,远落后于日本、韩国。

5. 能耗大、污染重、资源浪费等问题突出 我国大部分化学原料药生产能耗较大、环境污染严重、附加值较低。中药资源保护相关法规建设滞后,中药材的种植及生产方式较落后,野生药材资源的过度开采,导致部分品种达到濒危的程度。

第二节 《药品生产质量管理规范》

《药品生产质量管理规范》(GMP)以生产为基础,有生产才有质量。药品的质量是生产出来的,而不是检验出来的,因此生产管理是相当重要的。现代质量管理的基本原则是系统管理原则、顾客至上原则、预防为主原则、注重质量成本原则、以人为本原则、持续改进原则。药品质量的重要性早已得到世界各国的公认。随着社会的进步和科学技术的发展,各国对药品质量重要性的认识能力和认识程度日益提高。为了确保药品质量,世界上绝大多数国家和地区、特别是发达国家和地区对药品生产过程中的质量保证问题都给予了足够的重视,进行严格的管理和有关法律、规章的约束。

一、《药品生产质量管理规范》概述

GMP 是在药品生产过程中,用科学、合理、规范化的条件和方法来保证生产符合预期标准的优良药品的一整套系统的、科学的管理规范,是药品生产和质量管理的基本准则,是在

药品生产全过程实施质量管理,是药品进入国际医药市场的"准入证",适用于药品制剂生产的全过程和原料药生产中影响成品质量的关键工序。GMP 即优良药品制造规范,讲求的是制药时,应该经过专业人员,在合乎规定条件的场所,用合乎既定规格的原料、材料,依照规定的方法和步骤,制造出品质均一而符合既定规格的产品,以减少人为错误,防止药品污染和品质变化,以及建立能保证产品品质优良的体系。大力推行药品 GMP,是为了最大限度地避免药品生产过程中的污染和交叉污染,减少各种差错的发生,是提高药品质量的重要措施。药品生产企业是否实现了 GMP 已成为判定药品质量有无保证的先决条件。

GMP 在各国范围内施行并具有法律意义。WHO 也制定了 GMP,其作为世界医药工业生产和药品质量要求的指南,是加强国际医药贸易、监督与检查的统一标准。GMP 三大目标要素是将人为差错控制在最低的限度,防止对药品的污染,保证高质量产品的质量管理体系。GMP 总的要求是:所有医药工业生产的药品,在投产前,对其生产过程必须有明确规定;所有必要设备必须经过校验;所有人员必须经过适当培训;厂房建筑及装备应合乎规定;使用合格原料;采用经过批准的生产方法;还必须具有合乎条件的仓储及运输设施;对整个生产过程和质量监督检查过程应具备完善的管理操作系统,并严格付诸执行。

（一）GMP 的产生与发展

GMP 是社会发展过程中对药品生产实践的经验、教训的总结和人类智慧的结晶。

药品的特殊性使得世界各国政府对药品生产及质量管理都给予了特别的关注,对药品生产进行严格的管理和有关法规的约束,并先后以药典标准作为药品基本的、必须达到的质量标准。这些管理方法与措施的采用,严格和规范了药品生产的出厂质量检验关,使药品质量得到了基本保证。然而,上述管理方式尚处于质量管理发展所经历的三大阶段中的质量检验阶段,未能脱离"事后把关"的范畴。为促进药品质量管理水平的不断提高,美国于 20世纪 50 年代末开始进行了在药品生产过程中如何有效地控制和保证药品质量的研究,并于1963 年率先制定并作为法令正式颁布 GMP,要求本国的药品生产企业按 GMP 的规定规范化地对药品的生产过程进行控制。否则,就认为所生产的药品为劣药。GMP 的实施,使药品在生产过程中的质量有了切实的保证,效果显著。

继美国颁布、实施 GMP 后,一些发达国家和地区纷纷仿照美国的先例先后制定和颁布了本国和本地区的 GMP。WHO 于 1967 年开始制定 GMP,1969 年 WHO 在第 22 届世界卫生大会上,建议各成员国的药品生产管理采用 GMP 制度,以确保药品质量。1975 年,WHO的 GMP 正式颁布。1977 年,WHO 在第 28 届世界卫生大会上再次向其成员国推荐采用GMP,并将其确定为 WHO 的法规收载于《世界卫生组织正式记录》中。但 WHO 的 GMP对各国仅具有指导意义,无法律约束。此后,世界上有越来越多的国家开始重视并起草本国GMP。早在 1980 年,世界上颁布了本国 GMP 的国家就已达 63 个。截至 2020 年,已有包括很多第三世界国家在内的 100 多个国家和地区制定、实施了 GMP,而且 GMP 的有关条款与规定也在不断修改和完善。

随着对 GMP 重要作用的认识的不断加深,世界上已有越来越多的国家将 GMP 法制化,赋予其法律效力。

（二）GMP 的分类

1. 按适用范围分类,可将 GMP 分为以下三类:

（1）适用于多个国家或地区的 GMP,如 WHO 的 GMP、欧洲自由贸易联盟制定的 GMP、东南亚国家联盟的 GMP 等。

（2）国家权力机构制定的、适用于某个国家的 GMP,如美国食品药品管理局（FDA）、英国卫生与社会保险部、日本厚生劳动省等制定的 GMP。

知识拓展:
美国、日本
GMP 概况

(3)工业组织制定的、仅适用于行业或组织内部的 GMP,如美国制药工业联合会等制定的 GMP。

2. 按性质分类,可将 GMP 分为以下两类:

(1)作为法律规定、具有法律效应的 GMP,如美国、日本等国家制定的 GMP。

(2)作为建议性的规定、不具有法律效应的 GMP,如中国医药工业公司于 1982 年制定的 GMP。

(三) GMP 的内容

GMP 的内容很广泛,可从不同的角度来概括其内容。

1. 从专业性管理的角度,将 GMP 分为两大方面　一是对原材料、中间品、产品的系统质量控制,主要办法是对这些物质的质量进行检验,并随之产生了一系列工作质量管理;二是对影响药品质量的、生产过程中易产生的人为差错和污物异物引入,进行系统严格管理,以保证生产合格药品。前者被称为质量控制,后者被称为质量保证。

2. 从硬件和软件系统的角度,将 GMP 分为硬件系统和软件系统　硬件系统主要包括人员、厂房、设施、设备等的目标要求,这部分涉及必需的人、财、物的投入,以及标准化管理。软件系统主要包括组织机构、组织工作、生产工艺、记录、制度、方法、文件化程序、培训等,可以概括为以智力为主的投入。实践证明,硬件部分投入大,涉及较多经费,涉及该国、该企业的经济能力;软件通常反映管理和技术水平问题。因此,用硬件和软件来划分 GMP 内容,有利于 GMP 的实施。许多发展中国家推行 GMP 制度初期,采用对硬件提出最低标准要求,而侧重于抓软件的办法效果比较好。

二、我国《药品生产质量管理规范》实施情况

(一) 我国 GMP 的产生与发展

1980 年,在 WHO 的号召下,当时负责行业管理的中国医药工业公司开始《药品生产管理规范》的起草工作。1982 年《药品生产管理规范》开始试行,这是我国医药工业第一次试行的 GMP。1985 年修改后作为行业的 GMP 要求(简称《工业规范》),由国家医药管理局正式颁布执行,该部 GMP 只适用于化学原料药和制剂的生产,并未考虑中成药的生产。同年,中国医药工业公司、中国化学制药工业协会颁布了《药品生产管理规范实施指南》,对制剂、医药工业的生产管理等作了详细要求。

《药品管理法》(自 1985 年 7 月 1 日起施行)第九条:"药品生产企业必须按照国务院卫生行政部门制定的《药品生产质量管理规范》的要求,制定和执行保证药品质量的各种制度和卫生要求。"这是我国第一次将 GMP 纳入法律规定的范围。

根据上述文件的规定,1984 年卫生部开展 GMP 制定工作,以 WHO 的 GMP 为基础,参考《工业规范》,正式起草了《药品生产质量管理规范(草案)》,经过五次较大的修改,卫生部于 1988 年 3 月颁布了我国第一部法定 GMP,主要有总则、适用范围、人员、厂房和设备、卫生、原料、生产操作、包装和贴签、文件、质量管理部门十个部分。1990 年卫生部组织起草了 GMP《实施细则》,后来又将其与 1988 年版 GMP 合并,于 1992 年颁布《药品生产质量管理规范(1992 年修订)》,新增辅料及包装材料、自检、销售记录、用户意见和不良反应报告四个部分内容,完善了对厂房、设备、卫生等具体要求。

1998 年,国家药品监督管理局总结近几年来实施 GMP 的情况,结合中国国情,对 1992 年版 GMP 进行修订,于 1999 年 6 月颁布了《药品生产质量管理规范(1998 年修订)》。同时,以附录的形式对无菌药品、非无菌药品、原料药、生物制品、放射性药品、中药制剂等有特殊要求生产管理的药品分别作了补充规定。

为使我国药企走出国门,与国际接轨,提高对外竞争力,经过 5 年修订,两次公开征求意见,卫生部于 2011 年 1 月发布《药品生产质量管理规范(2010 年修订)》,提出了逐步过渡实施新版 GMP,依据产品风险程度,按类别、分阶段达到新版药品 GMP 的要求等。新版 GMP 实施后,原国家食品药品监督管理局先后发布了无菌药品、原料药、生物制品、血液制品、中药制剂、放射性药品、中药饮片、医用氧、取样、计算机系统、确认与验证、生化药品等附录,作为新版 GMP 的配套文件。附录与 GMP 具有同等效力。

(二) 药品 GMP 认证的实施

药品 GMP 认证是药品监督管理部门依法对药品生产企业药品生产质量管理进行监督检查的一种手段,是对药品生产企业实施药品 GMP 情况的检查、评价并决定是否发给认证证书的监督管理过程。GMP 认证制度是国家对药品生产企业进行监督检查的一种手段,也是保证药品质量的一种科学、先进的管理方法。

根据管理部门及管理要求的不同,药品 GMP 认证可以划分以下几个阶段:

1. 推荐实施阶段(1992 年—2004 年 6 月 30 日)　1992 年,卫生部在颁布《药品生产质量管理规范(1992 年修订)》的同时发布通知开始实施《药品生产质量管理规范》认证工作,凡具备条件的药品生产企业(车间),可向所在地的省级卫生行政部门申请认证。

1994 年 2 月,国家技术监督局批准卫生部成立中国药品认证委员会。次年中国药品认证委员会以 GMP 作为标准开展了 GMP 认证工作。1995 年 11 月 7 日,中国药品认证委员会开始受理第一家企业——辉瑞制药有限公司(中国大连)的 GMP 认证。1997 年 5 月 4 日,中国药品认证委员会公布第一批通过药品 GMP 认证的企业名单:天津武田药品有限公司和普强苏州制药有限公司。

1998 年,国家药品监督管理局成立,负责全国药品 GMP 认证工作。2001 年 10 月,国家药品监督管理局发文要求自 2004 年 7 月 1 日起,所有药品制剂和原料药的生产必须符合《药品生产质量管理规范》要求并取得 GMP 证书,否则取消生产资格。

2. 强制实施阶段(2004 年 7 月—2015 年 12 月)　2003 年国务院机构改革,组建国家食品药品监督管理局,主管全国药品 GMP 认证工作。截至 2004 年 7 月 1 日,全国 3 101 家药品生产企业通过 GMP 认证,约占全国药品生产企业的 61%,其他未取得药品 GMP 证书的药品生产企业全部被强制停产。

2011 年 2 月,随着新版 GMP 的实施,国家食品药品监督管理局又提出要求:2013 年 12 月 31 日前,全国的无菌制剂药品生产企业通过 2010 年版 GMP 认证;2015 年 12 月 31 日前,其他的药品生产企业通过 2010 年版 GMP 认证;否则一律停止相关药品的生产,并鼓励企业按照要求进行生产改造、技术转让等工作。

2013 年国务院机构改革,组建国家食品药品监督管理总局,下设食品药品审核查验中心,负责开展 GMP 相关工作。无菌药品生产企业未通过药品 GMP 认证的,已于 2014 年 1 月 1 日起停止生产;其他类别药品生产企业未通过药品 GMP 认证的,自 2016 年 1 月 1 日起全部停止生产。

3. 药品 GMP 认证权限下放阶段(2016 年—2019 年 12 月)　2015 年 5 月,国务院印发《2015 年推进简政放权放管结合转变政府职能工作方案》(国发〔2015〕29 号),提出取消和下放国务院部门行政审批事项,进一步提高简政放权的含金量的要求。根据文件精神,国家食品药品监督管理总局于 2015 年 12 月发布通知:自 2016 年 1 月 1 日起,各省(区、市)食品药品监督管理局负责对所有药品生产企业进行现场检查、审核批准、核发药品 GMP 证书等工作。GMP 认证权力下放,充分发挥基层底层积极性,有利于 GMP 认证工作高速有效地开展。

4. 全面取消 GMP 认证(2019 年 12 月至今) 2019 年 8 月 26 日,《药品管理法》由第十三届全国人大常务委员会第十二次会议修订通过,自 2019 年 12 月 1 日起施行。11 月 29 日,国家药品监督管理局发布《关于贯彻实施〈中华人民共和国药品管理法〉有关事项的公告》(2019 年第 103 号)。其中明确提出:自 2019 年 12 月 1 日起,取消药品 GMP、GSP 认证,不再受理 GMP、GSP 认证申请,不再发放药品 GMP、GSP 证书。取消 GMP 和 GSP 认证,并不是放松对药品企业的生产质量管理,而是意味着更多、更严格和更科学的监管。

三、我国《药品生产质量管理规范》简介

我国的 GMP 共 14 章、313 条。

(一) 总则(1~4 条,共 4 条)

明确制定药品 GMP 的依据是《药品管理法》《药品管理法实施条例》;明确“药品 GMP 是药品生产和质量管理的基本准则”;明确药品 GMP 的适用范围是“药品制剂生产全过程,以及原料药中影响成品质量的关键工序”。

(二) 质量管理(5~12 条,共 8 条)

规定药品生产企业的质量管理部门应配备与药品生产规模、品种、检验要求相适应的一定数量的质量管理和检验人员、场所、仪器、设备等资源,在企业负责人的直接领导下,负责药品全过程的质量管理和检验,并明确规定了质量管理部门的主要职责。

(三) 机构与人员(16~37 条,共 22 条)

规定药品生产企业应建立生产和质量管理机构,并有组织机构图。各级机构和人员职责应明确,并配备一定数量的与药品生产相适应的具有专业知识、生产经验及组织能力的管理人员和技术人员。

1. 机构　机构是药品生产和质量管理的组织保证,药品生产企业在机构设置的过程中要遵循因事设岗、因岗配人的原则,使全部质量活动能落实到岗位、人员。各部门既要有明确分工,又要相互协作、相互制约。

企业应当建立与药品生产相适应的管理机构,并有组织机构图。

企业应当设立独立的质量管理部门,履行质量保证和质量控制的职责。质量管理部门可以分别设立质量保证部门和质量控制部门。

质量管理部门应当参与所有与质量有关的活动,负责审核所有与本规范有关的文件。质量管理部门人员不得将职责委托给其他部门的人员。

企业应当配备足够数量并具有适当资质(含学历、培训和实践经验)的管理和操作人员,应当明确规定每个部门和每个岗位的职责。岗位职责不得遗漏,交叉的职责应当有明确规定。每个人所承担的职责不应当过多。

所有人员应当明确并理解自己的职责,熟悉与其职责相关的要求,并接受必要的培训,包括上岗前培训和继续培训。

职责通常不得委托给他人。确需委托的,其职责可委托给具有相当资质的指定人员。

2. 人员　人员是药品生产和质量管理的执行主体,是药品生产和推行 GMP 的首要条件,是 GMP 中最关键、最根本的因素。GMP 将企业的全职人员,包括企业负责人、生产管理负责人、质量管理负责人和质量受权人概括为关键人员。质量管理负责人和生产管理负责人不得互相兼任。质量管理负责人和质量受权人可以兼任。应当制定操作规程确保质量受权人独立履行职责,不受企业负责人和其他人员的干扰。GMP 对各类人员要求如下:

(1)企业负责人:企业负责人是药品质量的主要责任人,全面负责企业日常管理。为确保企业实现质量目标并按照本规范要求生产药品,企业负责人应当负责提供必要的资源,合

理计划、组织和协调,保证质量管理部门独立履行其职责。

(2)生产管理负责人:生产管理负责人应当至少具有药学或相关专业本科学历(或中级专业技术职称或执业药师资格),具有至少3年从事药品生产和质量管理的实践经验,其中至少有1年的药品生产管理经验,接受过与所生产产品相关的专业知识培训。

(3)质量管理负责人:质量管理负责人应当至少具有药学或相关专业本科学历(或中级专业技术职称或执业药师资格),具有至少5年从事药品生产和质量管理的实践经验,其中有至少1年的药品质量管理经验,接受过与所生产产品相关的专业知识培训。

(4)质量受权人:质量受权人应当至少具有药学或相关专业本科学历(或中级专业技术职称或执业药师资格),具有至少5年从事药品生产和质量管理的实践经验,从事过药品生产过程控制和质量检验工作。质量受权人应当具有必要的专业理论知识,并经过与产品放行有关的培训,方能独立履行其职责。

(四)厂房与设施(38~70条,共33条)

规定药品生产企业必须有整洁的生产环境,厂区的地面、路面及运输等不应对药品生产造成污染;厂区和厂房均应合理布局;厂房的设计和建设应便于进行清洁工作;生产区和储存区应有与生产规模相适应的面积和空间,以最大限度地减少差错和交叉污染;洁净室(区)的空气必须净化,并根据生产工艺要求划分空气洁净级别;洁净室(区)的照度为300lx,温度18~26℃,相对湿度控制在45%~65%;洁净室(区)内的各种设施应避免出现不易清洁的部位,不得对药品产生污染;不同空气洁净度级别的洁净室(区)之间的人员及物料出入,应有防止交叉污染的措施;生产特殊性质的药品,如高致敏性药品(如青霉素类)或生物制品(如卡介苗或其他用活性微生物制备而成的药品),必须采用专用和独立的厂房、生产设施和设备。青霉素类药品产尘量大的操作区域应当保持相对负压,排至室外的废气应当经过净化处理并符合要求,排风口应当远离其他空气净化系统的进风口;生产β-内酰胺结构类药品、性激素类避孕药品必须使用专用设施(如独立的空气净化系统)和设备,与其他药品生产区严格分开,并装有独立的专用的空气净化系统;生产某些激素类、细胞毒性类、高活性化学药品应当使用专用设施(如独立的空气净化系统)和设备;特殊情况下,如采取特别防护措施并经过必要的验证,上述药品制剂则可通过阶段性生产方式共用同一生产设施和设备;放射性药品的生产、包装和储存应使用专用的、安全的设备,排气应符合国家关于辐射防护的要求与规定。

ER-10-3
知识拓展:
生产中为防止污染和交叉污染所采取的措施

(五)设备(71~101条,共31条)

为避免或减少污染,要求设备的设计、选型、安装应符合生产要求,易于清洗、消毒或灭菌,便于生产操作和维修、保养,不与药品发生化学变化,不对药品造成污染;为防止差错,要求与设备直接连接的主要固定管道应标明管内物料名称、流向,生产设备应有明显的状态标志,并定期维修、保养和验证;用于生产和检验的仪器、仪表、量具、衡器等的适用范围和精密度应符合生产和检验要求,并定期校验,有明显的合格标志;纯化水、注射用水的制备、储存和分配应能防止微生物的滋生和污染,储罐和输送管道应无毒、耐腐蚀并定期清洗、灭菌;生产、检验设备均应有使用、维修、保养记录,并由专人管理。

(六)物料与产品(102~137条,共36条)

物料和产品的处理应当按照操作规程或工艺规程执行,并有记录。要求对药品生产所用物料的购入、储存、发放、使用等制定管理制度;药品生产所用的物料应符合有关标准,不得对药品的质量产生不良影响,应从符合规定的单位购进,并按规定入库、待验、合格、不合格物料设有易于识别的明显标志,进行严格管理;按物料的存放要求控制温度、湿度及其他有关条件;特殊管理的药品及易燃、易爆和其他危险品的验收、储存和保管要严格执行国家

笔记栏

有关的规定;药品的标签、使用说明书必须与药品监督管理部门批准的内容、式样、文字相一致,应有专人保管,按品种、规格设有专柜或专库存放,并计数发放,印有批号的残损或剩余标签由专人负责计数销毁,且标签的发放、使用和销毁应有记录。成品放行前应当待验贮存,成品的贮存条件应当符合药品注册批准的要求。麻醉药品、精神药品、医疗用毒性药品(包括药材)、放射性药品、药品类易制毒化学品及易燃、易爆和其他危险品的验收、贮存、管理应当执行国家有关的规定。不合格的物料、中间产品、待包装产品和成品的每个包装容器上均应当有清晰醒目的标志,并在隔离区内妥善保存。不合格的物料、中间产品、待包装产品和成品的处理应当经质量管理负责人批准,并有记录。

（七）确认与验证(138~149 条,共 12 条)

企业应当确定需要进行的确认或验证工作,以证明有关操作的关键要素能够得到有效控制。确认或验证的范围和程度应当经过风险评估来确定。企业的厂房、设施、设备和检验仪器应当经过确认,应当采用经过验证的生产工艺、操作规程和检验方法进行生产、操作和检验,并保持持续的验证状态。应当建立确认与验证的文件和记录。采用新的生产处方或生产工艺前,应当验证其常规生产的适用性。生产工艺在使用规定的原辅料和设备条件下,应当能够始终生产出符合预定用途和注册要求的产品。当影响产品质量的主要因素,如原辅料、与药品直接接触的包装材料、生产设备、生产环境(或厂房)、生产工艺、检验方法等发生变更时,应当进行确认或验证。必要时,还应当经药品监督管理部门批准。确认或验证应当按照预先确定和批准的方案实施,并有记录。确认或验证工作完成后,应当写出报告,并经审核、批准。确认或验证的结果和结论(包括评价和建议)应当有记录并存档。

（八）文件管理(150~183 条,共 34 条)

文件是质量保证系统的基本要素。要求药品生产企业应有产品生产管理文件(主要有生产工艺规程、岗位操作法或标准操作规程、批生产记录)和产品质量管理文件(主要有药品的申请与审批文件,物料、中间产品和成品质量标准及其检验操作规程,产品质量稳定性考察,批检验记录);应有厂房、设施和设备的使用、维护、保养、检修等制度和记录;应有物料验收、生产操作、检验、发放、成品销售和用户投诉等制度和记录;应有不合格品管理、物料退库和报废、紧急情况处理等制度和记录;应有环境、厂房、设备、人员等卫生管理制度和记录;以及本规范和专业技术培训等制度和记录。同时要求各种文件的制定、审查和批准的责任应明确,并有责任人签名。每批药品应当有批记录,包括批生产记录、批包装记录、批检验记录和药品放行审核记录等与本批产品有关的记录。批记录应当由质量管理部门负责管理,至少保存至药品有效期后 1 年。质量标准、工艺规程、操作规程、稳定性考察、确认、验证、变更等其他重要文件应当长期保存。

（九）生产管理(184~216 条,共 33 条)

要求产品生产管理文件不得任意更改,如需更改,应按其制定时的程序办理修订、审批手续;每批产品应进行物料平衡检查,以确认无潜在质量事故;批生产记录应真实、完整,不得撕毁和任意涂改,应按批号归档保存至有效期后 1 年;生产前应确认无上次生产遗留物,生产操作应防止尘埃的产生和扩散,不同产品品种、规格的生产操作不得在同一生产操作间同时进行,应防止生产过程中物料及产品所产生的气体、蒸气等引起的交叉污染,对生产操作间以及生产用设备、容器应进行状态标志管理;拣选后药材的洗涤应分品种使用流动水进行;工艺用水应符合质量标准,并定期检验、记录;产品应有批包装记录;每批药品的每一生产阶段完成后必须清场,并填写清场记录(归入批生产记录)。

（十）质量控制与质量保证(217~277 条,共 61 条)

质量控制实验室的人员、设施、设备应当与产品性质和生产规模相适应。企业通常不得进行委托检验,确需委托检验的,应当按照委托检验部分的规定,委托外部实验室进行检验,但应当在检验报告中予以说明。应当分别建立物料和产品批准放行的操作规程,明确批准放行的标准、职责,并有相应的记录。质量控制实验室的检验人员至少应当具有相关专业中专或高中以上学历,并经过与所从事的检验操作相关的实践培训且通过考核。

质量控制实验室应当至少有下列详细文件:

1. 质量标准。

2. 取样操作规程和记录。

3. 检验操作规程和记录(包括检验记录或实验室工作记事簿)。

4. 检验报告或证书。

5. 必要的环境监测操作规程、记录和报告。

6. 必要的检验方法验证报告和记录。

7. 仪器校准和设备使用、清洁、维护的操作规程及记录。

质量管理部门应当对所有生产用物料的供应商进行质量评估,会同有关部门对主要物料供应商(尤其是生产商)的质量体系进行现场质量审计,并对质量评估不符合要求的供应商行使否决权。主要物料的确定应当综合考虑企业所生产的药品质量风险、物料用量以及物料对药品质量的影响程度等因素。企业法定代表人、企业负责人及其他部门的人员不得干扰或妨碍质量管理部门对物料供应商独立作出质量评估。应当按照操作规程,每年对所有生产的药品按品种进行产品质量回顾分析,以确认工艺稳定可靠,以及原辅料、成品现行质量标准的适用性,及时发现不良趋势,确定产品及工艺改进的方向。应当考虑以往回顾分析的历史数据,还应当对产品质量回顾分析的有效性进行自检。当有合理的科学依据时,可按照产品的剂型分类进行质量回顾,如固体制剂、液体制剂和无菌制剂等。回顾分析应当有报告。

（十一）委托生产与委托检验(278~292 条,共 13 条)

为确保委托生产产品的质量和委托检验的准确性和可靠性,委托方和受托方必须签订书面合同,明确规定各方责任、委托生产或委托检验的内容及相关的技术事项。委托生产或委托检验的所有活动,包括在技术或其他方面拟采取的任何变更,均应当符合药品生产许可和注册的有关要求。

委托方应当向受托方提供所有必要的资料,以使受托方能够按照药品注册和其他法定要求正确实施所委托的操作。委托方应当使受托方充分了解与产品或操作相关的各种问题,包括产品或操作对受托方的环境、厂房、设备、人员及其他物料或产品可能造成的危害。委托方应当对受托生产或检验的全过程进行监督。委托方应当确保物料和产品符合相应的质量标准。

受托方必须具备足够的厂房、设备、知识和经验以及人员,满足委托方所委托的生产或检验工作的要求。受托方应当确保所收到委托方提供的物料、中间产品和待包装产品适用于预定用途。受托方不得从事对委托生产或检验的产品质量有不利影响的活动。

（十二）产品发运与召回(293~305 条,共 13 条)

要求每批成品都应有销售记录,且销售记录能追查每批药品的售出情况,必要时能全部追回;销售记录保存至药品有效期后 1 年。要求药品生产企业建立药品退货和收回的书面程序和记录;因质量原因退货和收回的药品制剂应在质量管理部门的监督下销毁,并同时处理所涉及的其他批号的药品。产品召回负责人应当独立于销售和市场部门;如产品召回负责人不是质量受权人,则应当向质量受权人通报召回处理情况。因产品存在安全隐患决定从市场召回的,应当立即向当地药品监督管理部门报告。已召回的产品应当有标识,并单独、妥善贮存,等待最终处理决定。召回的进展过程应当有记录,并有最终报告。产品发运数量、已召回数量以及数量平衡情况应当在报告中予以说明。应当定期对产品召回系统的有效性进行评估。

(十三)自检(306~309条,共4条)

为自检方面的规定与要求。要求药品生产企业按预定的程序,对人员、厂房、设备、文件、生产、质量控制、药品销售、用户投诉和产品收回的处理等项目定期组织自检,以证实符合本规范的要求。自检要有记录,并形成报告。

(十四)附则(310~313条,共4条)

对规范中一些用语的含义作出界定与解释;将不同类别药品的生产质量管理特殊要求列入本规范附录作出补充规定;指出本规范由国家食品药品监督管理局负责解释,本规范自2011年3月1日起施行。

第三节 药品生产监督管理

药品生产监督管理是指药品监督管理部门依法对药品生产条件和生产过程进行审查、许可、监督检查等管理活动。为加强药品生产的监督管理,规范药品生产活动,国家药品监督管理局于2020年1月22日公布《药品生产监督管理办法》,于2020年7月1日起施行。

国家药品监督管理局主管全国药品生产监督管理工作,对省、自治区、直辖市药品监督管理部门的药品生产监督管理工作进行监督和指导。省、自治区、直辖市药品监督管理部门负责本行政区域内的药品生产监督管理,承担药品生产环节的许可、检查和处罚等工作。

国家药品监督管理局食品药品审核查验中心组织制定药品检查技术规范和文件,承担境外检查以及组织疫苗巡查等,分析评估检查发现风险、作出检查结论并提出处置建议,负责各省、自治区、直辖市药品检查机构质量管理体系的指导和评估。国家药品监督管理局信息中心负责药品追溯协同服务平台、药品安全信用档案建设和管理,对药品生产场地进行统一编码。

一、开办药品生产企业的申请与审批

从事药品生产活动,应当经所在地省、自治区、直辖市药品监督管理部门批准,依法取得《药品生产许可证》,严格遵守《药品生产质量管理规范》,确保生产过程持续符合法定要求。

(一)开办药品生产企业的条件

1. 有依法经过资格认定的药学技术人员、工程技术人员及相应的技术工人,法定代表人、企业负责人、生产负责人、质量负责人、质量受权人及其他相关人员符合《药品管理法》《疫苗管理法》规定的条件。

2. 有与药品生产相适应的厂房、设施、设备和卫生环境。

3. 有能对所生产药品进行质量管理和质量检验的机构、人员。

4. 有能对所生产药品进行质量管理和质量检验的必要的仪器设备。

5. 有保证药品质量的规章制度,并符合《药品生产质量管理规范》要求。

从事疫苗生产活动的,还应当具备下列条件:

1. 具备适度规模和足够的产能储备。

2. 具有保证生物安全的制度和设施、设备。

3. 符合疾病预防、控制需要。

（二）开办药品生产企业的申请

申请人应当对其申请材料全部内容的真实性负责。

1. 普通申请　从事制剂、原料药、中药饮片生产活动,申请人应当按照规定的申报资料要求,向所在地省、自治区、直辖市药品监督管理部门提出申请。

2. 委托生产的申请　委托他人生产制剂的药品上市许可持有人,应当具备下列条件：

(1)有依法经过资格认定的药学技术人员、工程技术人员及相应的技术工人,法定代表人、企业负责人、生产负责人、质量负责人、质量受权人及其他相关人员符合《药品管理法》《疫苗管理法》规定的条件。

(2)有能对所生产药品进行质量管理和质量检验的机构、人员。

(3)有保证药品质量的规章制度,并符合《药品生产质量管理规范》要求。

同时,要与符合条件的药品生产企业签订委托协议和质量协议,将相关协议和实际生产场地申请资料合并提交至药品上市许可持有人所在地省、自治区、直辖市药品监督管理部门,按照本办法规定申请办理《药品生产许可证》。

（三）开办药品生产企业的审批

省、自治区、直辖市药品监督管理部门应当自受理之日起 30 日内,作出决定。经审查符合规定的,予以批准,并自书面批准决定作出之日起 10 日内颁发《药品生产许可证》; 不符合规定的,作出不予批准的书面决定,并说明理由。

省、自治区、直辖市药品监督管理部门按照《药品生产质量管理规范》等有关规定组织开展申报资料技术审查和评定、现场检查。

省、自治区、直辖市药品监督管理部门对申请办理《药品生产许可证》进行审查时,审批结果和《药品生产许可证》的有关信息,应当予以公开,方便申请人和公众查询。

二、《药品生产许可证》的管理

（一）《药品生产许可证》

分正本和副本,有效期为 5 年。《药品生产许可证》样式由国家药品监督管理局统一制定。《药品生产许可证》电子证书与纸质证书具有同等法律效力。

（二）《药品生产许可证》载明事项

应当载明许可证编号、分类码、企业名称、统一社会信用代码、住所(经营场所)、法定代表人、企业负责人、生产负责人、质量负责人、质量受权人、生产地址和生产范围、发证机关、发证日期、有效期限等项目。企业名称、统一社会信用代码、住所(经营场所)、法定代表人等项目应当与市场监督管理部门核发的《营业执照》中载明的相关内容一致。

《药品生产许可证》载明事项分为许可事项和登记事项。许可事项是指生产地址和生产范围等。登记事项是指企业名称、住所(经营场所)、法定代表人、企业负责人、生产负责人、质量负责人、质量受权人等。

（三）《药品生产许可证》变更事项

分为许可事项变更和登记事项变更。许可事项变更是指生产范围、生产地址的变更。登记事项变更是指企业名称、住所(经营场所)、法定代表人、企业负责人、生产负责人、质量负责人、质量受权人等项目的变更。

1. 许可事项变更　向原发证机关提出《药品生产许可证》变更申请。未经批准,不得擅自变更许可事项。原发证机关应当自收到企业变更申请之日起 15 日内作出是否准予变更的决定。不予变更的,应当书面说明理由,并告知申请人享有依法申请行政复议或者提起行政诉讼的权利。

2. 登记事项变更 在市场监督管理部门核准变更或者企业完成变更后 30 日内,向原发证机关申请《药品生产许可证》变更登记。原发证机关应当自收到企业变更申请之日起 10 日内办理变更手续。

《药品生产许可证》变更后,原发证机关应当在《药品生产许可证》副本上记录变更的内容和时间,并按照变更后的内容重新核发《药品生产许可证》正本,收回原《药品生产许可证》正本,变更后的《药品生产许可证》终止期限不变。

(四) 期满换证的规定

《药品生产许可证》有效期届满,需要继续生产药品的,应当在有效期届满前 6 个月,向原发证机关申请重新发放《药品生产许可证》。

原发证机关结合企业遵守药品管理法律法规、《药品生产质量管理规范》和质量体系运行情况,根据风险管理原则进行审查,在《药品生产许可证》有效期届满前作出是否准予其重新发证的决定。符合规定准予重新发证的,收回原证,重新发证;不符合规定的,作出不予重新发证的书面决定,并说明理由,同时告知申请人享有依法申请行政复议或者提起行政诉讼的权利;逾期未作出决定的,视为同意重新发证,并予补办相应手续。

(五) 注销《药品生产许可证》的规定

有下列情形之一的,《药品生产许可证》由原发证机关注销,并予以公告:

1. 主动申请注销《药品生产许可证》的。

2.《药品生产许可证》有效期届满未重新发证的。

3.《营业执照》依法被吊销或者注销的。

4.《药品生产许可证》依法被吊销或者撤销的。

5. 法律、法规规定应当注销行政许可的其他情形。

(六)《药品生产许可证》的补办

《药品生产许可证》遗失的,药品上市许可持有人、药品生产企业应当向原发证机关申请补发,原发证机关按照原核准事项在 10 日内补发《药品生产许可证》。许可证编号、有效期等与原许可证一致。

(七)《药品生产许可证》的禁止性规定

任何单位或个人不得伪造、变造、买卖、出租、出借《药品生产许可证》。

三、药品生产管理

(一) 遵守 GMP 等法规要求

从事药品生产活动,应当遵守《药品生产质量管理规范》,按照国家药品标准、经药品监督管理部门核准的药品注册标准和生产工艺进行生产,按照规定提交并持续更新场地管理文件,对质量体系运行过程进行风险评估和持续改进,保证药品生产全过程持续符合法定要求。生产、检验等记录应当完整准确,不得编造和篡改。

疫苗上市许可持有人应当具备疫苗生产、检验必需的厂房设施设备,配备具有资质的管理人员,建立完善的质量管理体系,具备生产出符合注册要求疫苗的能力,超出疫苗生产能力确需委托生产的,应当经国家药品监督管理局批准。

(二) 建立质量保证体系

药品上市许可持有人应当建立药品质量保证体系,配备专门人员独立负责药品质量管理,对受托药品生产企业、药品经营企业的质量管理体系进行定期审核,监督其持续具备质量保证和控制能力。

（三）药品生产管理的责任主体

药品上市许可持有人的法定代表人、主要负责人应当对药品质量全面负责；药品生产企业的法定代表人、主要负责人应当对本企业的药品生产活动全面负责。

（四）从业人员的健康管理

药品上市许可持有人、药品生产企业应当每年对直接接触药品的工作人员进行健康检查并建立健康档案，避免患有传染病或者其他可能污染药品疾病的人员从事直接接触药品的生产活动。

（五）出厂放行的管理

药品生产企业应当建立药品出厂放行规程，明确出厂放行的标准、条件，并对药品质量检验结果、关键生产记录和偏差控制情况进行审核，对药品进行质量检验。符合标准、条件的，经质量受权人签字后方可出厂放行。

药品上市许可持有人应当建立药品上市放行规程，对药品生产企业出厂放行的药品检验结果和放行文件进行审核，经质量受权人签字后方可上市放行。

中药饮片符合国家药品标准或者省、自治区、直辖市药品监督管理部门制定的炮制规范的，方可出厂、销售。

（六）药物警戒与药品风险管理

药品上市许可持有人应当建立药物警戒体系，按照国家药品监督管理局制定的药物警戒质量管理规范开展药物警戒工作。药品上市许可持有人、药品生产企业应当经常考察本单位的药品质量、疗效和不良反应。发现疑似不良反应的，应当及时按照要求报告。

药品上市许可持有人应当持续开展药品风险获益评估和控制，制订上市后药品风险管理计划，主动开展上市后研究，对药品的安全性、有效性和质量可控性进行进一步确证，加强对已上市药品的持续管理。

（七）药品委托生产管理

药品上市许可持有人可以自行生产药品，也可以委托药品生产企业生产。药品上市许可持有人自行生产药品的，应当依照本法规定取得《药品生产许可证》；委托生产的，应当委托符合条件的药品生产企业。

药品上市许可持有人委托符合条件的药品生产企业生产药品的，应当对受托方的质量保证能力和风险管理能力进行评估，根据国家药品监督管理局制订的药品委托生产质量协议指南要求，与其签订质量协议以及委托协议，监督受托方履行有关协议约定的义务。

受托方不得将接受委托生产的药品再次委托第三方生产。经批准或者通过关联审评审批的原料药应当自行生产，不得再行委托他人生产。

血液制品、麻醉药品、精神药品、医疗用毒性药品、药品类易制毒化学品不得委托生产；但是，国务院药品监督管理部门另有规定的除外。

（八）短缺药品停产的管理

列入国家实施停产报告的短缺药品清单的药品，药品上市许可持有人停止生产的，应当在计划停产实施 6 个月前向所在地省、自治区、直辖市药品监督管理部门报告；发生非预期停产的，在 3 日内报告所在地省、自治区、直辖市药品监督管理部门。必要时，向国家药品监督管理局报告。药品监督管理部门接到报告后，应当及时通报同级短缺药品供应保障工作会商联动机制牵头单位。

（九）药品追溯管理

从事药品生产活动，应当遵守法律、法规、规章、标准和规范，保证全过程信息真实、准确、完整和可追溯。药品上市许可持有人、药品生产企业应当建立并实施药品追溯制度，按照规定赋予药品各级销售包装单元追溯标识,通过信息化手段实施药品追溯,及时准确记录、保存药品追溯数据,并向药品追溯协同服务平台提供追溯信息。

四、药品生产监督检查

(一)监督检查机构及职责

省、自治区、直辖市药品监督管理部门负责对本行政区域内药品上市许可持有人,制剂、化学原料药、中药饮片生产企业的监督管理。

省、自治区、直辖市药品监督管理部门应当对原料、辅料、直接接触药品的包装材料和容器等供应商、生产企业开展日常监督检查,必要时开展延伸检查。

(二)药品生产监督检查的主要内容

包括许可检查、常规检查、有因检查和其他检查。

1. 药品上市许可持有人、药品生产企业执行有关法律、法规及实施《药品生产质量管理规范》《药物警戒质量管理规范》以及有关技术规范等情况。

2. 药品生产活动是否与药品品种档案载明的相关内容一致。

3. 疫苗储存、运输管理规范执行情况。

4. 药品委托生产质量协议及委托协议。

5. 风险管理计划实施情况。

6. 变更管理情况。

(三)检察员队伍建设

药品监督管理部门应当建立健全职业化、专业化检查员制度,明确检查员的资格标准、检查职责、分级管理、能力培训、行为规范、绩效评价和退出程序等规定,提升检查员的专业素质和工作水平。检查员应当熟悉药品法律法规,具备药品专业知识。

药品监督管理部门应当根据监管事权、药品产业规模及检查任务等,配备充足的检查员队伍,保障检查工作需要。有疫苗等高风险药品生产企业的地区,还应当配备相应数量的具有疫苗等高风险药品检查技能和经验的药品检查员。

(四)药品安全信用档案管理

省、自治区、直辖市药品监督管理部门应当依法将本行政区域内药品上市许可持有人和药品生产企业的监管信息归入到药品安全信用档案管理,并保持相关数据的动态更新。监管信息包括药品生产许可、日常监督检查结果、违法行为查处、药品质量抽查检验、不良行为记录和投诉举报等内容。

省、自治区、直辖市药品监督管理部门对有不良信用记录的药品上市许可持有人、药品生产企业,应当增加监督检查频次,并可以按照国家规定实施联合惩戒。

ER-10-4
案例分析
答案

🩺 案例分析

长春长生疫苗案

2018年7月5日,根据举报提供的线索,国家药品监督管理局会同吉林省药品监督管理局对长春长生生物科技有限责任公司(以下简称"长春长生")进行飞行检查,检查组发现,长春长生在冻干人用狂犬病疫苗生产过程中存在记录造假等严重违反GMP行为。7月15日,国家药品监督管理局会同吉林省药品监督管理局组成调查组进驻企业全面开展调查。根据调查结果,国家药品监督管理局责令企业停止生产,收回药品GMP证书,召回尚未使用的狂犬病疫苗。7月23日,国家药品监督管理局召开党组扩大会议,传达学习习近平总书记重要指示精神,研究部署从严查处吉林长春长生疫苗案件。8月6日,国务院调查组公布长春长生违法违规生产狂犬病疫苗案进展,调查组介绍,长春长生公司从2014年4月起,在生产狂犬病疫苗过程中严重违反GMP和国家药品标准的有关规定。

请结合相关法律法规,谈谈药监部门会对吉林长春长生公司如何处罚。

思政元素

对长春长生疫苗案的问责体现了"以人民健康为中心"的监管理念

疫苗关系人民群众健康,关系公共卫生安全和国家安全。这起问题疫苗案件是一起疫苗生产者逐利枉法、违反国家药品标准和《药品生产质量管理规范》编造虚假生产检验记录、地方政府和监管部门失职失察、个别工作人员渎职的严重违规违法生产疫苗的重大案件,情节严重,性质恶劣,造成严重不良影响,既暴露出监管不到位等诸多漏洞,也反映出疫苗生产、流通、使用等方面存在的制度缺陷。

2018年8月16日,中共中央政治局常务委员会召开会议,听取关于吉林长春长生公司问题疫苗案件调查及有关问责情况的汇报,对案件中包括对金某等多名药品监管干部进行了严肃处理;对35名非中管干部进行问责;决定中央纪委国家监委对吴某进行立案审查调查;会议责成吉林省委和省政府、国家药品监督管理局向中共中央、国务院做出深刻检查。

上述相关监管干部的处理决定,反映了党中央和国务院依法从严处理药害事件,以人民为中心的发展思想和对人民群众身体健康的高度重视;也体现了党和国家重典治乱,去疴除弊,坚决守住安全底线,全力保障群众切身利益和社会稳定大局的信心和决心。

第四节 药用辅料和药包材的生产管理

一、药用辅料生产管理

药用辅料,是指在生产药品和调配处方时使用的赋形剂和附加剂,药用辅料除了赋形、充当载体、提高稳定性外,还具有增溶、助溶、缓控等重要功能。它们的质量优劣将会影响药物制剂在人体内的安全性和有效性。品质优良的辅料不但可以增强主药的稳定性,延长药品的有效期,调控主药在体内外的释放速度,还可以改变药物在体内的吸收,增加其生物利用度等。

(一) 我国药用辅料现状

《中国药典》是我国药用辅料研发、生产应遵循的法定技术标准,是我国药用辅料行业规范化、标准化发展的重要技术标准。2020年版《中国药典》药用辅料收载335种,其中新增65种、修订212种。新增药用辅料指导原则2个,修订药用辅料通则和指导原则各1个。虽然所列数据表明,我国药典的药用辅料标准体系更加完备,但尚有很多辅料缺乏统一的质量标准,不同企业生产的同一产品质量相差很大。因此,我国药用辅料标准仍有很大的拓展空间。

2006年发生的"齐二药"亮菌甲素注射液假药事件反映出我国药用辅料在管理上存在的问题,也使我们充分认识到加强药用辅料监管的重要性。应该借鉴国外先进经验,制定出符合我国国情的监管政策,在完善相关的国家政策、法律法规的基础上,进一步健全药用辅料的标准体系,促使我国药用辅料标准与国际标准的逐步接轨,同时将药用辅料生产纳入GMP管理这一规范体系之中。

(二)《药品管理法》中关于药用辅料的生产管理

生产药品所需的原料、辅料,应当符合药用要求以及《药品生产质量管理规范》的有关要求。生产药品,应当按照规定对供应原料、辅料等的供应商进行审核,保证购进、使用的原料、辅料等符合上述要求。

(三)《药用辅料生产质量管理规范》和《加强药用辅料监督管理的有关规定》概述

为加强药用辅料生产的质量管理,保证药用辅料质量,2006年3月23日国家食品药品监督管理局颁布了《药用辅料生产质量管理规范》,2012年组织制定了《加强药用辅料监督管理的有关规定》,强调了药用辅料生产企业必须保证产品质量。

《药用辅料生产质量管理规范》共13章88条,旨在确定药用辅料生产企业实施质量管理的基本范围和要点,以确保辅料具备应有的质量和安全性,并符合使用要求。《加强药用辅料监督管理的有关规定》强调药用辅料生产企业必须保证产品质量,应严格执行《药用辅料生产质量管理规范》,加强对生产所用原材料的供应商审计,严格原材料质量控制,按照产品注册核准的处方工艺组织生产,规范产品批号的编制,保证产品质量稳定。对未取得批准文号且历史沿用的药用辅料,应按照与药品制剂生产企业合同约定的质量协议组织生产。应按注册批准的或与药品制剂生产企业合同约定的质量标准,对每批产品进行全项检验,合格后方可入库、销售。对已颁布国家药品标准的药用辅料,必须符合国家药品标准的有关要求。产品放行前,所有生产文件和记录,包括检验数据均应经质量管理部门审查并符合要求,不符合要求不得放行出厂。

二、药包材生产管理

药包材是指直接接触药品的包装材料和容器,是药品上市必不可少的组成部分,药包材质量的优劣直接影响着药品质量和临床用药安全。

(一)我国药包材现状

我国药品包装材料行业整体水平较低,与发达国家差距甚大。"重药品,轻包装"观念落后,包装对医药经济的贡献率远低于国际水平。全国共有3 000多个药包材注册证,涉及11大类药包材500多个品种规格。我国现有药包材生产企业2 000多家,仍存在总体水平较低,集约化程度和科技含量不高的问题。为加强药包材的监督管理,保障药包材的质量,2001年12月1日起实施修订的《药品管理法》已将药包材纳入药品监督管理的范畴,明确规定了对药包材的监督管理内容。2004年7月20日国家食品药品监督管理局颁布了《直接接触药品的包装材料和容器管理办法》,和《药包材生产现场考核通则》。同时,2015年版《中国药典》首次收载了《药包材通用要求指导原则》和《药用玻璃材料和容器指导原则》2个指导原则,开启了药包材标准纳入《中国药典》的序幕,强化了对药包材及重要门类玻璃材料的总体要求。

基于对药包材标准体系的进一步研究,按照"总体规划,分步推进"的原则,在2020年版《中国药典》中加强了药包材通用检测方法的收载,新增通用检测方法16个,进一步扩充了药典药包材标准体系,为后续药包材标准体系的整体完善奠定了基础。

（二）《药品管理法》中关于药包材的生产管理

直接接触药品的包装材料和容器,应当符合药用要求,符合保障人体健康、安全的标准。对不合格的直接接触药品的包装材料和容器,由药品监督管理部门责令停止使用。

（三）《直接接触药品的包装材料和容器管理办法》概述

1. 明确了国家将对药品质量和药品安全影响较大的药包材品种制定目录；明确了在我国生产、进口和使用的药包材必须符合统一的国家标准,改变了原来国家局和省、自治区、直辖市（食品）药品监督管理部门两级均可制定药包材标准而容易造成标准执行中误差的状况。

2. 在法律责任一章中增加了对药包材监督检查的内容,包括对药包材的抽验、生产管理、使用等各个环节的约束,以更全面地保证药品质量。

（四）《药包材生产现场考核通则》概述

《药包材生产现场考核通则》分10章,共63条,是药包材生产和质量管理的基本准则,适用于药包材生产的全过程,对于药包材企业,很多工作需符合制药企业的要求,也就是说要达到GMP的要求。《药包材生产现场考核通则》结构如下：

（1）通则：2条；机构和人员：5条。

（2）厂房与设施：12条。

（3）设备：6条。

（4）物料：7条。

（5）卫生：10条。

（6）文件：5条。

（7）生产管理：6条。

（8）质量管理：6条。

（9）自检：2条。

（10）附则：2条。

知识链接

药包材等的延伸检查

2016年8月,国务院药品监督管理部门发布《关于药包材、药用辅料与药品关联审评审批有关事项的公告》,将直接接触药品的包装材料和容器（以下简称药包材）、药用辅料由单独审批改为在审批药品注册申请时一并审评审批。之后国务院药品监督管理部门先后多次以规范性文件的形式完善原、辅、包关联审评制度,强调以制剂产品的风险控制为关键因素,将原、辅、包作为整体进行审评与考察。

《药品管理法》第九十九条规定,药品监督管理部门在必要时可以对为药品研制、生产、经营、使用提供产品或者服务的单位和个人进行延伸检查。作为配套规章,《直接接触药品的包装材料和容器管理办法》第四十三条规定,药品审评中心在关联审评中可以基于风险提出对化学原料药、辅料及直接接触药品的包装材料和容器企业进行延伸检查。

第五节 中药材生产质量管理规范

《中药材生产质量管理规范(试行)》(Good Agricultural Practice,GAP),自 2002 年 6 月 1 日起施行。截至 2016 年 1 月,约有 194 个中药材种植基地获得国家食品药品监督管理总局批准的 GAP 认证。如同仁堂、云南白药、香雪制药、天士力、康美、东阿阿胶、以岭药业等过半 A 股中药上市公司都建有中药材 GAP 生产基地。

一、实施《中药材生产质量管理规范(试行)》的意义

中药材是中药饮片、中成药生产的基础原料,是中药生产的三大支柱产业之一。中药现代化的先决条件就是中药材的标准化和中药材生产的规范化。我国中药材生产长期存在许多问题,如种质不清或退化、野生资源破坏、种植加工粗放、规格标准不规范、农药残留、重金属严重超标、储存及包装落后,未形成产业化、规模化,新技术、新方法难以推广。而且中药材生产多为个体、分散经营,难于管理。实施中药材 GAP,从源头上控制中药饮片、中成药、保健药品、保健食品的质量,对中药材生产全过程进行有效的质量控制,是保证中药材质量稳定、可控,保障中医临床用药安全有效的重要措施,有利于中药资源保护和持续利用,促进中药材生产的规模化、规范化和产业化发展。规范药材生产的各个环节乃至全过程,达到药材"真实、优质、稳定、可控"的目的,其核心是:对药材生产实施全面质量管理,最大限度地保证药材内在质量的可靠性、稳定性,由此延伸至中药科研、生产、流通的所有质量领域。GAP 和 GLP、GCP、GMP、GSP 等共同组成完备的药品质量管理体系。

二、我国《中药材生产质量管理规范(试行)》的主要内容

(一) GAP 框架结构

GAP 共 10 章 57 条,其内容涵盖了中药材生产的全过程,是中药材生产和质量管理的基本准则,适用于中药材生产企业生产中药材(含植物药及动物药)的全过程。其内容为:

第一章 总则	第二章 产地生态环境
第三章 种质和繁殖材料	第四章 栽培与养殖管理
第五章 采收与初加工	第六章 包装、运输与贮藏
第七章 质量管理	第八章 人员和设备
第九章 文件管理	第十章 附则

(二) GAP 主要内容介绍

1. 产地生态环境 要求中药材生产企业按中药材产地适宜性优化原则,因地制宜,合理布局。中药材产地的环境如空气、土壤、灌溉水、动物饮用水应符合国家相应标准。药用动物养殖企业应满足动物种群对生态因子的需求及与生活、繁殖相适应的条件。

2. 种质和繁殖材料 对生产中药材采用的物种的种名、亚种、变种或品种应准确鉴定和审核;对种子、菌种和繁殖材料在生产、储运过程中应实行检验和检疫制度;对动物应按习性进行药用动物的引种及驯化。加强中药材良种选育、配种工作,建立良种繁殖基地,保护药用动植物种质资源。

3. 药用植物栽培 根据药用植物生产发育要求确定栽培区域,制定种植规程根据营养特点及土壤供肥能力,确定施肥种类、时间和数量,施用肥料的种类以有机肥为主,允许施用经充分腐熟达到无害化卫生标准的农家肥;根据药用植物不同生长发育时期需水规律及气

候条件、土壤水分状况,适时合理灌溉和排水;根据生长发育特性和不同药用部位加强田间管理,及时打顶、摘蕾、整枝、修剪、覆盖遮阴,调控植株生长发育。

药用植物病虫害防治,采取综合措施,必须施用农药时,采用最小有效剂量并选高效、低毒、低残留农药,以降低其残留和重金属污染。

4. 药用动物养殖管理　根据生存环境、食性、行为特点及对环境适应能力,确定养殖方式和方法。科学配制饲料,定时定量投喂,适时适量补充精料、维生素、矿物质及必需的添加剂。不得添加激素等添加剂。确定适宜给水时间及次数;养殖环境应保持清洁卫生,建立消毒制度。对药用动物的疫病防治,应以预防为主,定期接种疫苗。禁止将中毒感染疫病的药用动物加工成中药材。

5. 采收与初加工

(1)野生或半野生药用动植物采集:应坚持"最大持续产量"原则,即不危害生态环境,可持续生产(采收)的最大产量。有计划地进行野生抚育、轮采与封育,确定适宜采收期、采收年限和采收方法。

(2)确定适宜的采收时间和方法:根据产品质量及植物单位面积产量或动物养殖数量,参考传统经验等因素确定适宜的采收时间,包括采收期、采收年限以及采取方法。

(3)对采收机械、器具、加工场地的要求:采收机械、器具应保护清洁、无污染,存放在无虫鼠和禽畜的干燥场所。

(4)对药用部分采收后的要求:药用部分采收后,经过拣选、清洗、切制或修整等加工,需干燥的应采用适宜的方法和技术迅速干燥,并控制温度和湿度,使中药材不受污染,有效成分不被破坏。鲜用药材可采用冷藏、砂藏、罐储、生物保鲜等保鲜方法,尽可能不使用保鲜剂和防腐剂。

(5)道地药材的加工:道地药材应按传统方法进行加工。如有改动,应提供充分试验数据。

6. 包装、运输与贮藏　GAP 对包装操作、包装材料、包装记录的内容作了明确规定;对药材批量运输、药材仓库应具备的设施和条件也提出了要求。

(1)包装:材料应清洁、干燥、无污染、无破损,并符合药材质量要求。包装按标准操作规程操作,有批包装记录。包装记录包括品名、规格、产地、重量、包装工号、包装日期等。每件药材上,应标明品名、规格、产地、批号、包装日期、生产单位,并附有质量合格的标志。易破碎的应使用坚固的箱盒包装,毒性、麻醉性、贵细药材应使用特殊包装,并贴上相应的标记。

(2)运输:批量运输时,不应与其他有毒、有害、易串味物质混装。运输容器应具有较好的通气性,以保持干燥,并应有防潮措施。

(3)储藏:仓库应通风、干燥、避光,必要时安装空调及除湿设备,并具有防鼠、虫、禽畜的措施。地面应整洁、无缝隙、易清洁。药材应存放在货架上,与墙壁保持足够距离,防止虫蛀、霉变、腐烂、泛油等发生,并定期检查。

7. 质量管理　生产企业应设质量管理部门,并对其主要职责作出明确规定。药材包装前,质量检验部门应对每批药材按国家规定或常规标准检验。项目至少包括药材性状与鉴别杂质、水分、灰分与酸不溶性灰分、浸出物、指标性成分或有效成分含量。农药残留量、重金属及微生物限度应符合国家标准和有关规定。不合格的中药材不得出场和销售。

8. 人员和设备　生产企业、质量管理部门的技术负责人应有相关专业的大专以上学历和药材生产实践经验。

从事加工包装、检验的人员应定期健康检查,患传染病、皮肤病、外伤等疾病不得从事直接接触药材工作。从事中药材生产的有关人员应定期培训与考核。

生产企业的环境卫生、生产和检验用的仪器、仪表、量具衡器等,其适用范围和精密度应符合生产和检验的要求,有明显状态标志,并定期校验。

9. 文件管理　生产企业应有生产管理、质量管理等标准操作规程。对每种中药材的生产全过程均应详细记录,必要时可附图片、图像。

要求原始记录、生产计划及执行情况合同及协议书均应存档,至少保存 5 年。

10. 规范用语解释　GAP 对中药材、中药材生产企业、最大持续产量、道地药材、种子、菌种和繁殖材料、病虫害综合防治、半野生药用动植物等所用术语均进行了解释。

三、《中药材生产质量管理规范(试行)》实施备案管理

2003 年 9 月 19 日,国家食品药品监督管理局印发了《中药材生产质量管理规范认证管理办法(试行)》及《中药材 GAP 认证检查评定标准(试行)》的通知。国家食品药品监督管理局负责全国中药材 GAP 认证工作,负责中药材 GAP 认证检查评定标准及相关文件的制定、修订工作,负责中药材 GAP 认证检查员的培训、考核和聘任等管理工作。由国家食品药品监督管理局药品认证管理中心承担中药材 GAP 认证的具体工作。2016 年 3 月 17 日食品药品监督管理总局发布关于取消中药材生产质量管理规范认证有关事宜的公告,根据《国务院关于取消和调整一批行政审批项目等事项的决定》(国发〔2016〕10 号),取消中药材生产质量管理规范认证行政许可事项,要求对中药材 GAP 实施备案管理。自该公告发布之日起,国家食品药品监督管理总局不再开展中药材 GAP 认证工作,不再受理相关申请;国家食品药品监督管理总局将继续做好取消认证后中药材 GAP 的监督实施工作,对中药材 GAP 实施备案管理,具体办法另行制定;已通过认证的中药材生产企业应继续按照中药材 GAP 规定,切实加强全过程质量管理,保证持续合规。

食品药品监管部门要加强中药材 GAP 的监督检查,发现问题依法依规处理,保证中药材质量;国家食品药品监督管理总局将会同有关部门积极推进实施中药材 GAP 制度,制定完善相关配套政策措施,促进中药材规范化、规模化、产业化发展。

第六节　中药饮片生产管理

中药饮片是《药品目录》品种,质量优劣直接关系到中医医疗效果。中药饮片是中药产业三大支柱产业中较薄弱的环节,在 GMP 管理方面也是较薄弱的环节。近年来,中药饮片产业越来越受到国家的重视,推行 GMP 管理为中药饮片产业的进步和发展指明了道路,落实中药饮片 GMP 对保证中药饮片质量至关重要。虽然目前中药饮片企业质量管理水平普遍较低,短时间内完全达到新版 GMP 要求有一定难度,但随着我国新版 GMP 的进一步实施,将有利于从源头上把好药品质量安全关,有利于与国际标准接轨,加快我国药品生产获得国际认可、药品(包括中药)进入国际主流市场步伐。

一、中药饮片生产管理有关 GMP 规定

国家中医药管理局 1998 年 4 月 3 日颁布《毒性中药材的饮片定点生产企业验收标准》,国家药品监督管理局 2003 年 1 月 30 日发布《中药饮片、医用氧 GMP 补充规定》及《中药饮片 GMP 认证检查项目》,作为中药饮片生产实施 GMP 的补充,并规定自 2008 年 1 月 1 日起强制执行,所有中药饮片生产企业必须在符合 GMP 的条件下生产。新版 GMP 2011 年 3 月 1 日起正式施行,按照国家食品药品监督管理局的规定,饮片生产企业应在

2015 年年底前达到 GMP 要求。

二、加强中药饮片生产行为监管

卫生部、国家食品药品监督管理局、国家中医药管理局 2011 年 1 月 5 日发布《关于加强中药饮片监督管理的通知》，其中加强中药饮片生产行为监管的规定如下：

1. 生产中药饮片必须持有《药品生产许可证》《药品 GMP 证书》。
2. 必须以中药材为起始原料，使用符合药用标准的中药材，并应尽量固定药材产地。
3. 必须严格执行国家药品标准和地方中药饮片炮制规范、工艺规程。
4. 必须在符合药品 GMP 条件下组织生产。
5. 出厂的中药饮片应检验合格，并随货附纸质或电子版的检验报告书。
6. 严禁生产企业外购中药饮片半成品或成品进行分包装或改换包装标签等行为。

三、毒性中药饮片定点生产管理及 GMP 有关规定

为加强毒性中药材的饮片生产管理，保证人民群众用药安全、有效，严禁不具备毒性中药材饮片生产条件的企业进行生产，防止未经依法炮制的毒性饮片进入药品流通领域，危害人民群众的身体健康，国家中医药管理局决定对毒性中药材的饮片生产企业实行定点发证管理制度。

（一）定点生产原则

国家药品监督管理部门对毒性中药材的饮片，实行统一规划，合理布局，定点生产。

1. 对于市场需求量大，毒性药材生产较多的地区定点要合理布局，相对集中，按省区确定 2~3 个定点企业。
2. 对于一些产地集中的毒性中药材品种如朱砂、雄黄、附子等要全国集中统一定点生产，供全国使用。今后逐步实现以毒性中药材主产区为中心择优定点。
3. 毒性中药材的饮片定点生产企业，要符合《医疗用毒性药品管理办法》等要求。

（二）加强对定点生产毒性中药材的饮片企业的管理

1. 建立健全毒性中药材的饮片各项生产管理制度，包括生产管理、质量管理、仓储管理、营销管理等。
2. 强化和规范毒性中药材的饮片生产工艺技术管理，制定切实可行的工艺操作规程，建立批生产记录，保证生产过程的严肃性、规范性。
3. 加强毒性中药材的饮片包装管理，毒性中药材的饮片严格执行《中药饮片包装管理办法》，包装要有突出、鲜明的毒药标志。
4. 建立毒性中药材的饮片生产，技术经济指标统计报告制度。
5. 定点生产的毒性中药饮片，应销往具有经营毒性中药饮片的经营单位或直销到医疗单位。

（三）毒性中药饮片生产的 GMP 有关规定

1. 从事药材炮制操作人员应具有中药炮制专业知识和实际操作技能。
2. 从事毒性药材等有特殊要求的生产操作人员，应具有相关专业知识和技能，并熟知相关的劳动保护要求。
3. 从事对人体有毒、有害操作的人员应按规定着装防护。其专用工作服与其他操作人员的工作服应分别洗涤、整理，并避免交叉污染。
4. 中药材与中药饮片应分别设库，毒性药材等有特殊要求的药材应设置专库或专柜。
5. 毒性药材等有特殊要求的饮片生产应符合国家有关规定，并有专用设备及生产线。

6. 毒性药材等有特殊要求的药材生产操作应有防止交叉污染的特殊措施。

学习小结

1. 学习内容

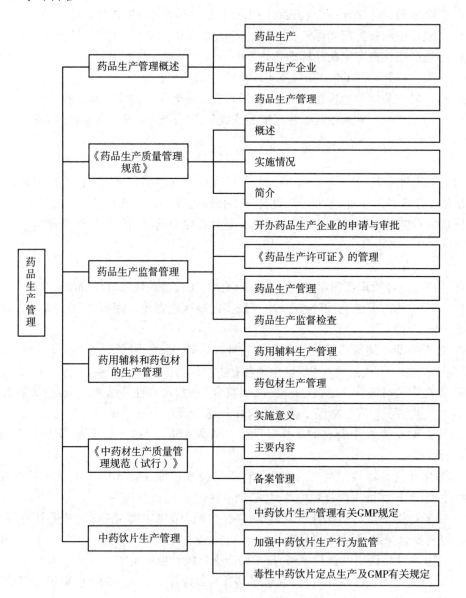

药品生产管理
- 药品生产管理概述
  - 药品生产
  - 药品生产企业
  - 药品生产管理
- 《药品生产质量管理规范》
  - 概述
  - 实施情况
  - 简介
- 药品生产监督管理
  - 开办药品生产企业的申请与审批
  - 《药品生产许可证》的管理
  - 药品生产管理
  - 药品生产监督检查
- 药用辅料和药包材的生产管理
  - 药用辅料生产管理
  - 药包材生产管理
- 《中药材生产质量管理规范（试行）》
  - 实施意义
  - 主要内容
  - 备案管理
- 中药饮片生产管理
  - 中药饮片生产管理有关GMP规定
  - 加强中药饮片生产行为监管
  - 毒性中药饮片定点生产及GMP有关规定

2. 学习方法 虽然本章所述的《药品生产质量管理规范》(GMP) 内容沿用 2010年版, 但随着新版《药品管理法》的实施, 国家正式取消了 GMP 认证, 且对药品生产的监督管理也提出了全新的要求。关于药包材和辅料的管理也变动不大。学习本章时, 要树立药品全生命周期安全生产、质量管理和风险管理的意识, 最大限度地保障公众的用药安全。

(叶耀辉 田丽娟)

笔记栏

扫一扫
测一测

复习思考题

1. 什么是 GMP？我国现行 GMP 是何时由何部门发布的？

2. 新版 GMP 在药品生产企业中规定哪些人是关键人员？

3. 开办药品生产企业应具备什么基本条件？

4. GMP 对从事毒性中药饮片生产工作人员有哪几项要求？

5. ISO9000：2000 提出的八项质量管理原则是什么？

6. 开办药品生产企业应具备什么基本条件？

◆◆◆ 第十一章 ◆◆◆

药品经营管理

📝 学习目标

　　药品经营是药事活动过程中重要的环节,通过学习药品流通与经营的基本理论与相关药事管理法规规范,在充分理解药品经营管理的基本理论基础上,掌握药品经营管理的相关法规、政策,并具备解决药品经营中实际问题的能力。

　　在商品生产条件下,药品生产企业生产的药品,只有通过流通与经营过程,才能实现价值,满足医疗、保健市场的需要,保证药品生产企业再生产过程的顺利进行。药品的流通和经营对药品质量及群众用药的合理、安全、有效具有重要的影响。为了保障药品质量,保证公众用药安全,政府主管部门必须依法加强对药品经营全过程的监督管理。

第一节　药品经营管理概述

一、药品经营管理的概念

　　经营含有"策划并管理"之意,是根据经营主体自身的资源状况和所处环境对经营主体的长期发展进行战略规划和部署制定明确的经营方针、经营目标和方法手段。经营的目的在于创造价值,追求效益最大化。

　　药品经营(handling of drugs),是指药品的购销活动,是专门从事药品经营活动的企业根据发展医药经济的内在要求和市场供求规律,将药品生产企业生产出来的药品,通过购进、储存、销售、储运等经营活动,供应给医疗单位、消费者,完成药品从生产领域向消费者领域的转移,从而满足公众防病治病、康复保健和防疫救灾等的用药需求,实现药品的使用价值,并达到提高经济效益目的的过程。药品经营包括药品批发和药品零售。

二、药品经营活动的特点

　　药品是一种特殊的商品,其经营活动的特点主要体现为专业性、政策性、综合性。

　　1. 专业性强　药品流通与经营企业所经营的品种和规格多、数量大、流动性强,参与药品流通的机构人员多,专业性要求高,过程较一般商品复杂。为保证购进、储存、销售的过程中药品的质量,药品监督管理部门对药品经营企业提出了严格的要求:企业必须具备符合《药品经营质量管理规范》(GSP)规定的相应的经营场所、仓储条件、运输条件及一系列质量保证的管理制度,同时必须配备具有依法经过资格认定的药学专业技术人员,确保药品在流通过程中的质量。

2. 政策性强　为加强药品监督管理,保证药品质量,保障人体用药安全,维护公众身体健康和用药的合法权益,我国自 1985 年 7 月 1 日起发布实施《药品管理法》,经历次修订修正,于 2019 年 8 月 26 日通过最新修订的《药品管理法》,对药品研制和注册、药品上市许可持有人、药品生产、药品经营、医疗机构药事管理、药品上市后管理、药品价格和广告、药品储备和供应以及监督管理等作出了法律规定。国务院有关部门还制定了一系列有关流通管理的法规及规范性文件。药品经营企业必须严格依法经营,确保公众用药的合理、安全、有效。

3. 综合性强　药品经营企业开展经营活动,除了药品的购进、储存、销售,还要同金融、交通运输、医院药房、社会药房等各行业及医师、药师、患者等联系;既有专业技术性工作又有事务性工作;既要处理好经济效益和社会效益之间的关系,又要处理好国家、集体、个人之间的关系。

三、药品流通的特殊性

流通是商品的运动过程。广义的流通是商品买卖行为以及相互联系、相互交错的各个商品形态变化所形成的循环的总过程,它使社会生产过程永不停息、周而复始地运动。狭义的流通是商品从生产领域向消费领域的运动过程,它是社会再生产的前提和条件。流通不创造价值,却是创造和实现价值必要的条件。

（一）药品流通

药品流通（drugs distribution）,是指药品从生产者转移到消费者手中的整个过程和途径,包括药品生产企业的销售、药品经营的全过程、医疗机构的采购等。药品流通渠道由一系列销售机构组成,这些销售机构通过分工协作,完成各自任务,最终在满足用户需要的同时各得其所。药品流通渠道有 4 种类型:第一种,是药品生产企业自己的销售体系。它们在法律上和经济上并不独立,财务和组织受企业控制,并且只能经销本企业生产的药品,不得销售其他企业的药品。第二种,是独立的销售系统。它们在法律上和经济上都是独立的,是具有独立法人资格的经济组织,必须首先以自己的资金购买药品,取得药品的所有权,然后才能出售,医药批发公司和社会药房便是这种机构。第三种,是没有独立法人资格,经济上由医疗机构统一管理的医疗机构药房。它们以自有资金购买药品,取得药品的所有权,然后凭医师处方分发出售给患者,例如,医院药房、初级医疗卫生保健机构的药房或调配室。第四种,是受企业约束的销售系统。它们在法律上是独立的,但经济上通过合同形式受企业约束,如医药代理商。

（二）药品流通过程的特点

1. 药品经营企业根据用户的需要,将来自不同地点、众多药品生产企业的药品经过组合又重新分送到其他批发、零售企业和医疗单位,在药品的购进、销售的集散过程中,药品的差错和污染等情况随时有可能发生。

2. 药品在运输过程中会遇到恶劣气候和其他一些物理因素带来的不利影响,会引起药品质量的变化。药品批发企业尽量创造适宜的条件以使不利影响减少到最低限度。

3. 药品在流通过程中均以包装的形式出现,其质量情况的识别,多数依靠外观、包装标志、文字所提示的品名、规格、有效期、序号、储存条件等作为管理的依据。

4. 药品从生产出来到使用之前,大部分时间是在仓库里存放,仓库的条件对药品质量会产生不可忽视的影响。

5. 正确合理的药学服务是流通过程确保药品质量的最后环节,是实现患者用药安全有效的重要保证。

由于有这些影响药品质量的因素存在,因此在整个流通环节必须有一套严格的管理程序来管理药品,防止流通过程中可能出现的一些不利因素,保证药品的安全性、有效性和稳定性不受影响。

（三）药品的消费特点

药品流通的特殊性还表现在其消费方式不同于其他消费品:

1. 患者使用药品的间接性　处方药(Receptor X,Rx)是必须凭执业医师或执业助理医师处方才可调配、购买和使用的药品。非处方药(over the counter,OTC):是不需要凭执业医师或执业助理医师处方,消费者可以自行判断、购买和使用的药品。非处方药在药品包装或使用说明书上必须注明警示语或忠告语:请仔细阅读药品使用说明书并按说明使用或在药师指导下购买和使用!

2. 一定时空范围内的应急性　药品是用于防病治病的,而疾病往往具有突发性特征,必须让"药等病"而不能"病等药",特别是一旦有灾情或疫情,药品的消费需求会激增,因而必须有必要的储备以应急需。

3. 疾病对药品的特异选择性　疾病对药品的特异性选择决定了其功能的专属性,这种特殊的选择作用无法替代,因而要求药品品种齐全、产销齐全,防止生产经营的盲目性。

（四）药品的价格形成机制

药品的价格不仅关系到公众的医疗费用支出,也关系到政府部门的医保经费开支,实践证明,单纯通过政府部门进行药品价格管理存在诸多弊端。根据党的十八届三中全会精神和医药卫生体制改革的总体要求,国家发展和改革委员会等部委于 2015 年 5 月 4 日联合发布了《推进药品价格改革的意见》,总体目标是按照使市场在资源配置中起决定性作用和更好发挥政府作用的要求,逐步建立以市场为主导的药品价格形成机制,最大限度地减少政府对药品价格的直接干预。坚持放管结合,强化价格、医保、招标采购等政策的衔接,充分发挥市场机制作用,同步强化医药费用和价格行为综合监管,有效规范药品市场价格行为,促进药品市场价格保持合理水平。除麻醉药品和第一类精神药品外,取消药品政府定价。完善药品采购机制,发挥医保控费作用,药品实际交易价格主要由市场竞争形成。2019 年 8 月26 日修订的《药品管理法》规定国家完善药品采购管理制度,对药品价格进行监测,开展成本价格调查,加强药品价格监督检查,依法查处价格垄断、哄抬价格等药品价格违法行为,维护药品价格秩序;依法实行市场调节价的药品,药品上市许可持有人、药品生产企业、药品经营企业和医疗机构应当按照公平、合理和诚实信用、质价相符的原则制定价格,为用药者提供价格合理的药品;药品上市许可持有人、药品生产企业、药品经营企业和医疗机构应当遵守国务院药品价格主管部门关于药品价格管理的规定,制定和标明药品零售价格,禁止暴利、价格垄断和价格欺诈等行为。

四、我国药品流通管理体制的沿革

《药品管理法》出台之前,我国的医药流通基本上是集中统一管理模式。传统医药站始建于 20 世纪 50 年代初,最初设立是因为在计划经济体制下,药品紧缺,产品供不应求,国家出于宏观调控、合理分配药品资源的目的,在北京、广州、上海、天津和沈阳这五个制药企业相对集中的中心城市成立了一级药品采购供应站,并直接由当时全国医药商业的行政主管单位中国医药公司管理,在其他省会城市、地级市和县市设立二级或三级批发站。药品供应的唯一渠道就是通过各级医药站层层下达指标、层层调拨。进口药品统一掌握,由一级批发站进口后,再层层分配。药品按照国家计划生产,统购统销,价格上实行统一控制,分级管理。在这段时期,国民经济得到了巩固,形成了较为完整的药品经营网络和供应体系,基本上保证了这一时期医药市场的需要。这种四级批发模式造成了整个医药流通渠道的效率低下。

进入20世纪80年代,我国开始从计划经济向市场经济转换,特别是到了20世纪90年代,医药商业管理体制发生了一系列深刻的变化。购销政策放开,企业自主权扩大,逐步形成了一个开放式、多渠道、少环节和跨地区跨层次收购、供应的医药商品新流通体制。其内涵主要是:①调整政企关系,扩大企业自主权;②调整产销关系,打破统购包销的老办法;③调整购销关系,打破医药商业二、三级界限;④开放区域范围,打破地区封锁和条块分割;⑤开放渠道选择,实行医药为主,多种经营;⑥放开价格,除国家和省管价格外,实行工商协商定价等。在这一时期,企业活动加强,医药商品流通扩大,促进了医药经济的发展。但是,流通领域内无序竞争和过度竞争现象严重。全国的医药批发企业由计划经济时代的2 000家迅速发展到17 000余家。医药商业公司迅速发展,给传统医药产业带来了巨大的冲击。一些贸易公司也加入药品批发企业行列,许多国有医药公司及其经营部被集团或个人承包,经营方式灵活,对国有医药站形成很大挑战。因此,各地医药站实际上处于竞争状态,医药企业的效益大幅度滑坡,使整个医药行业面临困难。

1998年以后,我国政府对医药行业加强了改革力度,尤其是在加入WTO之后,医药行业面临的挑战更加严峻,医药市场真正成为买方市场,医药市场化进程加快:以提高经济、社会效益为中心,以保证公众用药安全、及时、有效为目的,按照大医药、大市场、大流通的要求,进一步转变观念,转变经营机制,转变增长方式;努力实现资产一体化、经营集约化、零售连锁化;大力推行总经销、总代理制,实现集团化、规模化、专业化、连锁化、多元化经营;做好资本运营,实行企业组织结构和资本结构的重组,组建大型医药集团,优化经营要素配置,增强企业发展实力。总之,通过进一步深化改革,基本建立起布局合理、规模经营、服务高效、竞争有序、适应社会主义市场经济规律的医药流通体制,大大加快了医药行业的改革与发展。

随着我国药品流通领域的发展变化,为了加强药品经营质量的管理,保证公众用药安全有效,国家出台了一系列法律、法规及政策规划来规范和监督药品流通市场。主要有:《城镇职工基本医疗保险定点零售药店管理暂行办法》(1999年)、《城镇职工基本医疗保险用药范围管理暂行办法》(1999年)、《药品经营质量管理规范》(2016年修订)及其实施细则、《处方药与非处方药流通管理暂行规定》(2000年)、《药品经营质量管理规范认证管理办法》(2003年)、《药品经营许可管理办法》(2004年,2017年修正)、《关于做好处方药与非处方药分类管理实施工作的通知》(2005年)、《关于加强药品监督管理促进药品现代化物流发展的意见》(2005年)、《药品流通监督管理办法》(2007年)、《关于加强药品流通行业管理的通知》(2009年)、《医疗机构药品集中采购工作规范》(2010年)、《药品集中采购监督管理办法》(2010年)、《关于药品信息化追溯体系建设的指导意见》(2018年)、《全国药品流通行业发展规划纲要(2011—2015年)》。

为进一步加强药品流通行业管理,规范药品流通行业经营行为,促进药品流通行业健康发展,保障国家医药卫生体制改革的顺利实施,2016年12月29日,商务部发布了《全国药品流通行业发展规划纲要(2016—2020年)》,明确了行业发展的"十三五"时期的主要任务和总体目标,其主要任务包括:提升行业集中度,发展现代绿色医药物流,推进"互联网+药品流通",提升行业开放水平,完善行业标准体系等细分目标;"总体目标是到2020年,药品流通行业发展基本适应全面建成小康社会的总体目标和人民群众不断增长的健康需求,形成统一开放、竞争有序、网络布局优化、组织化程度和流通效率较高、安全便利、群众受益的现代药品流通体系。"

截至 2019 年底,全国共有《药品经营许可证》持证企业 54.4 万家,其中批发企业 1.4 万家;零售连锁企业 6 701 家,零售连锁企业门店 29.0 万家;零售药店 23.4 万家。2015—2018年,我国药品流通市场销售规模稳步增长。2018 年全国医药商品销售总额为 21 586 亿元,扣除不可比因素同比增长 7.7%。2019 年,国际经济环境复杂严峻,国内经济稳中有变,药品流通行业发展增速有所放缓。但随着人们生活水平不断提高,大健康理念持续强化,人口老龄化程度日益加深,药品流通市场规模持续增长。

从自身角度,药品流通行业需要迅速适应流通新业态、新模式的变革,有效满足医药卫生体制改革的要求和人民群众日益增长的健康需求。"两票制""医药分开"等政策的实施以及"互联网+医药"等模式的创新以及医药健康大数据的应用,对行业的转型升级提出了新的要求。2020 年初新冠肺炎疫情暴发,医药电商行业在助力抗疫中发挥了积极的作用,行业价值得到国家的进一步认可。随着医保纳入线上医疗服务,医药电商行业市场规模将进一步扩大。未来,医药流通将在国家政策指导与鼓励下逐渐趋向更加规范化的发展。

第二节　药品经营企业的管理

2019 年修订的《药品管理法》对药品经营活动及其监督管理作出了更全面规定。为全面落实《药品管理法》的要求,加强药品经营环节监管,规范药品经营活动,国家药品监督管理局整合《药品经营许可证管理办法》(原国家食品药品监督管理局第 6 号令)和《药品流通监督管理办法》(原国家食品药品监督管理局第 26 号令),形成《药品经营监督管理办法》,进一步细化明确药品经营环节监管事权、工作要求和各方责任,确保经营环节药品质量安全。目前,《药品经营监督管理办法(征求意见稿)》已经通过市场监督管理总局网站和中国政府法制信息网向社会公开征求意见。

一、药品经营和许可管理

(一) 药品经营方式、经营类别与经营范围

1. **药品经营方式**　药品经营方式分为药品批发和药品零售,划分依据是药品销售对象,与药品具体销售数量多少无关。

(1)药品批发:药品批发是指将药品销售给符合购进药品资质的药品上市许可持有人、药品生产企业、药品经营企业和药品使用单位的药品经营方式。

(2)药品零售:药品零售是指将药品直接销售给个人消费者的药品经营方式。

2. **药品经营类别**　药品经营类别是药品零售企业《药品经营许可证》载明事项之一,具体为:处方药、甲类非处方药、乙类非处方药。根据《药品经营监督管理办法》的规定,从事药品零售审批时,药品监督管理部门应当先核定经营类别,并在经营范围中予以明确。

3. **药品经营范围**　药品经营范围包括:麻醉药品、第一类精神药品、第二类精神药品、药品类易制毒化学品、医疗用毒性药品、生物制品、药品类体外诊断试剂、中药饮片、中成药、化学药。其中,麻醉药品、精神药品、药品类易制毒化学品、医疗用毒性药品等经营范围的核定,按照国家有关规定执行;经营冷藏、冷冻药品或者蛋白同化制剂、肽类激素的,还应当在《药品经营许可证》经营范围项下予以明确。

麻醉药品、第一类精神药品、药品类易制毒化学品及蛋白同化制剂、胰岛素外的肽类激素等不得列入药品零售企业持有的《药品经营许可证》的经营范围内。

(二)《药品经营许可证》管理制度

国家对药品经营企业实行许可证制度,并对申请药品经营企业的程序作了规定,"开办药品批发企业,须经企业所在地省、自治区、直辖市人民政府药品监督管理部门批准并发给《药品经营许可证》;开办药品零售企业,须经企业所在地县级以上地方药品监督管理部门批准并发给《药品经营许可证》。无《药品经营许可证》的,不得经营药品。"

1.《药品经营许可证》核发 申领《药品经营许可证》的程序分为三个步骤。第一步:申请筹建。拟开办药品批发企业向所在地的省、自治区、直辖市药品监督管理部门提出筹建申请;开办药品零售企业向所在地设区的市级药品监督管理机构或省、自治区、直辖市药品监督管理部门直接设置的县级药品监督管理机构提出筹建申请,获准后进行筹建。第二步:申请验收。申办人完成筹建后,向原批准筹建的部门、机构提出验收申请,并提交规定材料。第三步:受理申请。药品监督管理部门在规定的时限内组织验收,符合条件的发给《药品经营许可证》;不符合条件的,应当书面通知申办人并说明理由,同时告知申办人享有依法申请行政复议或提起诉讼的权利。

2.《药品经营许可证》管理规定 《药品经营许可证》分为正本和副本,有效期为5年。《药品经营许可证》样式由国家药品监督管理局统一制定。《药品经营许可证》电子证书与纸质证书具有同等法律效力。禁止伪造、变造、出租、出借、买卖《药品经营许可证》。

《药品经营许可证》应当载明许可证编号、企业名称、社会信用代码、注册地址、法定代表、主要负责人、质量负责人、仓库地址、经营范围、经营方式、发证机关、发证日期、有期限等内容。其中,企业名称、社会信用代码、法定代表人等项目应当与市场监督管理部门核发的《营业执照》中载明的相关内容一致。《药品经营许可证》登载事项发生变更的,由原发证机关在副本上记录变更的内容和时间,并按变更后的内容重新核发《药品经营许可证》正本,收回原《药品经营许可证》正本。新核发的《药品经营许可证》证号、有效期不变。

3.《药品经营许可证》变更 《药品经营许可证》变更分为许可事项变更和登记事项变更。许可事项变更是指注册地址、主要负责人、质量负责人、经营范围、仓库地址(包括增减仓库)的变更。登记事项变更是指企业名称、社会信用代码、法定代表人等事项的变更。

(1)许可事项变更:药品经营企业变更许可事项的,应当向原发证机关提交《药品经营许可证》变更申请及相关材料。原发证机关应当自受理企业变更申请之日起15个工作日内作出准予变更或不予变更的决定。需现场检查的,原发证机关依据检查细则相关内容组织现场检查。现场检查、企业整改的时间,不计入审批时限。未经批准,企业不得擅自变更许可事项。药品经营企业如未经原发证机关许可,擅自变更《药品经营许可证》经营范围、仓库地址(包括增加仓库)、注册地址的,依照《药品管理法》第一百一十五条给予处罚。

(2)登记事项变更:药品经营企业变更登记事项的,应当在市场监督管理部门核准变更后30日内,向原发证机关提交《药品经营许可证》变更申请。原发证机关应当自受理企业变更申请之日起10个工作日内完成变更事项。

企业分立、新设合并、改变经营方式、跨原管辖地迁移,按照新开办药品经营企业申领《药品经营许可证》。

药品零售连锁经营企业收购、兼并其他药品零售企业时,如实际经营地址、经营范围未发生变化的,可按变更《药品经营许可证》办理。

4.《药品经营许可证》换发 药品经营企业持有的《药品经营许可证》有效期届满,需要继续经营药品的,应当在有效期届满前6个月,向原发证机关申请换发《药品经营许可证》。

原发证机关按照本办法关于申请办理《药品经营许可证》的程序和要求进行审查,在

《药品经营许可证》有效期届满前作出是否准予换证的决定。符合规定准予换证的,收回原证,换发新证;不符合规定的,作出不予换证的书面决定,并说明理由,同时告知申请人享有依法申请行政复议或者提起行政诉讼的权利;逾期未作出决定的,视为同意换证,并予补办相应手续。

5.《药品经营许可证》遗失补办 《药品经营许可证》遗失的,药品经营企业应当立即向原发证机关申请补发。原发证机关按照原核准事项在 10 个工作日内补发药品经营许可。

6.《药品经营许可证》注销 药品经营企业有下列情形之一的,《药品经营许可证》由原发证机关注销,并予以公告:申请人主动申请注销《药品经营许可证》的;《药品经营许可证》有效期届满未申请换证的;药品经营企业终止经营药品的;《药品经营许可证》被依法撤销或吊销的;《营业执照》被依法吊销或注销的;法律、法规规定的应当注销行政许可的其他情形。

案例分析

无证经营药品案

2012 年 12 月,××市食药监局执法人员在日常监督检查中,发现一商贸公司购药清单存在疑点。药监执法人员对当事人的经营场所进行检查,发现该场所内仓库货架上摆放有碘甘油等 7 种药品以及销售"BLM"516 盒的电脑销售记录,当事人现场无法提供合法进货票据、凭证和相关药品证明文件。

经查,该商贸公司自 2012 年 9 月开始,在未取得《药品经营许可证》的情况下,先后两次从湖北某药业有限公司一名丁姓业务员购进上述碘甘油等 7 种药品,销售给当地一些口腔诊所。截至案发时,共销售盐酸甲哌卡因/肾上腺素注射液(当事人销售记录登记为"BLM")516 盒,销售金额 35 843.00 元。药监部门现场扣押的药品货值 3 990.5 元,涉案药品货值总计 39 833.5 元,违法所得 35 843 元。

请分析此案中所涉及的违法行为。

二、药品经营行为管理

(一) 药品上市许可持有人的经营行为管理要求

药品上市许可持有人销售药品应当建立药品质量保证体系,落实药品经营全过程质量管理责任。药品存在质量问题或者其他安全隐患的,药品上市许可持有人应当立即停止销售,及时采取召回等风险控制措施,并督促药品经营企业和药品使用单位等予以配合。在中药饮片经营活动中,中药饮片生产企业履行药品上市许可持有人的相关义务。

药品上市许可持有人可以自行销售其取得药品注册证书的药品,也可以委托药品经营企业销售。药品上市许可持有人自行批发药品时,无须申领取得《药品经营许可证》,但需具备开办药品批发企业的条件(储存、运输药品设施设备除外),销售药品行为严格执行药品 GSP。药品上市许可持有人委托销售的,应当委托符合条件的药品经营企业。药品上市许可持有人应当与受托方签订委托协议,约定药品质量责任等内容,并对受托方进行监督。接受药品上市许可持有人委托销售的药品经营企业,其经营范围应当涵盖所受托经营的药品品种。受托药品经营企业不得再次委托销售。药品上市许可持有人开展委托销售活动前,应当向其所在地省级药品监督管理部门备案。

药品上市许可持有人零售药品时,应当具备开办药品零售企业的条件,并依法取得《药品经营许可证》,零售药品行为严格执行药品 GSP。

(二) 药品批发的经营行为管理要求

药品批发企业是指依法持有《药品经营许可证》,从事将从药品上市许可持有人、药品批发企业处购进的药品,销售给药品上市许可持有人、药品生产企业、药品零售连锁总部、药品零售企业或药品使用单位等药品批发活动的专营或兼营企业。

药品批发企业购进药品,应当建立并执行进货检查验收制度,索取、查验、留存供货企业及其授权委托销售、人员有关证件资料、销售凭证,在验明药品合格证明和其他标识等证明药品合法性材料后方可购进、销售;不符合规定的,不得购进和销售。

药品批发企业应当严格审核药品购货单位资质,按照其药品生产范围、经营范围或诊疗范围向其销售药品。销售药品时,药品批发企业向购进单位提供以下资料:①药品上市许可持有人证明文件(或《药品生产许可证》《药品经营许可证》)和《营业执照》复印件;②所销售药品批准证明文件和检验报告书的复印件;③企业派出销售人员授权书复印件;④标明供货单位名称、药品通用名称、上市许可持有人、生产企业、产品批号、产品规格、销售数量、销售价格、销售日期等内容的凭证;⑤销售进口药品的,按照国家有关规定提供相关证明文件。上述资料均应当加盖本企业公章,通过网络核查、电子签章等方式确认的电子版具有同等效力。

药品批发企业从事购进、储存、运输、销售药品等药品经营活动应当持续符合药品 GSP 的要求。

(三) 药品零售的经营行为管理要求

药品零售企业是指依法持有《药品经营许可证》,从事将从药品上市许可持有人、药品批发企业处购进的药品,直接销售给个人消费者的专营或兼营企业。药品零售企业开展药品经营活动应当持续符合药品 GSP 的要求。药品零售企业应当从合法渠道购进药品,购进药品时应当索取供货单位销售发票,做到票、账、货、款一致方可购进。

经营处方药、甲类非处方药的药品零售企业应当按照规定配备执业药师或者其他依法经过资格认定的药学技术人员,负责药品管理、处方审核和调配、指导合理用药以及不良反应信息收集与报告等工作。药品零售企业营业时间内,执业药师或者其他依法经过资格认定的药学技术人员应当在职在岗;未经执业药师审核处方,不得销售处方药。

药品零售企业应当按照药品 GSP 的要求,以促进人体健康为中心,开展药学服务活动,实现服务的规范化、科学化、人性化,以满足个人消费者合理用药需求。

ER 11-2

知识拓展:
国家鼓励支
持药品零售
连锁发展

三、药品经营监督检查

1. **药品经营监督检查分类与方式**　药品经营监督检查包括许可检查、常规检查和有因检查;按照药品监督检查相关规定,可采取飞行检查、延伸检查、委托检查、联合检查等方式。

2. **药品经营监督检查计划**　药品监督管理部门应当根据风险研判和评估情况,制订年度监督检查计划并开展监督检查。检查计划包括检查范围、内容、方式、重点、要求、时限、承担检查的机构等。年度检查计划应当报上一负责药品监督管理的部门备案。上一年度新开办的药品经营企业应当纳入本年度的监督检查计划,对其实施药品 GSP 情况进行检查。

3. **药品经营监督检查频次**　对销售麻醉药品和第一类精神药品、药品类易制毒化学品的药品上市许可持有人、药品批发企业实施药品 GSP 情况至少每年监督检查 2 次;对疫苗配送企业、销售第二类精神药品或医疗用毒性药品的药品上市许可持有人、药品经营企业实施药品 GSP 情况至少每年监督检查 1 次;其他药品上市许可持有人、药品经营企业实施药知识拓展：
医药代表备
案制度

品 GSP 情况至少每 3 年监督检查 1 次。

4. 监管跨区域实施　对于药品上市许可持有人、药品经营企业跨省委托销售、储存、运输的,由委托方所在地省级药品监督管理部门负责监督管理,受托方所在地省级药品监督管理部门予以配合。委托方、受托方所在地省级药品监督管理部门应当加强信息沟通,及时将备案管理和监督检查情况通报对方。

5. 检查结果处置　在监督检查过程中发现质量可疑的药品,药品监督管理部门应当根据药品监督抽样检验管理规定实施现场抽样。根据监督检查情况,有证据证明可能存在药品安全隐患的,药品监督管理部门应当依法采取发布告诫信、启动责任约谈、责令限期整改、责令暂停药品销售和使用、责令召回或者追回等风险防控措施。

第三节　药品经营质量管理规范

《药品经营质量管理规范》(Good Supplying Practice,GSP)是药品经营管理和质量控制的基本准则,其核心是约束企业的行为,对药品经营全过程进行质量控制,保证向用户提供优质的药品。

1982 年,日本药品经营企业制定的《医药品供应管理规范》被介绍到我国。

1984 年,国家医药管理局制定了《医药商品质量管理规范(试行)》,在医药行业内试行,即医药行业的 GSP。

1992 年,国家医药管理局正式颁布了《医药商品质量管理规范》,这标志着我国 GSP 已经成为政府规章。

1993 年,国家医药管理局质量司制定了《医药商品质量管理规范达标企业(批发)验收细则(试行)》,并于 1994 年在全国医药批发企业中开展 GSP 达标企业的验收试点工作,进而把医药批发、零售企业的"达标"验收及"合格"验收工作推向了全国。

2000 年,国家药品监督管理局发布了《药品经营质量管理规范》,2000 年 7 月 1 日起施行。同年 11 月,又制定了《药品经营质量管理规范实施细则》和《药品经营质量管理规范认证管理办法(试行)》。2013 年 1 月卫生部发布了新修订的《药品经营质量管理规范》。2013 年 3 月国家食品药品监督管理总局成立,于 2015 年 5 月和 6 月分别对药品 GSP 进行了局部内容修正。

一、《药品经营质量管理规范》的基本框架

药品 GSP 是为保证药品在流通全过程中始终符合质量标准,依据《药品管理法》等法律法规制定的针对药品采购、购进验收、存储运输、销售及售后服务等环节的质量管理规范。药品上市许可持有人、药品经营企业应当严格执行药品 GSP,依法从事药品经营活动,拒绝任何虚假欺骗行为,确保药品质量。

现行版药品 GSP 吸收了许多国外药品流通管理的先进经验,促进我国药品经营质量管理与国际药品流通质量管理的逐步接轨。其正文部分共 4 章,基本框架内容包括:

第一章总则,阐明了 GSP 制定的目的和依据、基本要求以及适用范围。

第二章药品批发的质量管理,共 14 节,主要包括:质量管理体系、组织机构与质量管理职责、人员与培训、质量管理体系文件、设施与设备、校准与验证、计算机系统、采购、收货与验收、储存与养护、销售、出库、运输与配送、售后管理等内容。

第三章药品零售的质量管理,共 8 节,主要包括:质量管理与职责、人员管理、文件、设

施与设备、采购与验收、陈列与储存、销售管理、售后管理。

第四章附则,包括用语含义、施行时间等。

二、药品批发的质量管理

(一) 对质量管理体系的规定

药品批发企业(包括零售连锁企业总部,下同)应当依据有关法律法规要求建立质量管理体系,确定质量方针,制定质量管理体系文件,开展质量策划、质量控制、质量保证、质量改进和质量风险管理等活动。质量管理体系应当与其经营范围和规模相适应,包括组织机构、人员、设施设备、质量管理体系文件及相应的计算机系统等。质量方针文件应当明确企业总的质量目标和要求,并贯彻药品经营活动的全过程。企业应当定期以及在质量管理体系关键要素发生重大变化时,组织开展内审。对内审的情况进行分析,依据分析结论制定相应的质量管理体系改进措施,不断提高质量控制水平,保证质量管理体系持续有效运行。采用前瞻或者回顾的方式,对药品流通过程中的质量风险进行评估、控制、沟通和审核。

(二) 对质量管理职责的规定

应依法按照批准的经营方式和范围从事经营活动。企业负责人是药品质量的主要责任人,全面负责企业日常管理,负责提供必要的条件,保证质量管理部门和质量管理人员有效履行职责,确保企业实现质量目标。企业质量负责人应当由高层管理人员担任,全面负责药品质量管理工作,独立履行职责,在企业内部对药品质量管理具有裁决权。企业应当设立质量管理部门,有效开展质量管理工作。

质量管理部门应当履行的职责包括:督促相关部门和岗位人员执行药品管理的法律法规及本规范;组织制质定量管理体系文件,并指导、监督文件的执行;负责对供货单位和购货单位的合法性、购进药品的合法性以及供货单位销售人员、购货单位采购人员的合法资格进行审核,并根据审核内容的变化进行动态管理;负责质量信息的收集和管理,并建立药品质量档案;负责药品的验收,指导并监督药品采购、储存、养护、销售、退货、运输等环节的质量管理工作;负责不合格药品的确认,对不合格药品的处理过程实施监督;负责药品质量投诉和质量事故的调查、处理及报告;负责假劣药品的报告;负责药品质量查询;负责指导设定计算机系统质量控制功能;负责计算机系统操作权限的审核和质量管理基础数据的建立及更新;组织验证、校准相关设施设备;负责药品召回的管理;负责药品不良反应的报告;组织质量管理体系的内审和风险评估;组织对药品供货单位及购货单位质量管理体系和服务质量的考察和评价;组织对被委托运输的承运方运输条件和质量保障能力的审查;协助开展质量管理教育和培训等。

(三) 对人员与培训的要求

药品批发企业的企业负责人应当具有大学专科以上学历或者中级以上专业技术职称,经过基本的药学专业知识培训,熟悉有关药品管理的法律法规。质量负责人应当具有大学本科以上学历、执业药师资格和 3 年以上药品经营质量管理工作经历,在质量管理工作中具备正确判断和保障实施的能力。质量管理部门负责人应当具有执业药师资格和 3 年以上药品经营质量管理工作经历,能独立解决经营过程中的质量问题。

从事质量管理工作的,应当具有药学中专或者医学、生物、化学等相关专业大学专科以上学历或者具有药学初级以上专业技术职称;从事验收、养护工作的,应当具有药学或者医学、生物、化学等相关专业中专以上学历或者具有药学初级以上专业技术职称;从事中药材、中药饮片验收工作的,应当具有中药学专业中专以上学历或者具有中药学中级以上专业技术职称;从事中药材、中药饮片养护工作的,应当具有中药学专业中专以上学历或者具有中药学初级以上专业技术职称;直接收购地产中药材的,验收人员应当具有中药学中级以上专业技术职称。

企业应当按照培训管理制度制订年度培训计划并开展培训,使相关人员能正确理解并履行职责,且做好记录、建立档案。从事特殊管理的药品和冷藏冷冻药品的储存、运输等工作的人员,应当接受相关法律法规和专业知识培训并经考核合格后方可上岗。

企业对直接接触药品的人员应当进行岗前及年度健康检查,并建立健康档案。患有传染病或者其他可能污染药品的疾病的,不得从事直接接触药品的工作。身体条件不符合相应岗位特定要求的,不得从事相关工作。

（四）对硬件设施的规定

1. 对经营场所的要求 企业应当具有与其药品经营范围、经营规模相适应的经营场所和库房。库房的选址、设计、布局、建造、改造和维护应当符合药品储存的要求,防止药品的污染、交叉污染、混淆和差错。

2. 仓库环境及库区的要求

（1）库区环境:药品仓库内、外环境良好,无污染源,库区地面平整、无积水和杂草。药品储存作业区、辅助作业区应当与办公区、生活区分开一定距离或者有隔离措施。

（2）仓库设施设备:有效调控温湿度及室内外空气交换的设备;自动监测、记录库房温湿度的设备;避光、通风、防潮、防虫、防鼠等设备;保持药品与地面距离的设施,货架防尘、防鼠、防虫、防盗、防火设施,符合储存作业要求的照明设备;经营特殊管理的药品有符合国家规定的储存设施;经营中药材、中药饮片的,应当有专用的库房和养护工作场所,直接收购地产中药材的应当设置中药样品室(柜)。

（3）运输与冷链运输设施设备:运输药品应当使用封闭式货物运输工具。运输冷藏、冷冻药品的冷藏车及车载冷藏箱、保温箱应当符合药品运输过程中对温度控制的要求。冷藏车具有自动调控温度、显示温度、存储和读取温度监测数据的功能;冷藏箱及保温箱具有外部显示和采集箱体内温度数据的功能。

3. 计算机系统的要求 企业应当建立能够符合经营全过程管理及质量控制要求的计算机系统,实现药品质量可追溯。计算机系统应当符合以下要求:有支持系统正常运行的服务器和终端机;有安全、稳定的网络环境,有固定接入互联网的方式和安全可靠的信息平台;有实现部门之间、岗位之间信息传输和数据共享的局域网;有药品经营业务票据生成、打印和管理功能;有符合GSP要求及企业管理实际需要的应用软件和相关数据库。各类数据的录入、修改、保存等操作应当符合授权范围、操作规程和管理制度的要求,保证数据原始、真实、准确、安全和可追溯。

（五）对药品经营过程的质量管理

1. 采购管理 采购药品应按照可以保证药品质量的进货质量管理程序进行。企业的采购活动应当做到"三个确定"和"一个协议",包括供货单位合法资格的确定、所购入药品合法性的确定、供货单位销售人员合法资格的确定以及与供货单位签订质量保证协议。

采购中涉及的首营企业、首营品种,采购部门应当填写相关申请表格,经过质量管理部门和企业质量负责人的审核批准。必要时应当组织实地考察,对供货单位质量管理体系进行评价。首营企业应当查验加盖其公章原印章的以下资料:《药品生产许可证》或《药品经营许可证》,《营业执照》,《药品生产质量管理规范》认证证书或者GSP认证证书,相关印章、随货同行单(票)样式,开户户名、开户银行及账号,税务登记证和组织机构代码证。首营品种应当审核药品的合法性,索取加盖供货单位公章原印章的药品生产或者进口批准证明文件复印件并予以审核。

2. 收货与验收 企业应当按照规定的程序和要求对到货药品逐批进行收货、验收,防止不合格药品入库。

(1)收货:药品到货时,收货人员应当核实运输方式是否符合要求,并对照随货同行单(票)和采购记录核对药品,做到票、账、货相符。冷藏、冷冻药品到货时,应当对其运输方式及运输过程的温度记录、运输时间等质量控制状况进行重点检查并记录。不符合温度要求的应当拒收。随货同行单(票)应当包括供货单位、生产厂商、药品的通用名称、剂型、规格、批号、数量、收货单位、收货地址、发货日期等内容,并加盖供货单位药品出库专用章原印章。

(2)验收:药品验收依据为法定质量标准及合同规定的质量条款。对购进的药品要求逐批验收,验收包括药品外观的性状检查和药品内外包装标识的检查。验收抽取样品应具有代表性:同一批号的药品应当至少检查一个最小包装,但生产企业有特殊质量控制要求或者打开最小包装可能影响药品质量的,可不打开最小包装;破损、污染、渗液、封条损坏等包装异常以及零货、拼箱的,应当开箱检查至最小包装;外包装及封签完整的原料药、实施批签发管理的生物制品,可不开箱检查。

验收应做好验收记录,包括药品的通用名称、剂型、规格、批准文号、批号、生产日期、有效期、生产厂商、供货单位、到货数量、到货日期、验收合格数量、验收结果等内容。中药材验收记录应当包括品名、产地、供货单位、到货数量、验收合格数量等内容。中药饮片验收记录应当包括品名、规格、批号、产地、生产日期、生产厂商、供货单位、到货数量、验收合格数量等内容,实施批准文号管理的中药饮片还应当记录批准文号。

3. 储存与养护

(1)药品分类储存保管:企业应当根据药品的质量特性对药品进行合理储存,按照包装标示的温度要求储存药品,包装上没有标示具体温度的,按照《中国药典》规定的储藏要求进行储存,储存药品相对湿度为35%~75%。另外,依据不同属性实行分区分类摆放,做到药品与非药品、外用药与其他药品分开存放,中药材和中药饮片分库存放;特殊管理的药品应当按照国家有关规定存放;拆除外包装的零货药品应当集中存放;药品存储作业区内不得存放与存储管理无关的物品。

(2)堆垛要求:按批号堆放、便于先进先出,垛间距不小于5cm,与库房内墙、顶、温度调控设备及管道等设施间距不小于30cm,与地面间距不小于10cm。

(3)色标管理:待验药品库(区)、退货药品库(区)为黄色;合格药品库(区)、零货称取库(区)、待发药品库(区)为绿色;不合格药品库(区)为红色。

(4)养护和检查:养护人员应当根据库房条件、外部环境、药品质量特性等对药品进行养护,主要内容有:检查并改善储存条件、防护措施、卫生环境;对库房温湿度进行有效监测、调控;按照养护计划对库存药品的外观、包装等质量状况进行检查,并建立养护记录;对储存条件有特殊要求的或者有效期较短的品种应当进行重点养护;对中药材和中药饮片应当按其特性采取有效方法进行养护并记录,所采取的养护方法不得对药品造成污染;发现有问题的药品应当及时在计算机系统中锁定和记录,并通知质量管理部门处理;定期汇总、分析养护信息。

4. 出库与运输

(1)出库管理:药品出库应当对照销售记录进行复核和质量检查。确保出库药品数量准确无误,质量完好,包装牢固、标志清楚、防止有问题药品流入市场。药品出库复核应当建立记录,包括购货单位、药品的通用名称、剂型、规格、数量、批号、有效期、生产厂商、出库日期、质量状况和复核人员等内容。特殊管理的药品出库应当按照有关规定进行复核。冷藏、冷冻药品的装箱、装车等项作业,应当由专人负责并符合以下要求:车载冷藏箱或者保温箱在使用前应当达到相应的温度要求;应当在冷藏环境下完成冷藏、冷冻药品的装箱、封箱工作;装车前应当检查冷藏车辆的启动、运行状态,达到规定温度后方可装车;启运时应当做好运输记录,内容包括运输工具和启运时间等。

(2)运输管理:做好运输发运时核对交接手续,防止错发。搬运、装卸按外包装标志进行。运输药品,应当根据药品的包装、质量特性并针对车况、道路、天气等因素,选用适宜的运输工具,采取相应措施防止出现破损、污染等问题。在冷藏、冷冻药品运输途中,应当实时监测并记录冷藏车、冷藏箱或者保温箱内的温度数据。企业委托运输药品应当与承运方签订运输协议,明确药品质量责任、遵守运输操作规程和在途时限等内容,并应当有记录,实现运输过程的质量追溯。

5. 销售与售后管理

(1)销售:企业销售药品,应当如实开具发票,做到票、账、货、款一致。销售记录应当包括药品的通用名称、规格、剂型、批号、有效期、生产厂商、购货单位、销售数量、单价、金额、销售日期等内容。中药材销售记录应当包括品名、规格、产地、购货单位、销售数量、单价、金额、销售日期等内容;中药饮片销售记录应当包括品名、规格、批号、产地、生产厂商、购货单位、销售数量、单价、金额、销售日期等内容。

(2)售后管理:企业应当加强对退货的管理,保证退货环节药品的质量和安全,防止混入假冒药品。企业应当按照质量管理制度的要求,制定投诉管理操作规程,内容包括投诉渠道及方式、档案记录、调查与评估、处理措施、反馈和事后跟踪等。企业应当协助药品生产企业履行召回义务,按照召回计划的要求及时传达、反馈药品召回信息,控制和收回存在安全隐患的药品,并建立药品召回记录。企业质量管理部门应当配备专职或者兼职人员,按照国家有关规定承担药品不良反应监测和报告工作。

三、药品零售的质量管理

(一) 对管理职责的规定

药品零售企业(包括药品零售连锁企业的门店,下同)应按依法批准的经营方式和经营范围从事经营活动。企业负责人是药品质量的主要责任人。

药品零售企业应按企业规模和管理需要设置质量管理部门或者配备质量管理人员,具体负责企业质量管理工作。

企业应当设置质量管理部门或者配备质量管理人员,履行以下职责:督促相关部门和岗位人员执行药品管理的法律法规及本规范;组织制定质量管理文件,并指导、监督文件的执行;负责对供货单位及其销售人员资格证明的审核;负责对所采购药品合法性的审核;负责药品的验收,指导并监督药品采购、储存、陈训、销售等环节的质量管理工作;负责药品质量查询及质量信息管理;负责药品质量投诉和质量事故的调查、处理及报告;负责对不合格药品的确认及处理;负责假劣药品的报告;负责药品不良反应的报告;开展药品质量管理教育和培训;负责计算机系统操作权限的审核、控制及质量管理基础数据的维护;负责组织计量器具的校准及检定工作;指导并监督药学服务工作等。

(二) 对人员与培训的要求

药品 GSP 对药品零售企业人员与培训的要求是:企业法定代表人或者企业负责人应当具备执业药师资格;企业应当按照国家有关规定配备执业药师,负责处方审核,指导合理用药。质量管理、验收、采购人员应当具有药学或者医学、生物、化学等相关专业学历或者具有药学专业技术职称。从事中药饮片质量管理、验收、采购人员应当具有中药学中专以上学历或者具有中药学专业初级以上专业技术职称;中药饮片调剂人员应当具有中药学中专以上学历或者具备中药调剂员资格；营业员要求高中以上文化程度或者符合省级药品监督管理部门规定的条件。

企业应当按照培训管理制度制订年度培训计划并开展培训，使相关人员能正确理解并履行职责。培训工作应当做好记录并建立档案；企业应当对直接接触药品岗位的人员进行岗前及年度健康检查，并建立健康档案。患有传染病或者其他可能污染药品的疾病的，不得从事直接接触药品的工作。

（三）设施与设备

药品零售企业的营业场所应当与其药品经营范围、经营规模相适应，并与药品储存、办公、生活辅助及其他区域分开。营业场所应当具有相应设施或者采取其他有效措施，避免药品受室外环境的影响，并做到宽敞、明亮、整洁、卫生。

药品零售营业场所应有监测、调控温度的设备；经营中药饮片的，有存放饮片和处方调配的设备；经营冷藏药品的，有专用冷藏设备；经营第二类精神药品、毒性中药品种和罂粟壳的，有符合安全规定的专用存放设备；有药品拆零销售所需的调配工具、空装用品。

企业设置库房的，应当做到库房内墙、屋顶光洁，地面平整，门窗结构严密；有可靠的安全防护、防盗等措施。并应有药品与地面之间有效隔离的设备；有避光、通风、防潮、防虫、防鼠等设备，有效监测和调控温湿度的设备，符合储存作业要求的照明设备；经营冷藏药品的，有与其经营品种及经营规模相适应的专用设备。另外，企业应当建立能够符合经营和质量管理要求的计算机系统，并满足药品追溯的实施条件。

（四）对药品经营过程的质量管理

1. 药品的采购与验收　严格执行 GSP 对药品采购与验收的质量管理制度。采购与验收的质量管理参照药品批发企业的相关规定进行。对购进药品，应建立完整的购进记录。企业应当按照规定的程序和要求对到货药品逐批进行验收，查验药品检验报告书并做好验收记录。验收抽样应具有代表性。

2. 药品的陈列与储存　药品应按剂型或用途以及储存要求分类陈列，并设置醒目标志，类别标签字迹清晰、放置准确；处方药、非处方药分区陈列，并有处方药、非处方药专用标识；处方药不得采用开架自选的方式陈列和销售；外用药与其他药品分开摆放；拆零销售的药品集中存放于拆零专柜或者专区；第二类精神药品、毒性中药品种和罂粟壳不得陈列；冷藏药品放置在冷藏设备中，按规定对温度进行监测和记录，并保证存放温度符合要求；经营非药品应当设置专区，与药品区域明显隔离，并有醒目标志。中药饮片柜斗谱的书写应当正名正字；装斗前应当复核，防止错斗、串斗；应当定期清斗，防止饮片生虫、发霉、变质；不同批号的饮片装斗前应当清斗并记录。

企业应当定期对陈列、存放的药品进行检查，重点检查拆零药品和易变质、近效期、摆放时间较长的药品以及中药饮片。发现有质量疑问的药品应当及时撤柜，停止销售，由质量管理人员确认和处理，并保留相关记录。

3. 药品的销售与售后管理　企业应当在营业场所的显著位置悬挂《药品经营许可证》《营业执照》《执业药师注册证》等。营业人员应当佩戴有照片、姓名、岗位等内容的工作牌，是执业药师和药学技术人员的，工作牌还应当标明执业资格或者药学专业技术职称。在岗执业的执业药师应当挂牌明示。

销售药品时，处方要经执业药师审核后方可调配和销售。对处方所列药品不得擅自更改和代用。对有配伍禁忌和超剂量的处方，应当拒绝调配，但经处方医师更正或者重新签字确认的，可以调配；调配处方后经过核对方可销售；审核调配或销售人员均应在处方上签字或盖章，并按照有关规定保存处方或者其复印件；销售近效期药品应当向顾客告知有效期；

销售中药饮片做到计量准确,并告知煎服方法及注意事项;提供中药饮片代煎服务,应当符合国家有关规定。企业销售药品应当开具销售凭证,内容包括药品名称、生产厂商、数量、价格、批号、规格等,并做好销售记录。

药品拆零销售应当符合以下要求:人员经过专门培训;拆零的工作台及工具保持清洁、卫生,防止交叉污染;做好拆零销售记录,内容包括拆零起始日期、药品的通用名称、规格、批号、生产厂商、有效期、销售数量、销售日期、分拆及复核人员等;拆零销售应当使用洁净、卫生的包装,包装上注明药品名称、规格、数量、用法、用量、批号、有效期以及药店名称等内容;提供药品说明书原件或者复印件;拆零销售期间,保留原包装和说明书。

除药品质量原因外,药品一经售出,不得退换。药品零售企业应当在营业场所公布食品药品监督管理部门的监督电话,设置顾客意见簿,及时处理顾客对药品质量的投诉,并按照有关规定收集、报告药品不良反应信息,采取措施追回有严重质量问题的药品,协助药品召回等。

四、《药品经营质量管理规范》附录文件主要内容

根据监管要求,原国家食品药品监督管理总局针对药品经营企业信息化管理、药品储运温湿度自动监测、药品验收管理、药品冷链物流管理、零售连锁管理等具体要求,发布了《冷藏、冷冻药品的储存与运输管理》《药品经营企业计算机系统》《温湿度自动监测》《药品收货与验收》与《验证管理》等5个药品GSP附录,作为正文的附加条款配套使用。药品GSP附录与正文条款具有同等效力。

五、《药品经营质量管理规范》现场检查指导原则主要内容

为强化对药品经营活动的监督管理,细化分解药品GSP的具体实施要求,国家食品药品监督管理总局制定了《药品经营质量管理规范现场检查指导原则》(以下简称"指导原则"),于2014年初印发《食品药品监管总局关于印发药品经营质量管理规范现场检查指导原则的通知》(食药监药化监〔2014〕20号),指导企业实施药品GSP及各级药品监督管理部门开展检查工作。随着药品电子监管实施制度的调整以及国家对疫苗流通管理的法规修订,药品GSP有关条款作出了相应修正,结合行业内对药品类体外诊断试剂管理的实际,国家食品药品监督管理总局对指导原则进行了修订,于2016年末发布《关于修订印发〈药品经营质量管理规范现场检查指导原则〉有关事宜的通知》(食药监药化监〔2016〕160号)。修订的指导原则修改了说明部分内容,完善了第一部分药品批发企业、第二部分药品零售企业有关条款,新增第三部分体外诊断试剂(药品)经营企业的内容。《药品经营监督管理办法》明确各省级药品监督管理部门应当依据指导原则,制定本行政区域检查细则,作为药品经营企业许可检查和日常监督检查的实施标准。

指导原则分为说明、第一部分药品批发企业、第二部分药品零售企业、第三部分体外诊断试剂(药品)经营企业。

第四节　中药材与中药饮片的经营管理

中药材的来源分为药用植物、动物、矿物类三大类。其中大部分中药材来源于植物,药用部位有根、茎、叶、花、果实、种子、皮等;动物类药材来自于动物的骨、胆、结石、皮、肉及脏器;矿物类药材包括可供药用的天然矿物、矿物加工品以及动物的化石等,如朱砂、石膏、红

粉、轻粉、雄黄等。中药饮片是指在中医药理论的指导下,可直接用于调配或制剂的中药材及其中药材的加工炮制品。中药饮片包括部分经产地加工的中药切片(包括切段、块、瓣)、原形药材饮片以及经过切制(在产地加工的基础上)、炮制的饮片。

一、中药材市场管理

(一)有关中药材管理的法律规定

《药品管理法》明确规定"国家发展现代药和传统药,充分发挥其在预防、医疗和保健中的作用。国家保护野生药材资源和中药品种,鼓励培育道地中药材"。"药品生产企业生产药品所使用的原料药,必须具有国务院药品监督管理部门核发的药品批准文号或者进口药品注册证书、医药产品注册证书;但是,未实施批准文号管理的中药材、中药饮片除外"。"在中国境内上市的药品,应当经国务院药品监督管理部门批准,取得药品注册证书;但是,未实施审批管理的中药材和中药饮片除外。实施审批管理的中药材、中药饮片品种目录由国务院药品监督管理部门会同国务院中医药主管部门制定"。"国家鼓励培育中药材。对集中规模化栽培养殖、质量可以控制并符合国务院药品监督管理部门规定条件的中药材品种,实行批准文号管理"。"城乡集市贸易市场可以出售中药材,国务院另有规定的除外"。"发运中药材应当有包装。在每件包装上,应当注明品名、产地、日期、供货单位,并附有质量合格的标志"。

《中医药法》指出"国家制定中药材种植养殖、采集、贮存和初加工的技术规范、标准,加强对中药材生产流通全过程的质量监督管理,保障中药材质量安全。国务院药品监督管理部门应当组织并加强对中药材质量的监测,定期向社会公布监测结果。国务院有关部门应当协助做好中药材质量监测有关工作"。"国家鼓励发展中药材现代流通体系,提高中药材包装、仓储等技术水平,建立中药材流通追溯体系。药品生产企业购进中药材应当建立进货查验记录制度。中药材经营者应当建立进货查验和购销记录制度,并标明中药材产地"。"在村医疗机构执业的中医医师、具备中药材知识和识别能力的乡村医生,按照国家有关规定可以自种、自采地产中药材并在其执业活动中使用"。

(二)中药材专业市场监管

我国现有 17 个中药材专业市场,是 1996 年经国家中医药管理局、医药管理局、卫生部、国家工商行政管理局审核批准设立,从设立之初就要求由地方政府直接领导的市场管理委员会进行管理。《关于进一步加强中药材管理的通知》指出,为进一步加强中药材管理,除现有 17 个中药材专业市场外,各地一律不得开办新的中药材专业市场。17 个中药材专业市场所在地是河北保定市,黑龙江哈尔滨市,安徽亳州市,江西宜春市,山东菏泽市,河南许昌市,湖北黄冈市,湖南长沙市、邵阳市,广东广州市、揭阳市,广西玉林市,四川成都市,重庆渝中区,云南昆明市,陕西西安市,甘肃兰州市。

1. 中药材专业市场应具备的条件

(1)设立中药材专业市场,必须依据国务院有关管理部门的总体规划,建在中药材主要品种产地或传统的中药材集散地,且交通便利、布局合理。

(2)具有与所经营中药材规模相适应的营业场所、营业设施和仓储运输及生活服务设施等配套条件。

(3)具有专业市场的管理机构和管理人员,中药材专业市场的管理人员必须是经县以上主管部门认定的主管中药师、相当于主管中药师以上技术职称的人员或有经验的老药工。

(4)具有与经营中药材规模相适应的质量检测人员和基本检测仪器、设备,能够负责对进入市场交易的中药材商品进行检查和监督。

2. 管理责任 中药材专业市场所在地人民政府要按照"谁开办,谁管理"的原则,承担起管理责任,明确市场开办主体及其责任。

3. 严禁事项

(1)中药材专业市场严禁销售假劣中药材,严禁未经批准以任何名义或方式经营中药饮片、中成药和其他药品,以及有关医疗器械。

(2)中药材专业市场严禁销售国家规定的 27 种毒性药材(详见第六章特殊管理药品的管理),严禁非法销售国家规定的 42 种濒危药材(家种、家养除外,具体请见第三章相关内容)。

(3)严禁从事饮片分包装、改换标签等活动。严禁从中药材市场或其他不具备饮片生产经营资质的单位或个人采购中药饮片,确保中药饮片安全。

4. 中药材专业市场要建立健全交易管理部门和质量管理机构,完善市场交易和质量管理的规章制度,逐步建立起公司化的中药材经营模式。

5. 要构建中药材电子交易平台和市场信息平台,建设中药材流通追溯体系。

6. 配备使用具有药品现代物流水平的仓储设施设备,提高中药材仓储养护技术水平,切实保障中药材质量。

7. 进入中药材专业市场经营中药材者应具备的条件

(1)具有与所经营中药材规模相适应的药学技术人员,或经县级以上主管部门认定的,熟悉并能鉴别所经营中药材药性的人员。要求了解国家有关法规、中药材商品规格标准和质量标准。

(2)进入中药材专业市场固定门店从事药材批发业务的企业和个体工商户,必须依照法定程序取得《药品经营许可证》和《营业执照》。

(3)进入中药材专业市场租用摊位从事自产中药材的经营者,必须经所在中药材专业市场管理机构审查和批准后,方可经营中药材。

(4)在中药材专业市场从事中药材批发和零售业务的企业和个体工商户,必须遵纪守法,明码标价、照章纳税。

8. 中药材专业市场的日常监督

(1)中药材专业市场所在地的药品监督管理部门要制定该市场的质量检查制度,对该市场经营品种组织抽验。发现中药材质量有问题,依据《药品管理法》进行处罚;对中药材专业市场存在超范围经营的问题,要按照《药品管理法》及有关规定严格加强监督管理,加大惩罚力度,限期整顿,整顿不合格的坚决予以关闭。

(2)各级工商行政管理部门要指导市场开办单位建立各项市场管理制度,规范经营行为,严禁国家规定禁止进入市场的药品进入市场,查处制售假冒伪劣的行为,维护市场经营秩序。

二、中药饮片的质量管理

"颁布国家药品标准的中药饮片为国家基本药物,国家另有规定的除外。"中药饮片质量优劣直接关系到中医医疗效果。为了加强中药饮片的质量管理,保证公众用药的安全、有效,国家对中药饮片的生产、经营、使用制定了相应的法律法规和管理办法,主要有:《药品管理法》《中医药法》;国家中医药管理局发布的《药品零售企业中药饮片质量管理办法》(1996 年)、《医院中药饮片管理规范》(2007 年);国家食品药品监督管理局发布的《关于加强中药饮片包装监督管理的通知》(2003 年);国家食品药品监督管理局、卫生部、国家中医药管理局联合发布的《关于加强中药饮片监督管理的通知》(2011 年);国家药品监督管理局发布的《关于印发中药饮片质量集中整治工作方案的通知》(国药监〔2018〕28 号)和《关于省级中药饮片炮制规范备案程序及要求的通知》(国药监药注〔2020〕2 号)。此外,《药品经营质量管理规范》中也分别对药品批发企业和药品零售企业中影响中药饮片质量的关键环节及人员资质进行了明确的规定(见本章第三节)。

(一)《药品零售企业中药饮片质量管理办法》

《医疗机构药品监督管理办法(试行)》明确指出"国家鼓励生产、经营优质饮片,并逐步实行优质优价"。同时对人员管理、采购、检验、保管、调剂等作了具体要求:

1. 人员管理　药品零售企业必须配备专职和兼职质检人员,负责饮片进、销、存各个环节的质量管理和监督工作。要求:①从事质量管理、检验的人员,应熟练掌握中药饮片鉴别技术,有能力对经营各环节出现的质量问题作出正确判断和处理;②从事中药饮片采购的人员,必须掌握本企业所经营中药饮片和购进饮片的《中国药典》标准、地方质量标准和行业标准;③从事中药饮片保管、养护的人员必须熟悉各种中药饮片的性质,掌握保管方法和养护手段;④从事饮片调剂的人员,必须熟练掌握中药饮片调剂的基本知识和操作技能。

2. 采购　药品零售企业必须按照国家规定持有"证照",对采购中药饮片,必须在保证质量的前提下,从持有药品生产经营证照的单位购进。不得从非法渠道购进中药饮片。购进的中药饮片,其质量必须符合《中国药典》《中药饮片质量标准通则(试行)》《全国中药炮制规范》以及各省、自治区、直辖市中药炮制规范要求。

3. 检验　药品零售企业必须配备与其经营品种相适应的中药饮片检验设施。并在建立健全以质量责任制为中心的各项管理制度的基础上,还必须建立各项中药饮片质量管理制度:①中药饮片进货验收、保管养护和出库复核制度;②中药饮片质量检查制度;③中药饮片炮制加工管理制度;④中药饮片质量事故报告制度。

4. 保管　药品零售企业应有与经营中药饮片品种、数量相适应的饮片库房,并与其他药品库分开。储存中药饮片应结合中药饮片的性质、分类存放于不同的容器中,注明品名、防止混淆。同时做到合理摆放,便于取货。使用的包装材料不得对饮片造成污染。

毒性中药饮片必须按照国家有关规定,实行专人、专库(柜)、专账、专用衡器、双人双锁保管,做到账、物、卡相符。

5. 调剂　药品零售企业必须制定中药饮片的调剂操作管理制度,并严格执行。药品零售企业要建立饮片清洁卫生制度。饮片装斗前必须经过筛簸,要坚持定期清理药斗,防止交叉污染,储存饮片的容器内不得有串药、生虫、霉变、走油、结串等现象。

中药饮片调剂应严格执行审方制度,对有配伍、妊娠禁忌以及违反国家有关规定的处方,应当拒绝调配。调剂后的处方必须有专人逐一进行复核并签字;发药时要认真核对患者姓名、取药凭证号码,以及药剂付数,防止差错。调配用的计量器具应定期校验,并有合格标志。调配时应做到计量准确。药品零售企业不得陈列第二类精神药品、毒性中药品种和罂粟壳。

(二)中药饮片质量的监管

《药品管理法》规定:中药饮片生产企业履行药品上市许可持有人的相关义务,对中药饮片生产、销售实行全过程管理,建立中药饮片追溯体系,保证中药饮片安全、有效、可追溯;不符合国家药品标准或者不按照省、自治区、直辖市人民政府药品监督管理部门制定的炮制规范炮制的,不得出厂、销售。生产、销售的中药饮片不符合药品标准,尚不影响安全性、有效性的,责令限期改正,给予警告;可以处10万元以上50万元以下的罚款。

近年来,各级药品监督管理部门持续加大对中药饮片的监督检查和抽检力度,依法查处和曝光违法违规企业和不合格产品,中药饮片总体质量状况有所好转,但存在的问题仍不容乐观。2018年,为进一步加强中药饮片监督管理,提高中药饮片质量,国家药品监督管理局在全国范围内开展了为期一年的中药饮片质量集中整治。整治工作总体目标是以习近平新时代中国特色社会主义思想为指导,认真贯彻落实党的十九大精神和习近平总书记有关药品安全"四个最严"的要求,坚持问题导向、标本兼治的原则,着力解决当前中药饮片存在的突出问题,深入排查系统性、区域性风险隐患,严厉查处违法违规行为,加快建立完善符合中药饮片特点的长效机制,提升监管能力和水平,提高中药饮片质量,保障公众用药安全有效。

三、中药材与中药饮片的贮存与养护

(一)《中国药典》"凡例"【贮藏】项下对贮藏条件各名词术语的规定

1. 遮光　系指用不透光的容器包装,例如棕色容器或黑色包装材料包裹的无色透明、半透明容器。

2. 避光　指避免日光直射。

3. 密闭　容器紧闭,防止尘土及异物进入。

4. 密封　容器密封,防止风化、吸潮、挥发或异物进入。

5. 熔封或严封　指将容器熔封或用适宜的材料严封,以防止空气与水分的侵入并防止污染。

6. 阴凉处　指不超过20℃。

7. 凉暗处　指避光并不超过20℃。

8. 冷处　指2~10℃。

9. 常温　指10~30℃。除另有规定外,【贮藏】项未规定贮存温度的一般系指常温。

(二) 中药贮藏对环境的基本要求

1. 按包装标示的温度要求储存药品,没有标示具体温度的,按照《中国药典》规定的贮藏要求进行储存。

2. 储存药品相对湿度为35%~75%。

3. 储存药品应当按照要求采取避光、遮光、通风、防潮、防虫、防鼠等措施。

4. 特殊管理的药品应当按照国家有关规定储存。

(三) 中药材与中药饮片的贮藏要求

中药材与中药饮片由于品种繁多、来源广泛、规格复杂、加工炮制方法各不相同,在贮存保管过程中,很容易受内外各种因素影响而造成变质,因此做好中药材、中药饮片储存与养护工作,采取相适应的有效措施,对确保中药材、中药饮片质量,保证中药的疗效,具有非常重要的意义。

1. 含淀粉多的药材和饮片　应贮于通风、干燥处,以防虫蛀。如:泽泻、山药、葛根等饮片。

2. 含挥发油多的药材和饮片　贮藏时温度不可太高,否则容易走失香气或泛油,应置阴凉、干燥处贮存。如:薄荷、当归、川芎、荆芥等饮片。

3. 含糖分及黏液质多的饮片　应贮于通风干燥处。如:肉苁蓉、熟地黄、天冬、党参等饮片。

4. 种子类药材　因炒制后增加了香气,若包装不坚固则易受虫害及鼠咬,故应密闭贮藏于缸、罐中。如:紫苏子、莱菔子、薏苡仁、扁豆等饮片。

5. 动物类药材　主要有皮、骨、甲、蛇虫躯体,易生虫和泛油,并且有腥臭气味。应密封保存,四周无鼠洞,并有通风设备,阴凉贮存。

6. 加酒、醋炮制的饮片　应贮于密闭容器中,置阴凉处贮存。如:酒当归、酒常山、酒大黄等饮片;醋芫花、醋大戟、醋香附、醋甘遂等饮片。

7. 盐炙饮片　吸收空气中的湿气,很容易受潮,若温度过高就会从表面析出盐分,故应贮于密闭容器内,置通风干燥处贮存。如:泽泻、知母、车前子、巴戟天等饮片。

8. 蜜炙饮片　易被污染、虫蛀、霉变或鼠咬,通常密闭贮于缸、罐内,并置通风、干燥处贮存,以免吸潮。如:款冬花、甘草、枇杷叶等饮片。

9. 某些矿物类饮片 在干燥空气中容易失去结晶水而风化,故应贮于密封的缸、罐中,并置于凉爽处贮存,如:硼砂、芒硝等饮片。

10. 少数贵重饮片 与一般饮片分开贮藏,并注意防虫、防霉、专人管理,置通风、阴凉、干燥处贮藏。如:牛黄宜瓶装,在霉季时放入石灰缸中,以防受潮霉变;细贵药品中的麝香,应用瓶装密闭,以防香气走失;人参极易受潮、虫蛀、发霉、泛油、变色,也应在霉季放入石灰箱内贮存等。

11. 毒性中药饮片 应按照有关的管理规定严格办理,设专人负责管理,切不可与一般饮片混贮,以免发生意外事故。

12. 易燃药物 必须按照消防管理要求,存放于安全地点。在夏天,应防止自燃。引发自燃的原因主要是含油脂的药材,层层堆置重压,中央产生热量散不出,局部温度增高所致。防止药材自燃的方法主要是药材应干燥,空气要流通,堆垛层间不能太高。如硫黄、火硝等。

(四)中药材与中药饮片的养护

中药材的养护贮藏关系到中药材的质量,是中药材安全有效的基础,中药养护技术分传统养护技术和现代养护技术。

1. 传统养护技术

(1)清洁养护法:清洁卫生是防止仓虫入侵的最基本和最有效的方法。

(2)除湿养护法:①通风法。是利用自然气候来调节库房的温湿度,起到防潮降温作用,通风合理可使干燥的药物不致受潮。在晴天无雾及室外相对湿度低时,一般应开窗开门通风,反之则关窗关门。有条件的应在仓库内安装排风扇或其他通风设备。②吸湿防潮法。是采用干燥剂来吸收空气或药物中的水分,也可用除湿机保持环境的干燥。常用的干燥剂有:生石灰块,又名氧化钙,是传统养护法方中一种主要的吸湿剂,具有使用方便、成本低、吸湿效率高等特点,其吸湿率可达 20%~25%;无水氯化钙,是一种白色无定形的固体,呈粒状、块状或粉状,吸湿率可达 100%~120%,氯化钙吸潮后即溶化成液体,将其溶化物放在搪瓷盆内加热,待水分蒸发,仍能恢复固体块状,可重复使用。

(3)密封(密闭)养护法:①容器密封贮藏法。适用于细贵、量少、易变质的中药品种。一般采用罐、缸、坛、瓶、柜、箱、铁桶等容器,密闭或密封贮存。传统方法还用稻糠、干沙、花椒等对热敏感饮片进行密封养护。②罩帐密封贮藏法。罩帐密封就是用塑料薄膜帐密封,用新的密封性能更高的材料密封,更能增强防虫防霉的效果。适用于饮片量较大时或普通大宗药材的贮藏。③库房密封贮藏法。库房密封比罩帐密封规模更大。在库房密封贮藏中,从传统的小库房到现代技术产生的密闭小室、密闭库,密闭性能的差别很大。采用密封或密闭养护的目的是使中药与外界的温度、湿度、空气、光线、细菌、害虫等隔离,尽量减少这些因素对中药的影响,保持中药原有质量,以防虫蛀、霉变。但在密封前中药的水分不应超过安全值,且无变质现象,否则反而会加速霉变虫蛀的发生。

(4)低温养护法:一般害虫在环境温度 8~10℃停止活动,在 −8~−4℃进入冬眠状态,而低于 −4℃经过一定时间,可使害虫致死。采用低温(2~10℃)贮存饮片就可以有效防止不易烘晾中药的生虫、发霉、变色等变质现象发生。有些贵重中药也可采用低温养护。梅雨季节来临时可将饮片贮藏于冷藏库中,温度以 2~10℃为宜,不仅能防霉、防虫、防变色、走油,而且不影响药材质量。冷藏最好在梅雨季节前进行,过了梅雨季节才可以出库,同时温度不能低于 2℃,以免影响饮片的质量。

(5)高温养护法:中药蛀虫对高温的抵抗力均很差,因此有效防止虫害的侵袭,可采用高温暴晒或烘烤贮存中药饮片。温度高于 40℃,一般情况下蛀虫就停止发育、繁殖,当温度高于 50℃时,在短时间内蛀虫将死亡。但要注意烘烤含挥发油的饮片不宜超过 60℃,以免影响饮片的质量。

(6)对抗贮存法：也称异性对抗驱虫养护，是采用两种或两种以上药物同贮，相互克制起到防止虫蛀、霉变的养护方法。如泽泻、山药与丹皮同贮防虫保色，藏红花防冬虫夏草生虫等。

2. 现代养护技术　利用现代先进技术和方法研究中药养护是保证无残毒、无公害绿色中药的重要手段，是中药养护发展的必然趋势。

(1)干燥养护技术：①远红外加热干燥法。其原理是被干燥物体的分子吸收由电能转变来的远红外线后产生共振，引起分子、原子的振动和转动，导致物体变热，经过热扩散蒸发或化学变化，最终达到干燥的目的。采用远红外干燥中药饮片可以节电 20%~50%，效果显著。其具有干燥快、成本低、脱水率高等优点。应注意凡不易吸收远红外线的药材或太厚(大于 10mm)的药材，均不宜用远红外辐射干燥。②微波干燥法。是一种感应加热和介质加热，中药饮片中的水和脂肪均可不同程度地吸收微波能量，并将其转化为热量，最终达到干燥的目的。但微波加热器温度不宜过高，时间不宜过长，在 60℃以上时，经 1~2 分钟即可。微波干燥养护具有干燥迅速、产品质量好、加热均匀、热效率高、反应灵敏等优点。此外，微波还具有消毒作用，有利于防止饮片发霉、生虫。

(2)气调养护技术：气调养护法即在密闭条件下，人为调整空气的组成，造成低氧的环境，或人为造成高浓度的 CO_2 状态，从而抑制害虫和微生物的生长繁殖及中药自身的氧化反应，以保持中药品质的一种方法。该方法可杀虫、防霉，还可在高温季节里，有效防止走油、变色等现象的发生。气调养护法费用低、无残毒、保存质量好，是一项科学且经济的养护技术。

(3)^{60}Co-γ 射线辐射杀虫灭菌养护技术：应用放射性 ^{60}Co 产生的 γ 射线或加速产生的 β 射线辐照中药时，附着的霉菌、害虫吸收放射能和电荷，很快引起分子电离，从而产生自由基。这种自由基经由分子内或分子间的反应过程，诱发射线化学的各种过程，使机体内的水、蛋白质、核酸、脂肪和碳水化合物发生不可逆变化，导致生物酶失活，生理生化反应延缓或停止，新陈代谢中断，霉菌和害虫死亡。该技术的特点为：①效率高，效果最著；②不破坏中药外形；③不会有残留放射性和感生放射性物质，在不超过 10Gy 的剂量下，不会产生毒性物质和致癌物质；④有些药物辐射后会引起成分变化。

(4)包装防霉养护法：是将无菌包装用于中药材和饮片的包装。首先将饮片或中药材灭菌，然后把无菌的饮片或中药材放进一个无法生长霉菌的环境，这样在常温条件下，不需任何冷冻设施或防腐剂，在一段时间内不会发生霉变。无菌包装过程中对容器及产品的灭菌是一个重要问题。包装容器的种类很多，目前用在中药材和饮片的包装，绝大部分是采用聚乙烯材料，聚乙烯不宜用蒸汽灭菌，最适宜用环氧乙烷混合气体灭菌。

(5)气幕防潮养护法：气幕是装于药材仓库房门上，配合自动门以防止库内冷空气排出库外、库外热空气又侵入库内的装置。安装的首要条件是库房结构密封，在外界空气无法侵入的情况下进行，否则效果不佳。另外，气幕只有防护作用，因此需要配合除湿机使用，效果更佳。

(6)蒸气加热养护技术：是指利用蒸气杀灭中药材及中药饮片中所夹带的真菌、害虫及其他微生物来养护中药的方法，具有成本低、成分损失少及无残留毒物等优点。蒸气加热灭菌通常有低高温长时灭菌、亚高温短时灭菌和超高温瞬间灭菌三种灭菌方法。其中以低高温长时灭菌方法应用较多。超高温瞬间灭菌是将中药迅速加热至 150℃，经 2~4 秒达到灭菌目的。超高温瞬间灭菌具有节省能源、对中药成分影响较小等优点。

(7)气体灭菌养护技术：气体灭菌主要指环氧乙烷防霉技术及混合气体防霉技术。环氧乙烷可与细菌蛋白分子中氨基、羟基、酚基或巯基中的活泼氢原子起加成反应生成羟乙基衍生物，使细菌代谢受阻而产生不可逆的杀灭效果，有较强的扩散性和穿透力，能杀灭各种细菌、霉菌及昆虫、虫卵。但环氧乙烷有易燃易爆的危险，因此可采用环氧乙烷混合气体技术。

这些技术和方法的使用要注意化学药剂残留的问题。

(8)中药挥发油熏蒸防霉技术：是利用某些中药的挥发油，使其挥发，熏蒸其他中药材或饮片起到抑菌和灭菌作用的一种方法。具有迅速破坏霉菌结构，使霉菌孢子脱落、分解，从而起到杀灭霉菌，并抑制其繁殖的作用。该方法对中药表面色泽、气味均无明显改变，其中以毕澄茄、丁香挥发油的效果最佳。

第五节　互联网药品经营管理

随着现代信息技术的发展，互联网应用的普及，电子商务得到了迅猛发展，医药电商企业数量和市场规模持续增长。基于我国互联网药品经营政策的不断完善，我国互联网药品经营逐步进入快速发展阶段。

一、互联网药品信息服务管理

为加强药品监督管理，规范互联网药品信息服务活动，保证互联网药品信息的真实、准确，2004年7月8日，国家食品药品监督管理局发布了《互联网药品信息服务管理办法》(国家食品药品监督管理局令第9号)，2017年11月7日，根据局务会议进行修正。

(一) 定义、分类

1. 定义　互联网药品信息服务，是指通过互联网向上网用户提供药品(含医疗器械)信息的服务活动。

2. 分类　互联网药品信息服务分为经营性和非经营性两类。经营性互联网药品信息服务是指通过互联网向上网用户有偿提供药品信息等服务的活动。非经营性互联网药品信息服务是指通过互联网向上网用户无偿提供公开的、共享性药品信息等服务的活动。

(二) 主管部门与职责

1. 国家药品监督管理部门对全国提供互联网药品信息服务活动的网站实施监督管理。

2. 省、自治区、直辖市药品监督管理部门对本行政区域内提供互联网药品信息服务活动的网站实施监督管理。

(三)《互联网药品信息服务资格证书》的管理

1. 申请　拟提供互联网药品信息服务的网站，应当在向国务院信息产业主管部门或者省级电信管理机构申请办理经营许可证或者办理备案手续之前，按照属地监督管理的原则，向该网站主办单位所在地省级药品监督管理部门提出申请并提交相应材料，经审核同意后取得提供互联网药品信息服务的资格。

申请提供互联网药品信息服务，除应当符合《互联网信息服务管理办法》规定的要求外，还应当具备下列条件：互联网药品信息服务的提供者应当为依法设立的企事业单位或者其他组织；具有与开展互联网药品信息服务活动相适应的专业人员、设施及相关制度；有2名以上熟悉药品、医疗器械管理法律、法规，经资格认定的药学、医疗器械技术人员。

2. 审核　省级药品监督管理部门在收到申请材料之日起5日内作出受理与否的决定，自受理之日起20日内对申请提供互联网药品信息服务的材料进行审核，并作出同意或者不同意的决定。同意的，由省级药品监督管理部门核发《互联网药品信息服务资格证书》，同时报国家药品监督管理部门备案并发布公告；不同意的，应当书面通知申请人并说明理由，同时告知申请人享有依法申请行政复议或者提起行政诉讼的权利。

3. 有效期　《互联网药品信息服务资格证书》的格式由国家药品监督管理部门统一制

定,有效期为5年。

4. 换发程序 有效期届满,需要继续提供互联网药品信息服务的,持证单位应当在有效期届满前6个月内,向原发证机关申请换发《互联网药品信息服务资格证书》。原发证机关进行审核后,认为符合条件的,予以换发新证;认为不符合条件的,发给不予换发新证的通知并说明理由,原《互联网药品信息服务资格证书》由原发证机关收回并公告注销。

5. 收回程序 《互联网药品信息服务资格证书》可以根据互联网药品信息服务提供者的书面申请,由原发证机关收回,原发证机关应当报国家药品监督管理部门备案并发布公告。被收回《互联网药品信息服务资格证书》的网站不得继续从事互联网药品信息服务。

6. 变更程序 互联网药品信息服务提供者变更下列事项之一的,应当向原发证机关申请办理变更手续,填写《互联网药品信息服务项目变更申请表》,同时提供下列相关证明文件:

(1)《互联网药品信息服务资格证书》中审核批准的项目(互联网药品信息服务提供者单位名称、网站名称、IP地址等)。

(2)互联网药品信息服务提供者的基本项目(地址、法定代表人、企业负责人等)。

(3)网站提供互联网药品信息服务的基本情况(服务方式、服务项目等)。

省级药品监督管理部门自受理变更申请之日起20个工作日内作出是否同意变更的审核决定。同意变更的,将变更结果予以公告并报国家药品监督管理部门备案;不同意变更的,以书面形式通知申请人并说明理由。省级药品监督管理部门对申请人的申请进行审查时,应当公示审批过程和审批结果。申请人和利害关系人可以对直接关系其重大利益的事项提交书面意见进行陈述和申辩。依法应当听证的,按照法定程序举行听证。

(四)互联网药品信息服务的监督管理

1. 资格审查 提供互联网药品信息服务的网站必须取得《互联网药品信息服务资格证书》,未取得或超出有效期使用《互联网药品信息服务资格证书》从事互联网药品信息服务的,由国家药监管理部门或者省级药监管理部门给予警告,并责令其停止从事互联网药品信息服务;情节严重的,移送相关部门,依照有关法律、法规给予处罚。

2. 资格证书的标识 提供互联网药品信息服务的网站,应当在其网站主页显著位置标注《互联网药品信息服务资格证书》的证书编号。

3. 对刊登药品信息内容的规定 提供互联网药品信息服务网站所登载的药品信息必须科学、准确,必须符合国家的法律、法规和国家有关药品、医疗器械管理的相关规定。提供互联网药品信息服务的网站不得发布麻醉药品、精神药品、医疗用毒性药品、放射性药品、戒毒药品和医疗机构制剂的产品信息。

4. 对发布的药品广告的规定 提供互联网药品信息服务的网站发布的药品(含医疗器械)广告,必须经过药品监督管理部门审查批准。提供互联网药品信息服务的网站发布的药品(含医疗器械)广告要注明广告审查批准文号。

5. 网站名称 从事互联网药品信息服务网站的中文名称,除与主办单位名称相同的以外,不得以"中国""中华""全国"等冠名;除取得药品招标代理机构资格证书的单位开办的互联网站外,其他提供互联网药品信息服务的网站名称中不得出现"电子商务""药品招商""药品招标"等内容。

二、互联网药品交易服务管理

药品是一种特殊的商品,直接关系到人们的身体健康和生命安全。因此,药品的电子商务活动,与一般的电子商务交易有许多不同之处,国家对药品网络销售的监管更加严格,并对这一行业的准入设置了高门槛。另外,由于药品具有治病救人的特点,这就要求药品互联网交易要保证高时效性。为了全面贯彻《国务院办公厅关于加快电子商务发展的若干意见》(国办〔2005〕2号)的精神,规范互联网药品购销行为,加强对互联网药品交易服务活动的监督管理,以保证人们用药安全、有效、经济,原国家食品药品监督管理局制定了《互联网药品交易服务审批暂行规定》(国食药监市〔2005〕480号)。《药品管理法》中也对互联网药品交易做了明确的规定。

(一) 网络药品交易服务定义、分类

1. 定义 《互联网药品交易服务审批暂行规定》第二条规定"本规定所称互联网药品交易服务,是指通过互联网提供药品(包括医疗器械、直接接触药品的包装材料和容器)交易服务的电子商务活动。"

2. 分类 互联网药品交易服务分为三类:第一类是为药品生产企业、药品经营企业和医疗机构之间的互联网药品交易提供的服务;第二类为药品生产企业、药品批发企业通过自身网站与本企业成员之外的其他企业进行的互联网药品交易;第三类为向个人消费者提供的互联网药品交易。可以概括为"B to B",即企业与企业之间的药品电子商务;"B to C",即企业与消费者之间药品电子商务。药品零售企业和个人消费者线上与线下联动模式为"O to O",国家鼓励药品零售企业向个人消费者提供"网订店取""网订店送"模式的网络药品交易服务。此外,还有第三方交易平台,是独立于买卖双方的中立服务组织,为买卖双方提供交易所需的各种服务的数字化平台。

按照《互联网药品交易服务审批暂行规定》,从事互联网药品交易服务的企业应当取得互联网药品交易服务机构资格证书后方可从事相应活动。我国互联网交易牌照主要分为第三方交易平台(A证)、企业与企业之间的交易平台(B证)、企业与消费者之间的交易平台(C证)等3种证书类型。截至2017年1月21日,国务院发布第三批取消39项中央指定地方实施的行政许可事项目录,其中互联网药品交易服务企业(第三方平台除外)审批被取消,我国共审批发放互联网药品交易资格证929家,从业务形式来看,54家企业拥有A证,222家企业拥有B证,653家企业拥有C证。2017年9月29日,《国务院关于取消一批行政许可事项的决定》(国发〔2017〕46号)发布,决定取消互联网药品交易服务企业第三方审批的行政许可事项(即国务院将三类互联网药品交易服务企业审批事项全部取消)。

(二)《药品管理法》关于网络药品交易管理规定

1. 界定范围 《药品管理法》规定药品上市许可持有人、药品经营企业通过网络销售药品,应当遵守《药品管理法》药品经营的有关规定。疫苗、血液制品、麻醉药品、精神药品、医疗用毒性药品、放射性药品、药品类易制毒化学品等国家实行特殊管理的药品不得在网络上销售。

2. 实行备案制 药品网络交易第三方平台提供者应当按照国务院药品监督管理部门的规定,向所在地省、自治区、直辖市人民政府药品监督管理部门备案。

3. 第三方平台义务 第三方平台提供者应当依法对申请进入平台经营的药品上市许可持有人、药品经营企业的资质等进行审核,保证其符合法定要求,并对发生在平台的药品经营行为进行管理;第三方平台提供者发现进入平台经营的药品上市许可持有人、药品经营企业有违反本法规定行为的,应当及时制止并立即报告所在地县级人民政府药品监督管理部门;发现严重违法行为的,应当立即停止提供网络交易平台服务。

4. 法律责任 违反《药品管理法》规定,药品网络交易第三方平台提供者未履行资质审核、报告、停止提供网络交易平台服务等义务的,责令改正,没收违法所得,并处20万元以上200万元以下的罚款;情节严重的,责令停业整顿,并处200万元以上500万元以下的罚款。

(三) 网络销售药品的条件

1. 药品网络销售范围不得超出药品持有、药品经营许可范围。

笔记栏

(1)药品上市许可持有人、药品批发企业：自建网站销售药品的，不得通过互联网直接向个人消费者销售药品。通过自身网站与本企业成员之外的其他企业进行互联网药品交易，只能交易本企业生产或本企业经营的药品，不得利用自身网站提供其他互联网药品交易服务。

(2)零售单体药店不得通过互联网向个人消费者销售药品，药品零售连锁企业的网上药店不得销售处方药。含麻黄碱类复方制剂(含非处方药品种)一律不得通过互联网向个人消费者销售。向个人消费者提供互联网药品交易服务的企业只能在网上销售本企业经营的非处方药，不得向其他企业或医疗机构销售药品。

(3)参与互联网药品交易的医疗机构只能购买药品，不得上网销售药品。

2. 销售对象为个人消费者的，应当建立在线药学服务制度，配备执业药师，指导合理用药；还应当展示《执业药师注册证》。

3. 药品网络销售者应当在网站首页或者经营活动的主页面醒目位置清晰展示相关资质证明文件、备案凭证和企业联系方式，并将展示的证书信息链接至国家药品监督管理局网站对应的数据查询页面。

(四) 网络销售药品的配送要求

1. 药品网络销售者应当对配送药品的质量与安全负责，保障药品储存运输过程符合药品GSP的相关要求。

2. 委托药品批发企业配送或者委托第三方物流企业递送的，应当对受托方药品质量保障和风险控制能力进行考核评估，与受托企业签订合同。

(五) 药品网络交易服务的监督管理

1. 对药品网络交易第三方平台的监管　药品网络交易第三方平台提供者应当具备下列条件：

(1)具备企业法人资格。

(2)拥有企业管理实际需要的应用软件、网络安全措施和相关数据库，能够满足业务开展要求。

(3)具有保证药品质量安全的制度。

(4)建立的药品网络交易服务平台具有网上查询、生成订单、网上支付、配送管理等交易服务功能。

(5)配备两名以上执业药师承担药品质量管理工作。

(6)具有交易和咨询记录保存、投诉管理和争议解决制度、药品不良反应(事件)信息收集制度。

(7)为向个人消费者售药提供交易服务的平台还应当具备在线药学服务、消费者评价等功能。

2. 加强交易监管工作　2017年11月1日，国家食品药品监督管理总局发布《总局办公厅关于加强互联网药品医疗器械交易监管工作的通知》(食药监办法〔2017〕144号)，就加强互联网药品医疗器械交易监管工作，做好相关事中事后监管措施的衔接工作进行规定。文件要求建立完善互联网药品、医疗器械交易服务企业监管制度，按照"线上线下一致"原则，规范互联网药品、医疗器械交易行为。各地应按属地原则将药品网络交易服务平台提供者纳入省级药监部门日常监督检查范围，监督平台企业落实入驻审查、产品检查、交易数据保存、配合检查等义务和责任，及时处理违法违规行为。同时应加大监督检查力度，强化投诉举报处理，继续加大对利用互联网非法制售药品、医疗器械等违法行为的打击力度，大力推进信息公开，强化监管有效衔接。

取消审批后，药品监督管理部门应当强化"药品生产企业许可""药品批发企业许可""药品零售企业许可"，对互联网药品交易服务企业严格把关；要求建立网上信息发布系统,方便公众查询,指导公众安全用药,同时建立网上售药监测机制,加强监督检查,依法查处违法行为。应当严格审核参与互联网药品交易的药品生产企业、药品经营企业、医疗机构从事药品交易的资格及其交易药品的合法性。

第六节　药品进出口管理

一、药品进出口管理要求

进出口药品管理是依照《药品管理法》及国家其他法规,为加强对药品的监督管理,保证药品质量,保障人体用药安全,维护人民身体健康和用药合法权益,对进出口药品实施监督管理的行政行为。

我国进出口药品管理实行分类和目录管理,即将药品分为进出口麻醉药品、进出口精神药品以及进口一般药品。国家药品监督管理局会同国务院对外贸易主管部门对上述药品依法制定并调整管理目录,以签发许可证件的形式对其进出口加以管制。

2019 年 12 月,国家药品监督管理局发布《关于启用药品进出口准许证管理系统的通知》(药监综药管函〔2019〕631 号),指出为落实《国务院关于印发优化口岸营商环境促进跨境贸易便利化工作方案的通知》(国发〔2018〕37 号)和国务院关于 2019 年底前进出口环节监管证件全部实现网上申报、网上办理的要求,国家药品监督管理局与海关总署国家口岸管理办公室共同在国际贸易"单一窗口"公共平台上建设了药品进出口准许证管理系统。药品进出口准许证管理系统自 2019 年 12 月 25 日起正式启用,用于在网上全程办理蛋白同化制剂和肽类激素进出口的申请、受理、审批和联网核查等业务。药品进出口准许证管理系统已具备与海关部门共享蛋白同化制剂和肽类激素准许证信息的功能,无须再另行向海关系统上传信息。

1. 药品进出口管理的基本要求　根据《药品管理法》的有关规定,药品应当从允许药品进口的口岸进口,并由进口药品企业向口岸所在地药品监督管理部门备案,未按照规定报备的,责令改正给予警告,逾期不改正的,吊销药品注册证书。海关凭药品监督管理部门出具的进口药品通关单办理通关手续。无进口药品通关单,海关将不予放行进口。口岸所在地药品监督管理部门应当通知药品检验机构按照国家药品监督管理局的规定对进口药品进行抽查检验。允许药品进口的口岸由药品监督管理局会同海关总署提出,报国务院批准。

2. 经营单位、收货单位和报验单位的资质要求　根据《药品进口管理办法》的规定,药品进口单位包括经营单位、收货单位和报验单位,其中,收货单位和报验单位可以为同一单位。经营单位,是指对外签订并执行进出口贸易合同的中国境内企业或单位。收货单位,是指购货合同和货运发票中载明的收货人或者货主。报验单位,是指该批进口药品的实际货主或者境内经销商,并具体负责办理进口备案和口岸检验手续。报验单位应当是持有《药品经营许可证》的独立法人。药品上市许可持有人、药品生产企业进口本企业所需原料药和制剂中间体(包括境内分包装用制剂),应当持有《药品生产许可证》。

二、特殊情形药品进口管理

1. 临床急需少量药品批准进口要求　根据《药品管理法》的有关规定,医疗机构因临床急需进口少量药品的,经国家药品监督管理局或国务院授权的省级人民政府批准,可以进口。进口的药品应当在指定的医疗机构内用于特定医疗目的,不得擅自扩大使用单位或使用目的。

2. 个人自用少量药品的进出境管理　进出境人员随身携带的个人自用的少量药,应当以自用、合理数量为限,并接受海关监管。进出境人员随身携带第一类中的药品类易制毒化学品药品制剂和高锰酸钾,应当以自用且数量合理为限,并接受海关监管;进出境人员不得随身携带上述规定以外的易制毒化学品。在个人药品进出境过程中,应尽量携带好正规医疗机构出具的医疗诊断书,以证明其确因身体需要携带,方便海关凭医生有效处方原件确定携带药品的合理数量。除医生专门注明理由外,处方一般不得超过 7 日用量;麻醉药品与第一类精神药品注射剂处方为 1 次用量,其他剂型一般不超过 3 日用量。超过自用合理数量范围的药品应通过货物渠道进行报关处置。

根据《药品管理法》的规定,未经批准进口少量境外已合法上市的药品,且情节较轻的,可以依法减轻或免于处罚。

法规原文

学习小结

1. 学习内容

```
药品经营管理
├─ 药品经营管理概述
│   ├─ 药品经营管理的概念
│   ├─ 药品经营活动的特点
│   ├─ 药品流通的特殊性
│   └─ 我国药品流通管理体制的沿革
├─ 药品经营企业的管理
│   ├─ 药品经营和许可管理
│   ├─ 药品经营行为管理
│   └─ 药品经营监督检查
├─ 药品经营质量管理规范
│   ├─ 药品经营质量管理规范的基本框架
│   ├─ 药品批发的质量管理
│   ├─ 药品零售的质量管理
│   ├─ 药品经营质量管理规范附录文件主要内容
│   └─ 药品经营质量管理规范现场检查指导原则主要内容
├─ 中药材与中药饮片的经营管理
│   ├─ 中药材市场管理
│   ├─ 中药饮片的质量管理
│   └─ 中药材与中药饮片的贮存与养护
├─ 互联网药品经营管理
│   ├─ 互联网药品信息服务管理
│   └─ 互联网药品交易服务管理
└─ 药品进出口管理
    ├─ 药品进出口管理要求
    └─ 特殊情形药品进口管理
```

笔记栏

2. 学习方法　本章应熟悉药品经营活动包括药品采购、储存、运输、销售及售后服务等具体活动的相关法律法规。尤其要重点掌握药品 GSP 的内容、药品 GSP 现场检查指导原则、药品互联网经营管理以及药品进出口管理。中药的经营管理需结合中药材和中药饮片的特殊性进行学习。

（张　雪　李东霞）

复习思考题

1. 简述药品经营方式、经营类别与经营范围。
2. 简述《药品经营质量管理规范》(GSP)的基本框架。
3. 《中国药典》"凡例"【贮藏】项下对贮藏条件要求有哪些规定？
4. 简述中药现代养护技术。
5. 何为互联网药品交易服务？具体分类有哪些？
6. 简述我国对个人自用少量药品的进出境管理要求。

扫一扫
测一测

◈◈◈ 第十二章 ◈◈◈

医疗机构药事管理

学习目标

通过本章的学习,了解医疗机构药事活动的主要环节及其基本规律,掌握医疗机构药事管理的基本内容和基本方法,具备药品使用环节管理和监督的能力,并运用药事管理的理论和知识指导实践工作。

第一节 医疗机构药事管理概述

我国医疗机构药学服务模式正由传统的调剂(配方)阶段向以参与临床用药实践、促进合理用药为主的临床药学阶段过渡,这就赋予了医疗机构药事管理工作新的任务。医疗机构根据本机构的临床工作实际需要设置负责日常工作的药学部门和监督、指导本机构科学管理药品和合理用药的药事管理委员会(组)。本节主要介绍医疗机构药事管理、我国医疗机构药学服务模式的发展以及医疗机构药事管理委员会和药学部门三个方面的内容。

一、医疗机构概述

各级各类医疗机构是药品主要的使用单位,因此做好医疗机构药事管理工作才能保障药品在使用过程中的安全、有效、经济、合理。

(一)医疗机构

医疗机构,是指依法定程序设立的从事疾病诊断、治疗活动的卫生机构的总称,如各级各类医院、专科医院、城市社区卫生服务中心(站)、乡镇卫生院、村卫生室等。其含义包括:第一,医疗机构是依法成立的卫生机构;第二,医疗机构是从事疾病诊断、治疗活动的卫生机构;第三,医疗机构是从事疾病诊断、治疗活动的卫生机构的总称。我国的医疗机构是由一系列开展疾病诊断、治疗活动的卫生机构构成的。

医疗卫生服务体系主要包括医院、基层医疗卫生机构和专业公共卫生机构等。医院分为公立医院和社会办医院。其中,公立医院分为政府办医院(根据功能定位主要划分为县办医院、市办医院、省办医院、部门办医院)和其他公立医院(主要包括军队医院、国有和集体企事业单位等举办的医院)。县级以下为基层医疗卫生机构,分为公立和社会办两类。专业公共卫生机构分为政府办专业公共卫生机构和其他专业公共卫生机构(主要包括国有和集体企事业单位等举办的专业公共卫生机构)。根据属地层级的不同,政府办专业公共卫生机构划分为县办、市办、省办及部门办四类。

（二）医疗机构药事管理

为科学、规范医疗机构药事管理工作,保证用药安全、有效、经济、合理,2011 年 3 月 1 日,卫生部、国家中医药管理局和总后勤部卫生部颁布了《医疗机构药事管理规定》,对医疗机构药事管理做了详细的规定。医疗机构药事管理(medical institutional pharmacy administration),是指医疗机构以患者为中心,以临床药学为基础,对临床用药全过程进行有效的组织实施与管理,促进临床科学、合理用药的药学技术服务和相关的药品管理工作。

医疗机构药事管理工作,是运用现代管理理论、方法和技术,组织、协调和监督医院使用药品的各个组成部分和各个环节的全部活动,以合理的人力、物力、财力,取得最大的药品治疗效果、工作效率和经济效益。国家卫生健康委员会、国家中医药管理局负责全国医疗机构药事管理工作。县级以上地方卫生行政管理部门、中医药行政管理部门负责本行政区域内的医疗机构药事管理工作。

二、我国医疗机构药学服务模式的发展

我国医疗机构药学服务模式从 20 世纪 50 年代开始逐步发生变化,共经历了调剂(配方)、制剂、临床药学 3 个阶段。50~60 年代,医疗机构药学服务模式是以调剂(配方)为主的工作模式。60 年代中期 ~70 年代末,医疗机构药学服务模式由单纯的调剂(配方)工作扩展为调剂(配方)与制剂相结合的工作模式。医疗机构药学人员的主要任务是调剂(配方)、制剂、质量检验和药品供应管理。20 世纪 70 年代末至今,医疗机构药学服务模式逐步向以参与临床用药实践,促进合理用药为主的临床药学阶段过渡。医疗机构药学人员的主要任务变为药物情报咨询、不良反应监测和报告、临床药物治疗、协助医师选药、开展治疗药物监测等,逐步形成医、药、护、技互相配合,共同服务于患者的局面。20 世纪 90 年代起,美国首先兴起了"以患者为中心,提供全方位服务"的医疗机构药学服务模式——药学保健(pharmaceutical care,PC),又译为全程化药学服务、药学监护等。美国卫生系统药师协会(American Society of Health-System Pharmacists,ASHP)对药学保健的定义是:药师的任务是提供药学保健,药学保健是直接、负责地提供与药物治疗有关的保健,其目的是达到改善患者生命质量的确切效果。PC 是临床药学发展的一个新阶段,是在临床药学基础上发展起来的医院药学工作的新模式。在传统的医院药学服务模式中,药师一方面对保管、制备和调配的药品制剂质量负责,另一方面对调配处方药品的准确性负责,即对医生负责。在 PC 模式中,药师直接对患者负责,对患者委托的药物治疗方案和结果负责。药师有固定的患者,面对面接触患者,直接参与患者药物治疗方案的制订、实施、监控和结果评价,与医生共同分担与患者用药有关的一切事务,并对药物治疗结果负有法定的责任。目前,我国正在宣传 PC 这一药学服务新模式,部分有条件的大、中型医疗机构也正在积极开展 PC 工作。

2018 年国家卫生健康委员会、国家中医药管理局在《关于加快药学服务高质量发展的意见》中指出,实行药学服务模式的"两个转变",即从"以药品为中心"转变为"以患者为中心",从"以保障药品供应为中心"转变为"在保障药品供应的基础上,以重点加强药学专业技术服务、参与临床用药为中心"。通过转变模式,进一步履行药师职责,提升服务能力,促进药学服务贴近患者、贴近临床、贴近社会。

三、医疗机构药事管理委员会和药学部门

医疗机构药事管理和药学工作是医疗工作的重要组成部分。医疗机构应当根据规定设

置相应的药事管理委员组织和药学部门。药事管理委员会(组)监督、指导本机构科学管理药品和合理用药。药学部门在医疗机构负责人领导下,按照《药品管理法》及相关法律、法规和本单位规章制度,具体负责本机构的药事管理工作,以及组织管理本机构临床用药和各项药学服务。

(一) 医疗机构药事管理委员会

《医疗机构药事管理规定》规定:二级以上医院应当设立药事管理与药物治疗学委员会;其他医疗机构应当成立药事管理与药物治疗学组。

1. 组成人员　药事管理与药物治疗学委员会设主任委员1名,副主任委员若干名。医疗机构负责人任药事管理与治疗学委员会(组)主任委员,药学和医务部门负责人任副主任委员。

二级以上医院药事管理与药物治疗学委员会委员由具有高级技术职务任职资格的药学、临床医学、护理和医院感染管理、医疗行政管理等人员组成。成立医疗机构药事管理与药物治疗学组的医疗机构由药学、医务、护理、医院感染、临床科室等部门负责人和具有药师、医师以上专业技术职务任职资格人员组成。其他医疗机构的药事管理组,可以根据情况由具有初级以上技术职务任职资格的上述人员组成。

2. 职责

(1)贯彻执行医疗卫生及药事管理等有关法律、法规、规章。审核制定本机构药事管理和药学工作规章制度,并监督实施。

(2)制定本机构药品处方集和基本用药供应目录。

(3)推动药物治疗相关临床诊疗指南和药物临床应用指导原则的制定与实施,监测、评估本机构药物使用情况,提出干预和改进措施,指导临床合理用药。

(4)分析、评估用药风险和药品不良反应、药品损害事件,提供咨询与指导。

(5)建立药品遴选制度,审核本机构临床科室申请的新购入药品、调整药品品种或者供应企业和申报医院制剂等事宜。

(6)监督、指导麻醉药品、精神药品、医疗用毒性药品及放射性药品的临床使用与规范化管理。

(7)对医务人员进行有关药事管理法律法规、规章制度和合理用药的知识教育培训;向公众宣传安全用药知识。

(二) 医疗机构药学部门

医疗机构应根据本机构的功能、任务、规模,按照精简高效的原则设置相应的药学部门。随着新药开发和临床药学的发展,传统的医院药房已不能适应现代医药学的发展需要,医院药房已经从医技科室逐步向临床职能型科室转换,形成集药品供应、制剂、临床药学、药学服务、科研、管理于一体的综合型科室。

由于医疗机构等级不一样,药学部门的名称也不一样,例如药学部、药剂科、药房。目前,我国大型的三级甲等医院大多设立药学部,并可根据实际情况设置二级科室;二级医院设置药剂科;其他医疗机构设置药房。药学部(科)组织机构模式见图12-1。

1. 组成人员

(1)负责人条件要求:我国《医疗机构药事管理规定》中明确规定了各级医疗机构药学部门负责人条件(表12-1)。

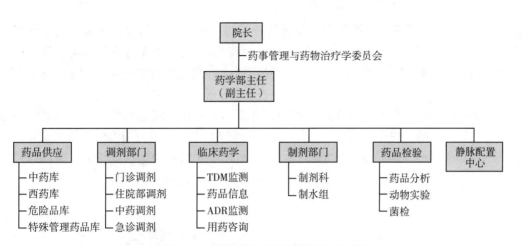

图 12-1　药学部（药剂科）组织机构模式图

表 12-1　各级医疗机构药学部门负责人条件要求

医院级别	药学部门负责人条件
二级以上医院	具有药学专业或临床药学专业本科以上学历并具有本专业高级技术职务任职资格
除诊所、卫生所、卫生保健所、卫生站以外的其他医疗机构	具有药学专业中专以上学历并具有药师以上药学专业技术职务任职资格

（2）药学专业技术人员配置：人员配备的基本原则为功能需要原则、能级对应原则、比例合理原则、动态发展原则。

《医疗机构药事管理规定》指出：医疗机构药学专业技术人员不得少于本机构卫生专业人员的 8%，建立静脉用药调配中心（室）的，应根据实际需要另行增加药学专业技术人员数量。同时强调三级医院临床药师不少于 5 名，二级医院临床药师不少于 3 名。

2017 年，国务院办公厅发布的《关于建立现代医院管理制度的指导意见》指出，我国将全面实行人员聘用管理、岗位管理、职称管理，建立能进能出的人力资源管理制度。完善收入分配制度，体现岗位差异，兼顾学科平衡，做到多劳多得、优绩优酬。

2. 医疗机构药学部门的任务　药学部门具体负责药品管理、药学专业技术服务和药事管理工作，开展以患者为中心，以合理用药为核心的临床药学工作，组织药师参与临床药物治疗提供药学专业技术服务。

（1）药品供应管理：根据本院医疗和科研需要，按照本机构基本用药目录和处方手册采购药品，按时供应。为提高药品供应的效率、防止差错，药品供应应尽可能采用先进、科学的方式和方法，如双人核对发药、自动发药机、单位剂量包装发药系统等。

（2）调剂与制剂：根据医师处方、医嘱，按照配方程序，及时准确地调配处方。按照临床需要配制制剂及加工炮制中药材。为满足临床治疗和科研的需要，积极运用新技术、新方法开发中西药品的新剂型。目前，静脉药物输液配置作为医疗机构药剂科的一项任务已成趋势，药剂科应在建筑设施、资金设备、人员培训等方面努力创造条件，为临床安全、有效的静脉药物配置输液。

（3）药品质量管理：为保证市场购入药品和自制制剂的质量，药剂科应建立健全药品质量监督和检验制度，以保证临床用药安全有效。药剂科的药品检验工作首先应完善检验程序和检验制度，确保检验工作的独立性、公正性、可靠性。

（4）临床药学：结合临床做好合理用药、新药试验和药品疗效评价工作，收集药品不良反应,及时向卫生行政管理部门和药品监督管理部门汇报并提出需要改进和淘汰品种意见。有条件的药剂科应建立临床药学实验室,开展血药浓度监测,为个体化给药提供科学依据。逐步推行临床药师制度开展药学查房、建药历、制订给药方案的实践活动,为患者提供药学专业技术服务。

(5)科研与教学:药剂科首先应以解决日常工作中存在的问题为研究目标,如提高制剂质量、提高工作效率、提高药物疗效;其次,选择本机构、本专业具有前瞻性的研究课题,吸收和带领药学人员跟上医药学发展的步伐。药剂科还应积极承担医药院校学生实习、药学人员进修的任务。

第二节　药品采购与库存管理

药品在进入医疗机构时,应严把采购关,保障进入医疗机构的药品的质量合格。药品进入医疗机构后到患者使用之前,应严格控制仓储条件,保证药品储藏过程中的质量安全。

一、药品采购管理

采购药品管理的主要目标是依法、适时购进质量优良、价格合理的药品。

1. 药品采购管理总体原则　2010年7月7日颁布的《医疗机构药品集中采购工作规范》中规定,实行以政府主导、以省(区、市)为单位的医疗机构网上药品集中采购工作。医疗机构购销药品必须通过各省(区、市)政府建立的非营利性药品集中采购平台开展采购,实行统一组织、统一平台和统一监管。医疗机构必须从具有药品生产、经营资格的企业购进药品。

2. 药品分类采购　2015年,国务院办公厅发布《关于完善公立医院药品集中采购工作的指导意见》,就完善公立医院药品集中采购工作提出了具体意见。①对临床用量大、采购金额高、多家企业生产的基本药物和非专利药品,发挥省级集中批量采购优势,由省级药品采购机构采取双信封制公开招标采购,医院作为采购主体,按中标价格采购药品。②对部分专利药品、独家生产药品,建立公开透明、多方参与的价格谈判机制。谈判结果在国家药品供应保障综合管理信息平台上公布,医院按谈判结果采购药品。③对妇儿专科非专利药品、急(抢)救药品、基础输液、临床用量小的药品(上述药品的具体范围由各省区市确定)和常用低价药品,实行集中挂网,由医院直接采购。④对临床必需、用量小、市场供应短缺的药品,由国家招标定点生产、议价采购。⑤对麻醉药品、精神药品、防治传染病和寄生虫病的免费用药、国家免疫规划疫苗、计划生育药品及中药饮片,按国家现行规定采购,确保公开透明。医院使用的所有药品(不含中药饮片)均应通过省级药品集中采购平台采购。

3. 药品带量采购　带量采购是在集中、分类采购的基础上提出的,是指在药品集中采购过程中开展招投标或谈判议价时,明确采购数量,企业针对具体的药品数量报价,此种"以量换价"的采购方式被称为带量采购。2018年11月14日,中央全面深化改革委员会第五次会议审议通过《国家组织药品集中采购试点方案》,明确了国家组织、联盟采购、平台操作的总体思路。同年,11个试点地区委派代表组成的联合采购办公室在11月15日发布了《4+7城市药品集中采购文件》。

4. 药品采购部门　医疗机构应制定本机构《药品处方集》和《基本用药供应目录》,由药学部门统一制订药品采购年度计划、季度计划、月计划和临时计划。医疗机构除放射性药品外,禁止其他科室和医务人员自行采购。

5. 药品验收、入库原则 医疗机构必须建立并执行药品进货检查验收制度,对质量可疑的药品必须经检验合格后方可入、出库。不得购进和使用不符合规定的药品。药品购进记录和验收记录必须保存至超过药品有效期1年,但不得少于3年。有关药品验收、入库的具体要求与药品经营企业验收、入库要求相一致。

二、药品储存与养护管理

医疗机构应设立药品质量管理机构或配备质量管理人员,制定和执行药品保管制度,定期对贮存药品质量进行抽检。药品仓库应具备冷藏、防冻、防潮、避光、通风、防火、防虫、防鼠等适宜的仓储条件,以保证药品质量。

1. 药品保管的主要措施

(1)分类储存:按药品的自然属性分类,按区、排、号进行科学储存。应做到以下几点:①处方药与非处方药分开;内用药与外用药分开;化学药与中成药分开;中药饮片单独存放;医疗机构制剂与其他药品分开;性能相互影响、容易串味的品种与其他的药品分开;②麻醉药品、一类精神药品、毒性药品、放射性药品专库或专柜存放;③危险性药品、易燃、易爆物专库存放;④准备退货药品、过期、霉变等不合格药品单独存放。

(2)针对影响药品质量的因素采取措施:光线,温湿度,虫、鼠都是影响药品质量的常见因素。采取遮光、控制温湿度、防虫防鼠等措施。

(3)定期对库存药品进行养护,防止变质失效。过期、失效、淘汰、霉烂、虫蛀、变质的药品不得出库,应按有关规定及时处理。

2. 建立并执行药品保管制度 建立药库人员岗位责任制、入库验收、在库养护、出库验发、有效期药品管理等制度。

3. 有效期药品管理 购进药品验收时应注意该药品入库要按批号堆放或上架,出库必须贯彻"近效期先出"的原则。

4. 危险药品的管理 应单独存放在符合消防规定的危险品库房,远离病房和其他建筑物,并设置必要的安全设施,制定相关的工作制度和应急预案。

三、医疗机构药品购进、储存、调配及使用等行为规范

国家食品药品监督管理局于2011年10月11日颁布《医疗机构药品监督管理办法(试行)》(以下简称《办法》),对医疗机构药品的购进、储存、调配及使用等行为进行规范。

1.《办法》明确,医疗机构发现假药、劣药,应立即停止使用、就地封存并妥善保管,并及时向所在地药品监督管理部门报告;发现存在安全隐患的药品,应立即停止使用,通知药品生产企业或者供货商,并及时向所在地药品监督管理部门报告;需要召回的,医疗机构应当协助药品生产企业履行药品召回义务。

2.《办法》规定,医疗机构应当建立最小包装药品拆零调配管理制度,保证药品质量可追溯;应当建立药品效期管理制度,按照"近效期先出"的原则发放药品;同时,医疗机构应当逐步建立覆盖药品购进、储存、调配及使用全过程质量控制的电子管理系统,实现药品来源可追溯、去向可查清,并与国家药品电子监管系统对接。

3.《办法》要求,医疗机构使用的药品应当按照规定由专门部门统一采购,禁止医疗机构其他科室和医务人员自行采购;因临床急需进口少量药品的,应按有关规定办理;医疗机构配制的制剂只能供本单位使用,未经省级及以上药品监督管理部门批准,不得使用其他医疗机构配制的制剂,也不得向其他医疗机构提供本单位配制的制剂;医疗机构不得采用邮售、互联网交易、柜台开架自选等方式直接向公众销售处方药。

4.《办法》要求,药品监督管理部门应当根据实际情况建立医疗机构药品质量管理信用档案,记录日常监督检查结果、违法行为查处等情况。

第三节 医疗机构药品调剂管理

医疗机构是药品使用的主要部门,是为公众提供医疗、预防保健等综合服务的部门。加强医疗机构的药品管理,体现保障公众用药安全,其宗旨是维护公众健康和用药的合法权益,其核心内容是处方及药品调剂管理。本节主要介绍医疗机构处方管理制度,包括处方、处方开具、处方调剂与审核、处方点评等内容。

一、处方管理

处方既是医生为预防和治疗疾病而给患者开写的取药凭证,也是药师为患者调配和发放药品的依据,还是患者进行药物治疗和药品流向的原始记录。处方具有法律上、技术上和经济上的意义。在医疗工作中,处方反映了医、药、护各方在药物治疗活动中的法律权利和义务,并且可以作为追查医疗事故责任的证据,具有法律上的意义;处方记录了医师对患者药物治疗方案的设计和对患者正确用药的指导,而且药剂人员调剂活动自始至终按照处方进行,具有技术上的意义;处方经济上的意义表现在它是患者药费支出的详细清单,而且可作为调剂部门统计药品消耗的单据。

处方管理的原则性规定

1. 处方的定义 《处方管理办法》规定,处方(prescription)是指由注册的执业医师或执业助理医师(以下简称医师)在诊疗活动中为患者开具的、由取得药学专业技术职务任职资格的药学专业技术人员(以下简称药师)审核、调配、核对,并作为患者用药凭证的医疗文书,包括医疗机构病区用药医嘱单。

2. 处方组成 处方标准由国家卫生行政部门统一规定,处方格式由省级卫生行政部门统一制定,并由医疗机构按照规定的标准和格式印制。处方分为前记、正文、后记。

(1)前记:包括医疗机构名称、费别、患者姓名、性别、年龄、门诊或住院病历号,科别或病区和床位号、临床诊断、开具日期等,可添列特殊要求的项目。麻醉药品和第一类精神药品处方还应当包括患者身份证明编号、代办人姓名和身份证明编号。

(2)正文:包括药品名称、剂型、规格、数量、用法用量,以 Rp 或 R(拉丁文 Recipe "请取"的缩写)标示。

(3)后记:包括医师签名或者加盖专用签章,药品金额以及审核、调配、核对、发药药师签名或者加盖专用签章。

医师利用计算机开具、传递普通处方时,应当同时打印出纸质处方,其格式与手写处方一致;打印的纸质处方经签名或者加盖签章后有效。药师核发药品时,应当核对打印的纸质处方,无误后发给药品,并将打印的纸质处方与计算机传递处方同时收存备查。

3. 处方权限 注册的执业医师需在执业地点取得相应的处方权。医师应当在注册的医疗机构签名留样或者专用签章备案后,方可开具处方。

经注册的执业助理医师在医疗机构开具的处方,应当经所在执业地点执业医师签名或加盖专用签章后方有效。经注册的执业助理医师在乡、民族乡、镇、村的医疗机构独立从事一般的执业活动,可以在注册的执业地点取得相应的处方权。

医疗机构应当对本单位执业医师和药师进行麻醉药品和第一类精神药品使用、调剂知识和规范化管理培训。执业医师、执业药师经培训、考核合格,取得麻醉药品和第一类精神药品的处方权和药品调剂资格,方可在本机构开具、调剂麻醉药品和第一类精神药品处方。但执业医师不得为自己开具该类药品的处方。

试用期人员开具该类处方,应经所在医疗机构有处方权的执业医师审核、签名或加盖专用签章后有效。进修医师由接收进修的医疗机构对其胜任本专业工作的实际情况进行认定后授予相应的处方权。

4. 处方书写 书写处方的内容必须规范,同时应遵守以下规则:

(1)每张处方限于一名患者用药;内容包括患者一般情况、临床诊断清晰完整(特殊情况除外),与病历记载相一致;字迹清楚,不得涂改;如需修改,应当在修改处签名并注明修改日期。

(2)药品名称应当使用规范的中文名称书写,没有中文名称的可以使用规范的英文名称书写;医疗机构或者医师、药师不得自行编制药品缩写名称或者使用代号;书写药品名称、剂量、规格、用法、用量要准确规范,药品用法可用规范的中文、英文、拉丁文或者缩写体书写,但不得使用"遵医嘱""自用"等含糊不清字句。

(3)患者年龄应当填写实足年龄,新生儿、婴幼儿写日、月龄,必要时要注明体重。

(4)中西药可以分别开具处方,也可以开具一张处方,合并开一张处方时,每种药品需另起一行书写,但每张处方不得超过5种药品。中药饮片必须单独开具处方。

(5)中药饮片处方的书写,一般应当按照"君、臣、佐、使"的顺序排列;调剂、煎煮的特殊要求注明在药品右上方,并加括号,如布包、先煎、后下等;对饮片的产地、炮制有特殊要求的,应当在药品名称之前写明。

(6)药品用法用量应当按照药品说明书规定的常规用法用量使用,特殊情况需要超剂量使用时,应当注明原因并再次签名。开具处方后的空白处划一斜线以示处方完毕。

(7)处方医师的签名式样和专用签章应当与院内药学部门留样备查的式样相一致,不得任意改动,否则应当重新登记留样备案。

(8)药品剂量与数量一律用阿拉伯数字书写。剂量应使用公制单位,具体标准参照《处方管理办法》执行。

5. 处方限量 处方一般不得超过7日量;急诊处方一般不得超过3日量;慢性病、老年病或特殊情况处方量可适当延长,但医师应当注明理由。麻醉药品、精神药品、医疗用毒性药品、放射性药品的处方用量应严格执行国家相关规定。一般处方限量见表12-2。

表 12-2 处方限量

分类	剂型	一般患者	癌痛,慢性中、重度非癌痛患者	住院患者
麻醉药品、第一类精神药品	注射剂	1次常用量	不得超过3日常用量	1日常用量
	其他剂型	不得超过3日常用量	不得超过7日常用量	
	缓控释制剂	不得超过7日常用量	不得超过15日常用量	
第二类精神药品	所有剂型	不得超过7日常用量;慢性病或某些特殊情况,可适当延长,医师要注明理由		
特殊规定		①哌甲酯(精一)治疗注意缺陷障碍时,每张处方不得超过15日常用量。②盐酸二氢埃托啡(麻)处方为一次常用量(限于二级以上医院内使用)。③盐酸哌替啶(麻)处方为一次常用量(限于医疗机构内使用)		

6. 处方有效时间 处方开具当日有效。特殊情况下,由开具处方的医师注明有效期限,但最长不得超过 3 天。

7. 处方颜色与标识 普通处方的印刷用纸为白色;急诊处方印刷用纸为淡黄色,右上角标注"急诊";儿科处方印刷用纸为淡绿色,右上角标注"儿科";麻醉药品和第一类精神药品处方印刷用纸为淡红色,右上角标注"麻醉"或"精一"字样;第二类精神药品处方印刷用纸为白色,右上角标注"精二"。

处方由医疗机构或药品零售企业妥善保存。普通处方、急诊处方、儿科处方保存 1 年,医疗用毒性药品、第二类精神药品、戒毒药品处方保留 2 年,麻醉药品和第一类精神药品处方保存 3 年。处方保存期满后,经医疗机构或药品零售企业主管领导批准、登记备案后,方可销毁。

二、处方调剂和审核

(一)调剂概述

调剂(dispensing)指配药,即配方、发药,又称调配处方。

调剂科(室)的主要任务是:①根据医师处方及临床各科室请领单及时配发药品;②监督并协助病区各科室做好药品管理和合理用药;③介绍药品知识和药品供应情况,推荐新药,提供药学咨询服务;④筹划抢救危重患者的用药;⑤严格麻醉药品、精神药品、医疗用毒性药品、抗菌药品的管理。

医疗机构药学部的调剂业务分类:按患者种类分为门诊调剂、急诊调剂、住院调剂;按药品性质分为西药调剂和中药调剂。调剂涉及的组织机构有:门诊调剂室(含急诊调剂)、住院部调剂室。为保障患者用药安全,除药品质量原因外,药品一经发出,不得退换。

(二)门(急)诊调剂工作模式

我国各级医疗机构的门(急)诊药房普遍采用窗口型或柜台式双核对调剂模式来完成药品调剂工作。实行窗口发药的配方方法有三种方式,包括独立配方法、流水作业配方法和结合法。

此外,随着医院药学的发展和药师职能的转变,我国部分医疗机构采用柜台式调剂模式。当患者交费后,计算机系统将安排患者到取药柜台,同时调剂中心的药师根据计算机信息将药品调剂后放在规定的柜台前,从而减少了患者候药时间。

调剂过程包括收方、审查处方、调配处方、包装盒粘贴标签、核对处方和发药等步骤。

1. 收方 从患者或病房护理人员处接收处方或药品请领单。

2. 审查处方 药学技术人员应当认真逐项检查处方前记、正文和后记书写是否完整、清晰,并确定处方的合法性、规范性、适宜性。

3. 调配处方 按处方调配药剂或取出药品。《处方管理办法》明确规定药师调剂处方时必须做到"四查十对":查处方,对科别、姓名、年龄;查药品,对药名、规格、数量、标签;查配伍禁忌,对药品性状、用法用量;查用药合理性,对临床诊断。

4. 包装和粘贴标签 包装袋和药瓶标签上应标示患者姓名、药品品名、规格、用法用量等。

5. 核对处方 仔细查对所取的药品与处方药品是否一致,防止差错。

6. 发药 发药时应对患者做解释、交代工作。

(三)住院部调剂工作模式

住院部调剂工作不同于门诊调剂,需要将患者所需的药剂定期发送到病区。有三种方式供药:凭处方取药、病区小药柜制、中心摆药制。

《医疗机构药事管理规定》规定,住院(病房)药品调剂室对注射剂按日剂量配发,对口服制剂药品实行单剂量调剂配发。药品单剂量调配系统是一种医疗机构药房协调调配和控制药品的方法,又被称为单位剂量系统,是一种基于单位剂量包装的发药制度。单位剂量发药系统有利于发药向自动化方向发展,现在国内有些大型医院已经采用自动发药机进行发药。

(四) 处方审核

根据 2018 年 6 月国家卫生健康委员会等 3 部门联合制定的《医疗机构处方审核规范》规定,审核的处方包括纸质处方、电子处方和医疗机构病区用药医嘱单。处方审核内容包括合法性审核、规范性审核、适宜性审核。

1. 合法性审核　主要审核内容为:①处方开具人是否根据《执业医师法》取得医师资格,并执业注册。②处方开具时,处方医师是否根据《处方管理办法》在执业地点取得处方权。③麻醉药品、第一类精神药品、医疗用毒性药品、放射性药品、抗菌药物等药品处方,是否由具有相应处方权的医师开具。

2. 规范性审核　主要审核内容为处方是否符合规定的标准和格式,医师签名或加盖的专用签章有无备案,电子处方是否有处方医师的电子签名;处方前记、正文和后记是否符合《处方管理办法》等有关规定,文字是否正确、清晰、完整,条目是否规范,并审核如下:①年龄应当为实足年龄,新生儿、婴幼儿应当写日、月龄,必要时要注明体重;②中药饮片、中药注射剂要单独开具处方;③中西药处方,每种药品另起一行,每张处方不得超过 5 种药品;④药品名称应当使用经药品监督管理部门批准并公布的药品通用名称、新活性化合物的专利药品名称和复方制剂药品名称,或使用由原卫生部公布的药品习惯名称;医院制剂应当使用药品监督管理部门正式批准的名称;⑤药品剂量、规格、用法、用量准确清楚,符合《处方管理办法》规定,不得使用"遵医嘱""自用"等含糊不清字句;⑥普通药品处方量及处方效期符合《处方管理办法》的规定,抗菌药物、麻醉药品、精神药品、医疗用毒性药品、放射药品、易制毒化学品等的使用符合相关管理规定;⑦中药饮片、中成药的处方书写应当符合《中药处方格式及书写规范》。

3. 适宜性审核　分为西药及中成药处方、中药饮片处方审核。

(1)西药及中成药处方审核:①处方用药与诊断是否相符;②规定必须做皮试的药品,是否注明过敏试验及结果的判定;③处方剂量、用法是否正确,单次处方总量是否符合规定;④选用剂型与给药途径是否适宜;⑤是否有重复给药和相互作用情况,包括西药、中成药、中成药与西药、中成药与中药饮片之间是否存在重复给药和有临床意义的相互作用;⑥是否存在配伍禁忌;⑦是否有用药禁忌:儿童、老年人、孕妇及哺乳期妇女、脏器功能不全患者用药是否有禁忌使用的药物,患者用药是否有食物及药物过敏史禁忌证、诊断禁忌证、疾病史禁忌证与性别禁忌证;⑧溶媒的选择、用法用量是否适宜,静脉输注的药品给药速度是否适宜;⑨是否存在其他用药不适宜情况。

(2)中药饮片处方审核:①中药饮片处方用药与中医诊断(病名和证型)是否相符;②饮片的名称、炮制品选用是否正确,煎法、用法、脚注等是否完整、准确;③毒麻贵细饮片是否按规定开方;④特殊人群如儿童、老年人、孕妇及哺乳期妇女、脏器功能不全患者用药是否有禁忌使用的药物;⑤是否存在其他用药不适宜情况。

三、中药饮片调剂与煎药

(一)中药饮片调剂

1. 中药饮片处方特点　中药饮片处方与化学药处方不同,主要表现在:①组成复杂。

笔记栏

处方一般由"君臣佐使"药物组成,一张中药处方有几种至几十种饮片,单味药处方则少见。②并开药物。指两味药合在一起书写,如青陈皮(青皮、陈皮)。如果在并开药物的右上方注有"各"字,表示每味药均按处方量称取;如果未注有"各"字,或注有"合"字,则表示每味药称取处方量的半量。③常规用药。指每一种药的习惯用法。如黄芪、党参、当归、甘草等,习惯用生品,医师在处方上未注明"炙""炒"时,一般均按生用发给。④附有脚注。脚注是医师在处方药名右上方或下角提出的简单嘱咐或要求。脚注的内容有:对煎服的要求,如先煎、后下、烊化、包煎、另煎、冲服等,配方时这些药物要单独包装。

2. 中药饮片调剂工作程序　中药调剂工作程序的特别之处主要体现在审查处方、调配处方、核对处方和发药四个过程中。①审查处方。处方审查的内容包括处方内容是否有缺项或书写潦草、填写不清(如发现问题应与处方医师或者患者核对清楚),以及处方中有无配伍禁忌和妊娠用药禁忌。②调配处方。调配时,对每味药应按处方先后顺序排列,逐一称量,逐味摆齐;饮片总量分帖,应按称量减重法进行;需要特殊处理的药物,如先煎、后下、包煎、冲服等,必须另包并予以注明;方中如有坚硬块大的根及根茎类药材、果实种子类药材及矿石类、动物骨甲壳类、胶类等药材均应捣碎方可投入;处方上未注明生用者,一般付给炮制品;配方完毕,配方人员需自行核对,全部无误后,根据处方内容填写好中药包装袋,并在处方上签字或盖章,然后将配好的药物与处方一起送给核对发药人员。③核对处方。中药调剂对处方正文的核对要严格进行"三查"(查配方、查用法、查禁忌)、"四对"(对药名、对实物、对分量、对剂量)。④发药。将调配好的中药交给煎药人员或发给患者。给门诊患者发药时还要将煎法、服法、饮食禁忌等向患者交代清楚。

（二）中药煎药程序

为加强医疗机构中药煎药室规范化、制度化建设,保证中药煎药质量,卫生部、国家中医药管理局于 2009 年 3 月 16 日公布了《医疗机构中药煎药室管理规范》,对设施与设备、人员、煎药操作方法提出要求,并指出煎药室应当由药剂部门统一管理。

1. 煎药人员收到待煎药时应核对处方药味、剂量、数量及质量,查看是否有需要特殊处理的饮片,如发现疑问及时与医师或调剂人员联系,确认无误后方可加水煎煮。

2. 煎药应当使用符合国家卫生标准的饮用水。待煎药物应当先行浸泡,浸泡时间一般不少于 30 分钟,使药材充分吸收水分。但不宜使用 60℃以上的热水浸泡饮片,以免使药材组织细胞内的蛋白质遇热凝固、淀粉糊化,不利于药材成分的溶出。加水量多少受饮片的质量、质地等影响,一般用水量以高出药面 2~5cm 为宜,第二次煎煮则应酌减。用于小儿内服的汤剂可适当减少用水量。注意在煎煮过程中不要随意加水或抛弃药液。

3. 群药按一般煎药法煎煮,需特殊煎煮的饮片则按特殊方法处理。在煎煮过程中要经常搅动,并随时观察煎液量,使饮片充分煎煮,避免出现煎干或煎糊现象。若已煎干则加新水重煎,若已煎糊则应另取饮片重新煎煮。

4. 煎煮用火应遵循"先武后文"的原则。即在沸前宜用武火,使水很快沸腾;沸后用文火,保持微沸状态,使之减少水分蒸发,以利于中药成分的煎出。

5. 煎药时间的长短,常与加水量、火力、药物吸水能力及治疗作用有关。中药煎煮一般分为一煎、二煎。一般药一煎沸后煎 20 分钟为宜,二煎药沸后煎 15 分钟为宜;解表药一般沸后用文火煎 10~15 分钟为宜,二煎沸后煎 5~10 分钟为宜;而滋补药一般沸后煎 30 分钟,二煎沸后煎 20 分钟为宜。

6. 每剂药煎好后,应趁热及时滤出煎液,以免因温度降低影响煎液的滤出及有效成分的含量。滤药时应压榨药渣,使药液尽量滤净。将两次煎液合并混匀后分两次服用。

7. 每剂药的总煎出量:成人 400~600ml,儿童 100~300ml,分 2~3 次服用。

8. 煎出液的质量要求：依法煎煮的药液应有原处方中各味中药的特征气味,无霉烂、酸腐等其他异味。剩余的残渣无硬心,无焦化、糊化,挤出的残液量不超过残渣总重量的20%。

9. 核对煎药袋内的姓名、取药号、药味、质量及煎煮方法等,复核无误后,即可签字发出。

（三）中药煎煮注意事项

1. 煎药器皿　需要选择砂锅、耐高温玻璃器皿、不锈钢器皿等。切忌使用铁、铝制化学性质相对不稳定、易与药物发生化学反应的器皿。

2. 煎煮用水　宜使用自来水、井水等无污染水源,忌用反复煮沸及被污染的水。

3. 煎药室　保证安全与洁净,注意防火、防毒、防煤气中毒等。

（四）特殊煎药方法

1. 先煎　先煎的目的是延长中药的煎煮时间,使中药难溶性成分充分煎出。一般来说,需先煎的饮片,经武火煮沸、文火煎煮10~20分钟后再与用水浸泡过的其他中药合并煎煮。需要先煎的中药如下：

(1)矿物、动物骨甲类饮片：因其质地坚硬,有效成分不易煎出,故应打碎先煎20分钟,方可与其他中药同煎。如生蛤壳、生龙骨、生龙齿、生紫石英、生寒水石、生石决明、生珍珠母、生瓦楞子、鳖甲、龟甲、鹿角霜、生磁石、生牡蛎、生石膏、生赭石、自然铜等。

(2)某些有毒饮片：一般应先煎1~2小时达到降低毒性或消除毒性的目的。如含有毒成分乌头碱的生川乌、生草乌或制附子,经1~2小时的煎煮后,可使乌头碱分解为乌头次碱,进而分解为乌头原碱,使毒性大为降低。

2. 后下　后下的目的是缩短中药的煎煮时间,减少中药因煎煮时间过长所造成的成分散失。一般来说,在其他群药文火煎煮15~20分钟后,放入需后下的饮片再煮5~10分钟即可。需要后下的中药如下：

(1)气味芳香类饮片：因其含挥发性成分,故不宜煎煮时间过久,以免有效成分散失,一般在其他群药煎好前5~10分钟入煎即可。如降香、沉香、薄荷、砂仁、白豆蔻、鱼腥草等。

(2)久煎后有效成分易被破坏的饮片：一般在群药煎好前5~10分钟入煎即可。如钩藤、苦杏仁、徐长卿、生大黄、番泻叶等。

3. 包煎　包煎是把需包煎的饮片装在用棉纱制成的布袋中,扎紧袋口后与群药共同煎煮。需要包煎的中药如下：

(1)含黏液质较多的饮片：包煎后可避免煎煮过程黏煳锅底。如白及、淡豆豉等。

(2)富含绒毛的饮片：包煎后可避免脱落的绒毛混入煎液后,刺激咽喉引起咳嗽。如旋覆花、枇杷叶等。

(3)花粉或质轻的饮片：因总表面积大,疏水性强,故需包煎,以免因其漂浮而影响有效成分的煎出。如车前子、蒲黄、海金沙等。

4. 烊化　胶类中药不宜与群药同煎,以免因煎液黏稠而影响其他中药成分的煎出或结底糊化。可将此类中药置于已煎好的药液中加热溶化后一起服用。也可将此类中药置于容器内,加适量水,加热溶化或隔水炖化后,再兑入群药煎液中混匀分服。如阿胶、鳖甲胶、鹿角胶、龟鹿二仙胶等。

5. 另煎　一些贵重中药饮片,为使其成分充分煎出,减少其成分被其他药渣吸附引起损失,需先用另器单独煎煮取汁后,再将渣并入其他群药合煎,然后将前后煎煮的不同药液混匀后分服。如人参、西洋参、西红花等质地较疏松者,通常需另煎30~40分钟。而羚羊角、水牛角等质地坚硬者,则应单独煎煮2~3小时。

6. 兑服　对于液体中药,放置其他药中煎煮,往往会影响其成分,故应待其他药物煎煮去渣取汁后,再行兑入服用,如黄酒、竹沥水、鲜藕汁、姜汁、梨汁、蜂蜜等。

7. 冲服　一些用量少或贵细中药宜先研成粉末再用群药的煎液冲服,避免因与他药同煎而导致其成分被药渣吸附而影响药效。如雷丸、蕲蛇、羚羊角、三七、琥珀、鹿茸、紫河车、沉香、金钱白花蛇等。

8. 煎汤代水　对于质地松泡、用量较大,或泥土类不易滤净药渣的中药,可先煎 15~25 分钟,去渣取汁,再与其他中药同煎,如葫芦壳、灶心土等。

四、静脉用药集中调配管理

近年来,如何加强医疗单位药学服务,是我国医院药学界的关注热点之一。而静脉药物配置中心(Pharmacy Intravenous Admixture Services,PIVAS)的建立,对保证静脉用药安全具有重要意义。PIVAS 是在符合 GMP 标准、依据药物特性设计的操作环境,由受过培训的药护技术人员,严格按照操作程序进行包括全静脉营养液、细胞毒性药物和抗生素等药物的集中配置。

静脉药物配置中心要远离各种污染源,并考虑物流和人流的便捷,因此区域的划分和人员都有限制。

1. 场所和设备　为了保证静脉药物配置质量,PIVAS 要远离各种污染源,并考虑物流运输和人流的便捷,病房 PIVAS 宜选择靠近病房的区域,与病房有直接的室内通道。PIVAS 分区:一般包括摆药区、准备区、缓冲区、更衣区、配置区、计算机办公室、成品区和药物仓库等区域。总体区域设计布局合理,保证合理的工作流程,各功能区域不得相互妨碍,其中药物配置间可根据需要分为静脉营养药物、细胞毒性药物和抗生素等药物及其他药物配置间。辅助区包括普通更衣区、休息区、会议区、冷藏柜、推车存放区、示教区等,淋浴及卫生间等最好设立在中心区域以外。

PIVAS 的设备要求:应当配备层流工作台(冲配必须保证在 100 级的超净台内进行)、生物安全柜等净化设备;冰箱、货架、推车等储存运输设备;电脑、打印机等办公设备。

2. 人员组成及职责　静脉药物配置中心的人员组成应当包括药剂人员、护理人员及工勤人员等。

药剂人员:要求具有药师以上资格,负责监督、管理静脉药物配置中心,并运用其专业知识检查处方、审查药物的合理应用等。药师的主要工作包括:医嘱接收、审方、排药、校对、成品核查、药品请领、药品保管、药品信息维护等,发现药品质量问题和不合理用药等情况应及时与有关部门及人员联系处理。

护理人员:主要负责静脉药物的配制。护理人员的工作包括核对药品的名称、数量,严格按照操作规程,根据处方要求,配制合格的药物,对工作间及用具进行清洁消毒,协助临床药师做好辅助工作,如贴瓶签、排列输液顺序先后等。

工勤人员:从事工作内容包括执行清洁、包装、运送等非技术工作。

技术人员的知识技能与制定准入制度是保证静脉药物配置质量的基础。为提高配置安全性和有效性,必须加强对配置人员的培训和资格认证,培训内容包括合理用药、无菌技术、消毒隔离技术等,经考试合格者方可上岗。

3. 管理模式　根据卫生部 2011 年 1 月 30 日颁布的《医疗机构药事管理规定》,PIVAS 属于药剂科工作职责范围。PIVAS 应当符合静脉用药集中调配质量管理规范,由所在地设区的市级以上卫生行政部门组织技术审核、验收,合格后方可集中调配用药。同时要报省级卫生行政部门备案。

我国 PIVAS 现存在 4 种管理模式,这 4 种管理模式在运行中呈现不同的特点。①药护分管型：药剂科和护理部共同管理。药剂科、护理部分别安排各自的人员和工作。特点是：易与临床护理组沟通协调。但由于药剂科、护理部沿袭的工作方式、方法不同，看问题的角度不一致，工作中难免产生较大的分歧，这就要求领导有较高的协调能力。②全权委托型：由药剂科全权统筹安排人员和管理。特点是：工作和谐统一，整体感、全局观强。学科发展有前瞻性规划，但往往忽略护理人员业务水平的提高问题。此种模式较适用于小型静脉药物配置中心。③以药为主型：由药剂科负责日常工作管理，护理部负责护理人员的人事管理与分配。此种模式介于前两种管理模式之间，是向全方位管理模式转换前的过渡形式。④独立管理型：将 PIVAS 建设成一个新的独立科室，管理更便捷，管理效果更理想。

4. 静脉药物配置的质量控制　为了保证静脉药物配置质量，应该从环境、配置过程等方面加以控制。

(1) 环境质量控制：PIVAS 的空气净化采用层流净化，各区域分别达到十万级、万级、百级。配置中心的核心部分是洁净度达万级的配置室，每个配置室放置超净台，每个超净台开启后，操作区域的洁净度达百级。其中，放置带有活性炭过滤的生物安全柜的配置室用于配置抗生素和抗肿瘤药物；配置室为水平层流操作台，用于配置营养药物。

为了保证静脉药物配置质量，静脉药物配置中心要远离各种污染源。周围的地面、路面、植物等不应对配置过程造成污染。洁净区采风口设在无污染的相对高处。有防止昆虫和其他动物进入的有效设施。

(2) 配置过程的质量控制：不正确地配制无菌制剂会对患者造成伤害，因此无菌和配置准确是配置质量控制的关键因素。要求做到：制定质量管理制度以及配置操作规程；操作人员应及时填写操作规程所规定的各项记录，填写字迹清晰、内容真实、数据完整；严格洁净区的质量管理，药品和器具严格按规程进行管理。

第四节　医疗机构制剂管理

医疗机构制剂是指医疗机构根据本单位临床需要经批准而配制、自用的固定处方制剂。医疗机构制剂必须是本单位临床需要而市场上无供应，作为现有药品有益补充的品种，为临床医疗和科研提供服务；是常规配制的固定处方制剂，须经省级药品监督管理部门审批并取得登记注册文号。所配制剂应凭医师处方在本医疗机构内部使用，不得在市场销售。特殊情况下，可以在指定的医疗机构之间调剂使用。

一、医疗机构制剂质量管理

为加强医疗机构制剂配制的监督管理，根据《药品管理法》《药品管理法实施条例》，参照《药品生产质量管理规范》的基本原则，国家药品监督管理局于 2001 年 3 月 13 日颁布了《医疗机构制剂配制质量管理规范（试行）》（以下简称《规范》）。

该《规范》是针对医疗机构制剂配制和质量管理而制定的一部重要的质量管理法规，适用于制剂配制的全过程。其目的是要求医疗机构建立制剂配制的质量管理体系，以规范制剂配制管理，确保制剂质量。《规范》内容主要包括机构与人员、房屋与设施、设备、物料、卫生、文件、配制管理、质量管理与自检、使用管理。

（一）机构与人员

《规范》对医疗机构制剂配制的机构与人员要求如下：

1. 医疗机构负责人要对《规范》的实施及制剂质量负责。

2. 制剂室和药检室的负责人应具有大专以上药学或相关专业学历,具有相应管理的实践经验,有对工作中出现的问题作出正确判断和处理的能力,制剂室和药检室的负责人不得互相兼任。

3. 从事制剂配制操作及药检人员,应经专业技术培训,具有基础理论知识和实际操作技能,此外凡有特殊要求的制剂配制操作和药检人员还应经过相应的专业技术培训。

4. 凡从事制剂配制工作的所有人员均应熟悉本《规范》,并应通过本《规范》的培训与考核。

（二）房屋与设施、设备、物料、卫生

《规范》对医疗机构制剂配制的硬件要求如下:

1. 房屋与设施　①为保证制剂质量,制剂室应远离各种污染源,并有防止污染物进入的有效设施,还应设工作人员更衣室;②各工作间应按制剂工序和空气洁净度级别要求合理布局;③各种制剂应根据剂型的需要,工序合理衔接,设置不同的操作间,按工序划分操作岗位。其中中药材的前处理、提取、浓缩等必须与其后续工序严格分开,并应有有效的除尘、排风设施;④制剂室应具有与所配制剂相适应的物料、成品等库房,并有通风、防潮等设施;⑤制剂室在设计和施工时,应考虑在使用时便于进行清洁工作;⑥根据制剂工艺要求,划分空气洁净度级别,洁净室(区)应有足够照度等。

2. 设备　制剂配制和检验应有与所配制制剂品种相适应的设备、设施与仪器;设备的选型与安装应符合制剂配制要求;纯化水、注射用水的制备、储存和分配应能防止微生物的滋生和污染;储罐和输送管道所用材料应无毒、耐腐蚀;管道的设计和安装应避免死角、盲管,并应由专人管理,定期维修、保养,并做好记录。

3. 物料　对制剂配制所用物料的购入、储存、发放与使用等应制定相应的管理制度。所用物料应符合药用要求,不得对制剂质量产生不良影响。制剂配制所用的中药材应按质量标准购入,合理储存与保管。各种物料要严格管理,合格物料、待验物料及不合格物料应分别存放,并有易于识别的明显标志;不合格物料,应及时处理。各种物料应按其性能与用途合理存放,对温度、湿度等有特殊要求的物料,应按规定条件储存;挥发性物料的存放,应注意避免污染其他物料;各种物料不得露天存放。物料应按照规定的使用期限储存,储存期内如有特殊情况应及时检验。

此外,制剂的标签、使用说明书必须与药品监督管理部门批准的内容、式样、文字相一致,不得随意更改;应专柜存放,专人保管,不得流失。

4. 卫生　所有工作区域应严格注重卫生管理,工作人员要进行定期体检,严格卫生管理制度。

（三）文件

医疗机构制剂在配制过程中,为了确保药品质量及其使用安全,应有生产管理与质量管理各项制度和记录的文件。具体内容如下:

1. 制剂室应有的文件　《医疗机构制剂许可证》及申报文件、验收、整改记录;制剂品种申报及批准文件;制剂室年检、抽验、监督检查文件及记录。

2. 制剂室应有的制度和记录　①制剂室操作间、设施和设备的使用、维护、保养等制度和记录;②物料的验收、配制操作、检验、发放、成品分发和使用部门及患者的反馈、投诉等制度和记录;③配制返工、不合格品管理、物料退库、报损、特殊情况处理等制度和记录;④留样观察制度和记录;⑤制剂室内外环境、设备、人员等卫生管理制度和记录;⑥《规范》和专业技术培训的制度和记录。

3. 制剂配制管理文件　①配制规程;②标准操作规程;③配制记录(制剂单)。

4. 配制制剂质量管理文件　①物料、半成品、成品的质量标准和检验操作规程；②制剂质量稳定性考察记录；③检验记录。

（四）配制管理

在配制医疗机构制剂过程中，需遵守配制规程和标准操作规程（SOP）。配制规程和SOP不得任意修改，如需修改时必须按制定时的程序办理修订、审批手续。

在同一配制周期中制备出来的一定数量常规配制的制剂为一批，一批制剂在规定限度内具有同一性质和质量，每批制剂均应编制制剂批号，并应按投入和产出的物料平衡进行检查，如有显著差异，必须查明原因，在得出合理解释、确认无潜在质量事故后，方可按正常程序处理。

每批制剂均应保留一份配制过程各个环节的完整记录。操作人员应及时填写记录，填写时要做到字迹清晰、内容真实、数据完整，并由操作人、复核人及清场人签字。记录应保持整洁，不得撕毁和任意涂改。需要更改时，更改人应在更改处签字，并需使被更改部分可以辨认。

此外，新制剂的配制工艺及主要设备应按验证方案进行验证。当影响制剂质量的主要因素，如配制工艺或质量控制方法、主要原辅料、主要配制设备等发生改变时以及配制一定周期后，应进行再验证。所有验证记录应归档保存。

（五）质量管理与自检

只有保证药品的质量，才能保证临床用药安全、有效。医疗机构配制制剂过程中质量管理组织主要负责制剂配制全过程的质量管理，并应定期组织自检。自检应按预定的程序，按规定的内容进行检查。自检应有记录并写出自检报告，包括评价及改进措施等。制剂配制过程中的检验由药检室负责。

（六）使用管理

医疗机构制剂应按药品监督管理部门制定的原则并结合剂型特点、原料药的稳定性和制剂稳定性试验结果规定使用期限。制剂配发必须有完整的记录或凭据。内容包括：领用部门、制剂名称、批号、规格、数量等。制剂在使用过程中出现质量问题时，制剂质量管理组织应及时进行处理，出现质量问题的制剂应立即收回，并填写收回记录。收回记录应包括：制剂名称、批号、规格、数量、收回部门、收回原因、处理意见及日期等。

制剂使用过程中发现的不良反应，应按《药品不良反应报告和监测管理办法》的规定予以记录，填表上报。保留病历和有关检验、检查报告单等原始记录至少1年备查。

二、医疗机构制剂监督管理

医疗机构制剂配制监督管理是指药品监督管理部门依法对医疗机构制剂配制条件和配制过程等进行审查、许可、检查的监督管理活动。为加强医疗机构制剂配制的监督管理，国家食品药品监督管理局于2005年4月14日颁布《医疗机构制剂配制监督管理办法（试行）》，并于2005年6月1日施行。国家食品药品监督管理局负责全国医疗机构制剂配制的监督管理工作。

《药品管理法》第七十四条规定，医疗机构配制制剂须经所在地省级卫生行政部门审核同意，由省级药品监督管理部门批准，发给《医疗机构制剂许可证》。无《医疗机构制剂许可证》的，不得配制制剂。《医疗机构制剂配制监督管理办法（试行）》主要包括医疗机构制剂许可、《医疗机构制剂许可证》的管理、监督检查等。

《中医药法》第三十二条规定，医疗机构配制的中药制剂品种应当依法取得制剂批准文号。但是，仅应用传统工艺配制的中药制剂品种，向医疗机构所在地省、自治区、直辖市人民政府药品监督管理部门备案后即可配制,不需要取得制剂批准文号。医疗机构应当加强对备案的中药制剂品种的不良反应监测,并按照国家有关规定进行报告。药品监督管理部门应当加强对备案的中药制剂品种配制、使用的监督检查。

（一）医疗机构制剂许可

医疗机构设立制剂室,应当向所在地省级卫生行政部门提出申请,经审核同意后向所在地省级药品监督管理部门提交相关材料,省级药品监督管理部门应当自收到申请之日起30个工作日内,按照国家药品监督管理部门制定的《医疗机构制剂许可证验收标准》组织验收。验收合格的,予以批准,并自批准决定作出之日起10个工作日内向申请人核发《医疗机构制剂许可证》,同时将有关情况报国家药品监督管理部门备案;验收不合格的,作出不予批准的决定,书面通知申请人并说明理由,同时告知申请人享有依法申请行政复议或者提起行政诉讼的权利。

（二）《医疗机构制剂许可证》管理

《医疗机构制剂许可证》是医疗机构配制制剂的法定凭证,分正本和副本,正、副本具有同等法律效力,有效期为5年。《医疗机构制剂许可证》应当载明证号、医疗机构名称、医疗机构类别、法定代表人、制剂室负责人、配制范围、注册地址、配制地址、发证机关、发证日期、有效期限等项目。任何单位和个人都不得伪造、变造、买卖、出租、出借《医疗机构制剂许可证》。

《医疗机构制剂许可证》有效期届满需要继续配制制剂的,医疗机构应当在有效期届满前6个月,向原发证机关申请换发《医疗机构制剂许可证》;医疗机构终止配制制剂或者关闭的,由原发证机关缴销《医疗机构制剂许可证》,同时报国家药品监督管理部门备案。

《医疗机构制剂许可证》变更分为许可事项变更和登记事项变更。许可事项变更是指制剂室负责人、配制地址、配制范围的变更。登记事项变更是指医疗机构名称、医疗机构类别、法定代表人、注册地址等事项的变更。变更《医疗机构制剂许可证》许可事项的,需在许可事项发生变更前30日,向原审核、批准机关申请变更登记。变更登记事项的,应当在有关部门核准变更后30日内,向原发证机关申请《医疗机构制剂许可证》变更登记。

（三）监督检查

监督检查的主要内容是医疗机构执行《医疗机构制剂配制质量管理规范（试行）》的情况、《医疗机构制剂许可证》换发的现场检查以及日常监督检查。

国家药品监督管理部门可以根据需要组织对医疗机构制剂配制进行监督检查,同时对省级药品监督管理部门的监督检查工作情况进行监督和抽查。省级药品监督管理部门负责本辖区内医疗机构制剂配制的监督检查工作。监督检查完成后,药品监督管理部门在《医疗机构制剂许可证》副本上载明检查情况,并记载以下内容:

(1)检查结论。

(2)配制的制剂是否发生重大质量事故,是否有不合格制剂受到药品质量公报通告。

(3)制剂室是否有违法配制行为及查处情况。

(4)制剂室当年是否无配制制剂行为。

此外,医疗机构制剂配制发生重大质量事故时,必须立即报所在地省级药品监督管理部门和有关部门,省级药品监督管理部门应当在24小时内报国家药品监督管理部门。

三、医疗机构制剂注册管理

为进一步加强医疗机构制剂的管理,规范医疗机构制剂的申报与审批,国家食品药品监督管理局于2005年3月22日发布了《医疗机构制剂注册管理办法（试行）》。内容主要包括总则、申报和审批、调剂使用、补充申请与再注册、监督管理。

（一）医疗机构制剂申报与审批

1. 医疗机构制剂必须是本单位临床需要而市场上无供应，有下列情形之一的，不得作为医疗机构制剂申报：

（1）市场上已有供应的品种。

（2）含有未经国家食品药品监督管理局批准的活性成分的品种。

（3）除变态反应原外的生物制品。

（4）中药注射剂。

（5）中药、化学药组成的复方制剂。

（6）麻醉药品、精神药品、医疗用毒性药品、放射性药品。

（7）其他不符合国家有关规定的制剂。

2. 申请配制医疗机构制剂，申请人应当填写《医疗机构制剂注册申请表》，向所在地省、自治区、直辖市（食品）药品监督管理部门或者其委托的设区的市级（食品）药品监督管理机构提出申请，报送有关资料和制剂实样。

收到申请的省、自治区、直辖市（食品）药品监督管理部门或者其委托的设区的市级（食品）药品监督管理机构对申报资料进行形式审查，符合要求的予以受理；不符合要求的，应当自收到申请材料之日起 5 日内书面通知申请人并说明理由，逾期未通知的自收到材料之日起即为受理。

省、自治区、直辖市（食品）药品监督管理部门或者其委托的设区的市级（食品）药品监督管理机构应当在申请受理后 10 日内组织现场考察，抽取连续 3 批检验用样品，通知指定的药品检验所进行样品检验和质量标准技术复核。受委托的设区的市级（食品）药品监督管理机构应当在完成上述工作后将审查意见、考察报告及申报资料报送省、自治区、直辖市（食品）药品监督管理部门，并通知申请人。

接到检验通知的药品检验所应当在 40 日内完成样品检验和质量标准技术复核，出具检验报告书及标准复核意见，报送省、自治区、直辖市（食品）药品监督管理部门并抄送通知其检验的（食品）药品监督管理机构和申请人。

省、自治区、直辖市（食品）药品监督管理部门应当在收到全部资料后 40 日内组织完成技术审评，符合规定的，发给《医疗机构制剂临床研究批件》。

申请配制的化学制剂已有同品种获得制剂批准文号的，可以免于进行临床研究。

3. 临床研究用的制剂，应当按照《医疗机构制剂配制质量管理规范》或者《药品生产质量管理规范》的要求配制，配制的制剂应当符合经省、自治区、直辖市（食品）药品监督管理部门审定的质量标准。

医疗机构制剂的临床研究，应当在获得《医疗机构制剂临床研究批件》后，取得受试者知情同意书以及伦理委员会的同意，按照《药物临床试验质量管理规范》的要求实施。

医疗机构制剂的临床研究，应当在本医疗机构按照临床研究方案进行，受试例数不得少于 60 例。

完成临床研究后，申请人向所在地省、自治区、直辖市（食品）药品监督管理部门或者其委托的设区的市级（食品）药品监督管理机构报送临床研究总结资料。

省、自治区、直辖市（食品）药品监督管理部门收到全部申报资料后 40 日内组织完成技术审评，作出是否准予许可的决定。符合规定的，应当自作出准予许可决定之日起 10 日内向申请人核发《医疗机构制剂注册批件》及制剂批准文号，同时报国家食品药品监督管理局备案；不符合规定的，应当书面通知申请人并说明理由，同时告知申请人享有依法申请行政复议或者提起行政诉讼的权利。

4. 医疗机构制剂批准文号的格式为：

×× 药制字 H(Z)+4 位年号 +4 位流水号。

×× - 省、自治区、直辖市简称，H- 化学制剂，Z- 中药制剂。

（二）调剂使用

医疗机构制剂一般不得调剂使用。发生灾情、疫情、突发事件或者临床急需而市场没有供应时，需要调剂使用的，属省级辖区内医疗机构制剂调剂的，必须经所在地省、自治区、直辖市（食品）药品监督管理部门批准；属国家食品药品监督管理局规定的特殊制剂以及省、自治区、直辖市之间医疗机构制剂调剂的，必须经国家食品药品监督管理局批准。省级辖区内申请医疗机构制剂调剂使用的，应当由使用单位向所在地省、自治区、直辖市（食品）药品监督管理部门提出申请，说明使用理由、期限、数量和范围，并报送有关资料。省、自治区、直辖市之间医疗机构制剂的调剂使用以及国家食品药品监督管理局规定的特殊制剂的调剂使用，应当由取得制剂批准文号的医疗机构向所在地省、自治区、直辖市（食品）药品监督管理部门提出申请，说明使用理由、期限、数量和范围，经所在地省、自治区、直辖市（食品）药品监督管理部门审查同意后，由使用单位将审查意见和相关资料一并报送使用单位所在地省、自治区、直辖市（食品）药品监督管理部门审核同意后，报国家食品药品监督管理局审批。

取得制剂批准文号的医疗机构应当对调剂使用的医疗机构制剂的质量负责。接受调剂的医疗机构应当严格按照制剂的说明书使用制剂，并对超范围使用或者使用不当造成的不良后果承担责任。医疗机构制剂的调剂使用，不得超出规定的期限、数量和范围。

（三）补充申请与再注册

医疗机构配制制剂，应当严格执行经批准的质量标准，并不得擅自变更工艺、处方、配制地点和委托配制单位。需要变更的，申请人应当提出补充申请，报送相关资料，经批准后方可执行。医疗机构制剂批准文号的有效期为 3 年。有效期届满需要继续配制的，申请人应当在有效期届满前 3 个月按照原申请配制程序提出再注册申请，报送有关资料。

省、自治区、直辖市（食品）药品监督管理部门应当在受理再注册申请后 30 日内，作出是否批准再注册的决定。准予再注册的，应当自决定作出之日起 10 日内通知申请人，予以换发《医疗机构制剂注册批件》，并报国家食品药品监督管理局备案。决定不予再注册的，应当书面通知申请人并说明理由，同时告知申请人享有依法申请行政复议或者提起行政诉讼的权利。

有下列情形之一的，省、自治区、直辖市（食品）药品监督管理部门不予批准再注册，并注销制剂批准文号：

(1)市场上已有供应的品种。

(2)按照本办法应予撤销批准文号的。

(3)未在规定时间内提出再注册申请的。

(4)其他不符合规定的。

已被注销批准文号的医疗机构制剂，不得配制和使用；已经配制的，由当地（食品）药品监督管理部门监督销毁或者处理。

（四）医疗机构制剂监督管理

配制和使用制剂的医疗机构应当注意观察制剂不良反应，并按照国家食品药品监督管理局的有关规定报告和处理。省、自治区、直辖市（食品）药品监督管理部门对质量不稳定、疗效不确切、不良反应大或者其他原因危害人体健康的医疗机构制剂，应当责令医疗机构停止配制,并撤销其批准文号。已被撤销批准文号的医疗机构制剂,不得配制和使用;已经配制的,由当地(食品)药品监督管理部门监督销毁或者处理。

第五节　临床药学管理

临床药学是以提高临床用药质量为目的,以药物与机体相互作用为核心,重点研究药物临床合理应用的综合性药学分支学科。其主要内容是研究药物在人体内代谢过程中发挥最高疗效的理论与方法。临床药学侧重于研究药物和人的关系,直接涉及药物本身,用药对象和给药方式,因此也直接涉及医疗质量。这就要求药学技术人员要在临床治疗活动中充分应用所学知识,医药结合,将工作由保证临床供应向临床实践和为患者直接服务转变,如开展药学保健、治疗药物监测、药品不良反应监测、药物经济学研究等。临床药学的有效管理将保证患者用药安全、有效、经济,以提高药物治疗水平,保证患者健康。本节主要介绍临床药学管理的实施、临床药学管理的主要内容以及临床合理用药管理。

一、临床药学管理的实施

我国不合理用药的情况十分严重,约占用药者的 12%~32%。主要表现为:①用药不对症;②使用无确切疗效的药物;③用药不足;④用药过分;⑤使用毒副作用过大的药物;⑥合并用药不适当;⑦给药方案不合理;⑧重复给药。临床合理用药是临床药学管理的出发点和归宿点,其涉及医疗卫生大环境的综合治理,有赖于国家相关方针政策的制定和调整。

《医疗机构药事管理规定》对药品临床应用管理作出了具体、全面的规定。具体内容包括:医疗机构应当遵循安全、有效、经济的合理用药原则,尊重患者对药品使用的知情权和隐私权;制定本机构基本药物临床应用管理办法,建立并落实抗菌药物临床应用分级管理制度;建立临床治疗团队,开展临床合理用药工作;对医师处方、用药医嘱的适宜性进行审核;应配备临床药师;应建立临床用药监测、评价和超常预警制度,对药物临床使用安全性、有效性和经济性进行监测、分析、评估,实施处方和用药医嘱点评与干预;应建立药品不良反应、用药错误和药品损害事件监测报告制度;开展临床药学和药学研究工作等。

近年来,卫生健康部门从保障患者用药安全、提高合理用药水平出发,采取了一系列措施加强管理。一是建立药事管理规章制度。制定实施了《医疗机构药事管理规定》《抗菌药物临床应用管理办法》《医疗机构麻醉药品、第一类精神药品管理规定》《二、三级综合医院药学部门基本标准(试行)》等规章制度,对药事管理组织机构、药学部门建设、药物临床应用管理、药剂管理、药学技术人员的配置等作出全面规定,并加强药品遴选、采购、处方审核、处方调剂、临床应用和评价等各个环节的全过程管理。二是制定临床用药技术规范。制定印发了《糖皮质激素类药物临床应用指导原则》《麻醉药品临床应用指导原则》《精神药品临床应用指导原则》《抗菌药物临床应用指导原则》等文件,具体指导各类药物的临床应用,提高质量,保证安全。三是加强处方审核与点评。原卫生部公布实施《处方管理办法》《医院处方点评管理规范(试行)》等有关规定,加强处方审核调剂工作,减少不合理用药及错误用药情况的发生。同时,加大处方点评力度,对点评中发现的问题进行干预和跟踪管理,将处方点评结果作为科室、医务人员及医疗机构的绩效考核指标。四是发展建设临床药师队伍。自2005年启动临床药师培训试点工作以来,各地大力培训和合理配备临床药师,建设了一支以患者为中心、以合理用药为核心的临床药师队伍,充分发挥其在合理用药中的作用。

二、临床药学管理的主要内容

临床药学工作探讨药物临床应用的规律,以发挥药物疗效,减少不良反应,并合理利用药物资源。其基本内容主要包括:开展药学咨询服务,开展治疗药物监测(therapeutic drug monitoring,TDM),参与临床治疗实践,参与药物不良反应监测,加强药物相互作用的研究,分析处方和药历。

(一) 开展药学咨询服务

开展药学咨询服务,须及时掌握大量和最新的药物信息。要经常收集药品供应、使用、评价以及新药的研究、开发等方面的信息,建立药学情报资料室,配备有关专业书籍、期刊、医药文献数据库及药品说明书等,以各种形式定期向患者、医务人员介绍新药、老药新用及药物不良反应等。通过开展用药咨询服务,促进医、药合作,保证患者用药的安全性、有效性和经济性。

(二) 开展治疗药物监测

有些治疗指数低、个体差异大的药物,如苯妥英钠、洋地黄毒苷、氨茶碱、庆大霉素、碳酸锂等,按照常用给药方案,常不能取得良好的效果,有的患者可能达不到治疗效果,有的患者却出现中毒现象。因此,这些药物使用后需要监测患者的血药水平,根据患者个体或群体的药物动力学参数及体内药物浓度,设计或调整个体化给药方案,保证患者用药安全、有效。另外,通过血药浓度的测定,还可以研究制剂的生物利用度。

(三) 参与临床治疗实践

临床药师应深入病房,随同医师一起查房,掌握患者的病情,参与用药治疗,协助医师制定给药方案,为合理用药当好参谋。另外,还要参加危重、急诊、中毒患者的抢救和疑难患者的会诊、药疗处理。

(四) 参与药物不良反应监测

新药的安全性和有效性要通过临床研究才能确定,即使对于已经上市的药品,随着临床使用实践的增加,也可能会产生不良反应。国家实行了药物不良反应报告制度,临床药师应协助医师做好这项工作,为安全用药提供保证。

(五) 加强药物相互作用的研究

临床联合用药日趋复杂,产生的药物配伍变化中有体外的物理、化学方面的变化,如临床普遍遇到的静脉输液添加药物的问题,就是个复杂的药学问题。美国从20世纪70年代以后,由临床药师承担静脉输液添加药物的工作,并且要在洁净室或层流洁净工作台上进行操作。国内也有一些医院的临床药师(或药师)参与了这方面的工作。另外,药物相互作用的研究已从体外转到生物体内。药物在体内不仅有药物之间,还可能有药物与食物、药物与机体之间的相互作用,更增添了临床用药的复杂性。因而,加强药物相互作用的研究已成为临床药学工作的主要内容之一。

(六) 分析处方和药历

药历是患者用药史的记录,与病历有密切的关系和同等重要性。通过药历、处方分析,临床药师不但熟悉药物的临床应用,了解影响药物治疗的相关因素以及所用药物之间的相互作用,将这些回顾性分析结果反馈给临床,指导临床合理用药,还可以发现一些不合理用药处方,为临床用药的安全提供保障。

课堂互动

医疗机构调剂情景模拟

角色扮演：①患者角色。将学生分成5~6人一组扮演患者，根据班级人数设定若干组。②药师角色。每个药品调配组分配3人，分别扮演收方员、处方审核员、调剂员。

操作程序：①布置学生每人收集1~2张临床处方，最好选用各种不规范处方。②在课堂上由药师角色组负责审核患者组处方并点评。

管理依据：《处方管理办法》(卫生部令〔2007〕第53号)

《医院处方点评管理规范(试行)》(卫医管发〔2010〕28号)

三、临床合理用药管理

WHO1985年在内罗毕召开的合理用药专家会议上，将合理用药定义为："合理用药要求患者接受的药物适合他们的临床需要、药物的剂量符合他们个体需要、疗程足够、药价对患者及其社区为最低廉。"

WHO 1987年提出合理用药的标准是：

(1)处方的药应为适宜的药物。

(2)在适宜的时间，以公众能支付的价格保证药物供应。

(3)正确地调剂处方。

(4)以准确的剂量，正确的用法和疗程服用药物。

(5)确保药物质量安全有效。

当今比较公认的合理用药的概念应包含安全、有效、经济与适当这四个基本要素。

(一)抗菌药物管理

卫生部于2012年2月13日发布《抗菌药物临床应用管理办法》，并于2012年8月1日开始施行。该文件规定抗菌药物临床应用应当遵循安全、有效、经济的原则。

1. 抗菌药物分级管理　抗菌药物临床应用实行分级管理。根据安全性、疗效、细菌耐药性、价格等因素，将抗菌药物分为三级：非限制使用级、限制使用级与特殊使用级。具体划分标准如下：

(1)非限制使用级抗菌药物是指经长期临床应用证明安全、有效，对细菌耐药性影响较小，价格相对较低的抗菌药物。

(2)限制使用级抗菌药物是指经长期临床应用证明安全、有效，对细菌耐药性影响较大，或者价格相对较高的抗菌药物。

(3)特殊使用级抗菌药物是指具有以下情形之一的抗菌药物：

1)具有明显或者严重不良反应，不宜随意使用的抗菌药物。

2)需要严格控制使用，避免细菌过快产生耐药的抗菌药物。

3)疗效、安全性方面的临床资料较少的抗菌药物。

4)价格昂贵的抗菌药物。

2. 抗菌药物的购进、使用及定期评估　医疗机构应当严格执行《处方管理办法》《医疗机构药事管理规定》《抗菌药物临床应用指导原则》《中国国家处方集》等相关规定及技术规范，加强对抗菌药物遴选、采购、处方、调剂、临床应用和药物评价的管理。

（1）医疗机构应当按照省级卫生行政部门制定的抗菌药物分级管理目录，制定本机构抗菌药物供应目录，并向核发其《医疗机构执业许可证》的卫生行政部门备案。医疗机构抗菌药物供应目录包括采购抗菌药物的品种、品规。未经备案的抗菌药物品种、品规，医疗机构不得采购。

（2）医疗机构应当严格控制本机构抗菌药物供应目录的品种数量。同一通用名称抗菌药物品种，注射剂型和口服剂型各不得超过 2 种。具有相似或者相同药理学特征的抗菌药物不得重复列入供应目录。医疗机构确因临床工作需要，抗菌药物品种和品规数量超过规定的，应当向核发其《医疗机构执业许可证》的卫生行政部门详细说明原因和理由；说明不充分或者理由不成立的，卫生行政部门不得接受其抗菌药物品种和品规数量的备案。

（3）医疗机构应当定期调整抗菌药物供应目录品种结构，并于每次调整后 15 个工作日内向核发其《医疗机构执业许可证》的卫生行政部门备案。调整周期原则上为 2 年，最短不得少于 1 年。

（4）医疗机构应当按照国家药品监督管理部门批准并公布的药品通用名称购进抗菌药物，优先选用《国家基本药物目录》《中国国家处方集》《国家基本医疗保险、工伤保险和生育保险药品目录》收录的抗菌药物品种。基层医疗卫生机构只能选用《国家基本药物目录》（包括各省区市增补品种）中的抗菌药物品种。

（5）医疗机构抗菌药物应当由药学部门统一采购供应，其他科室或者部门不得从事抗菌药物的采购、调剂活动。临床上不得使用非药学部门采购供应的抗菌药物。因特殊治疗需要，医疗机构需使用本机构抗菌药物供应目录以外抗菌药物的，可以启动临时采购程序。临时采购应当由临床科室提出申请，说明申请购入抗菌药物名称、剂型、规格、数量、使用对象和使用理由，经本机构抗菌药物管理工作组审核同意后，由药学部门临时一次性购入使用。

医疗机构应当严格控制临时采购抗菌药物品种和数量，同一通用名抗菌药物品种启动临时采购程序原则上每年不得超过 5 例次。如果超过 5 例次，应当讨论是否列入本机构抗菌药物供应目录。调整后的抗菌药物供应目录总品种数不得增加。医疗机构应当每半年将抗菌药物临时采购情况向核发其《医疗机构执业许可证》的卫生行政部门备案。

（6）医疗机构应当建立抗菌药物遴选和定期评估制度。医疗机构遴选和新引进抗菌药物品种，应当由临床科室提交申请报告，经药学部门提出意见后，由抗菌药物管理工作组审议。抗菌药物管理工作组三分之二以上成员审议同意，并经药事管理与药物治疗学委员会三分之二以上委员审核同意后方可列入采购供应目录。抗菌药物品种或者品规存在安全隐患、疗效不确定、耐药率高、性价比差或者违规使用等情况的，临床科室、药学部门、抗菌药物管理工作组可以提出清退或者更换意见。清退意见经抗菌药物管理工作组二分之一以上成员同意后执行，并报药事管理与药物治疗学委员会备案；更换意见经药事管理与药物治疗学委员会讨论通过后执行。清退或者更换的抗菌药物品种或者品规原则上 12 个月内不得重新进入本机构抗菌药物供应目录。

3. 抗菌药物处方权、调剂资格授予

（1）具有高级专业技术职务任职资格的医师，可授予特殊使用级抗菌药物处方权；具有中级以上专业技术职务任职资格的医师，可授予限制使用级抗菌药物处方权；具有初级专业技术职务任职资格的医师，在乡、民族乡、镇、村的医疗机构独立从事一般执业活动的执业助理医师以及乡村医生，可授予非限制使用级抗菌药物处方权。药师经培训并考核合格后，方可获得抗菌药物调剂资格。

二级以上医院应当定期对医师和药师进行抗菌药物临床应用知识和规范化管理的

培训。医师经本机构培训并考核合格后,方可获得相应的处方权。其他医疗机构依法享有处方权的医师、乡村医生和从事处方调剂工作的药师,由县级以上地方卫生行政部门组织相关培训、考核。经考核合格的,授予相应的抗菌药物处方权或者抗菌药物调剂资格。

(2)抗菌药物临床应用知识和规范化管理培训和考核内容应当包括:

1)《药品管理法》《执业医师法》《抗菌药物临床应用管理办法》《处方管理办法》《医疗机构药事管理规定》《抗菌药物临床应用指导原则》《国家基本药物处方集》《中国国家处方集》《医院处方点评管理规范(试行)》等相关法律、法规、规章和规范性文件。

2)抗菌药物临床应用及管理制度。

3)常用抗菌药物的药理学特点与注意事项。

4)常见细菌的耐药趋势与控制方法。

5)抗菌药物不良反应的防治。

(3)医疗机构和医务人员应当严格掌握使用抗菌药物预防感染的指征。预防感染、治疗轻度或者局部感染应当首选非限制使用级抗菌药物;严重感染、免疫功能低下合并感染或者病原菌只对限制使用级抗菌药物敏感时,方可选用限制使用级抗菌药物。

(4)严格控制特殊使用级抗菌药物使用。特殊使用级抗菌药物不得在门诊使用。临床应用特殊使用级抗菌药物应当严格掌握用药指征,经抗菌药物管理工作组指定的专业技术人员会诊同意后,由具有相应处方权医师开具处方。特殊使用级抗菌药物会诊人员由具有抗菌药物临床应用经验的感染性疾病科、呼吸科、重症医学科、微生物检验科、药学部门等具有高级专业技术职务任职资格的医师、药师或具有高级专业技术职务任职资格的抗菌药物专业临床药师担任。

(5)因抢救生命垂危的患者等紧急情况,医师可以越级使用抗菌药物。越级使用抗菌药物应当详细记录用药指征,并应当于 24 小时内补办越级使用抗菌药物的必要手续。

(6)医疗机构应当制定并严格控制门诊患者静脉输注使用抗菌药物比例。村卫生室、诊所和社区卫生服务站使用抗菌药物开展静脉输注活动,应当经县级卫生行政部门核准。

4. 抗菌药物应用监测、细菌耐药监测

(1)医疗机构应当开展抗菌药物临床应用监测工作,分析本机构及临床各专业科室抗菌药物使用情况,评估抗菌药物使用适宜性;对抗菌药物使用趋势进行分析,对抗菌药物不合理使用情况应当及时采取有效干预措施。

(2)医疗机构应当根据临床微生物标本检测结果合理选用抗菌药物。临床微生物标本检测结果未出具前,医疗机构可以根据当地和本机构细菌耐药监测情况经验选用抗菌药物,临床微生物标本检测结果出具后根据检测结果进行相应调整。

(3)医疗机构应当开展细菌耐药监测工作,建立细菌耐药预警机制,并采取下列相应措施:

1)主要目标细菌耐药率超过 30% 的抗菌药物,应当及时将预警信息通报本机构医务人员。

2)主要目标细菌耐药率超过 40% 的抗菌药物,应当慎重经验用药。

3)主要目标细菌耐药率超过 50% 的抗菌药物,应当参照药敏试验结果选用。

4)主要目标细菌耐药率超过 75% 的抗菌药物,应当暂停针对此目标细菌的临床应用,根据追踪细菌耐药监测结果,再决定是否恢复临床应用。

(4)医疗机构应当建立本机构抗菌药物临床应用情况排名、内部公示和报告制度。医疗机构应当对临床科室和医务人员抗菌药物使用量、使用率和使用强度等情况进行排名并予以内部公示;对排名后位或者发现严重问题的医师进行批评教育,情况严重的予以通报。医疗机构应当按照要求对临床科室和医务人员抗菌药物临床应用情况进行汇总,并向核发其《医疗机构执业许可证》的卫生行政部门报告。非限制使用级抗菌药物临床应用情况,每年报告一次;限制使用级和特殊使用级抗菌药物临床应用情况,每半年报告一次。

(5)医疗机构应当充分利用信息化手段促进抗菌药物合理应用。

5. 抗菌药物临床应用异常情况及处理 医疗机构应当对以下抗菌药物临床应用异常情况开展调查,并根据不同情况作出处理:

(1)使用量异常增长的抗菌药物。

(2)半年内使用量始终居于前列的抗菌药物。

(3)经常超适应证、超剂量使用的抗菌药物。

(4)企业违规销售的抗菌药物。

(5)频繁发生严重不良事件的抗菌药物。

6. 抗菌药物监督管理

(1)县级以上卫生行政部门应当加强对本行政区域内医疗机构抗菌药物临床应用情况的监督检查。

(2)卫生行政部门工作人员依法对医疗机构抗菌药物临床应用情况进行监督检查时,应当出示证件,被检查医疗机构应当予以配合,提供必要的资料,不得拒绝、阻碍和隐瞒。

(3)县级以上地方卫生行政部门应当建立医疗机构抗菌药物临床应用管理评估制度。

(4)县级以上地方卫生行政部门应当建立抗菌药物临床应用情况排名、公布和诫勉谈话制度。对本行政区域内医疗机构抗菌药物使用量、使用率和使用强度等情况进行排名,将排名情况向本行政区域内医疗机构公布,并报上级卫生行政部门备案;对发生重大、特大医疗质量安全事件或者存在严重医疗质量安全隐患的各级各类医疗机构的负责人进行诫勉谈话,情况严重的予以通报。

(5)县级卫生行政部门负责对辖区内乡镇卫生院、社区卫生服务中心(站)抗菌药物使用量、使用率等情况进行排名并予以公示。受县级卫生行政部门委托,乡镇卫生院负责对辖区内村卫生室抗菌药物使用量、使用率等情况进行排名并予以公示,并向县级卫生行政部门报告。

(6)国家卫生健康委员会建立全国抗菌药物临床应用监测网和全国细菌耐药监测网,对全国抗菌药物临床应用和细菌耐药情况进行监测;根据监测情况定期公布抗菌药物临床应用控制指标,开展抗菌药物临床应用质量管理与控制工作。省级卫生行政部门应当建立本行政区域的抗菌药物临床应用监测网和细菌耐药监测网,对医疗机构抗菌药物临床应用和细菌耐药情况进行监测,开展抗菌药物临床应用质量管理与控制工作。抗菌药物临床应用和细菌耐药监测技术方案由国家卫生健康委员会另行制定。

(7)卫生行政部门应当将医疗机构抗菌药物临床应用情况纳入医疗机构考核指标体系;将抗菌药物临床应用情况作为医疗机构定级、评审、评价重要指标,考核不合格的,视情况对医疗机构作出降级、降等、评价不合格处理。

(8)医疗机构抗菌药物管理机构应当定期组织相关专业技术人员对抗菌药物处方、医嘱实施点评,并将点评结果作为医师定期考核、临床科室和医务人员绩效考核依据。

(9)医疗机构应当对出现抗菌药物超常处方3次以上且无正当理由的医师提出警告,限制其特殊使用级和限制使用级抗菌药物处方权。

(10)医师出现下列情形之一的,医疗机构应当取消其处方权:

1)抗菌药物考核不合格的。

2)限制处方权后,仍出现超常处方且无正当理由的。

3)未按照规定开具抗菌药物处方,造成严重后果的。

4)未按照规定使用抗菌药物,造成严重后果的。

5)开具抗菌药物处方牟取不正当利益的。

(11)药师未按照规定审核抗菌药物处方与用药医嘱,造成严重后果的,或者发现处方不适宜、超常处方等情况未进行干预且无正当理由的,医疗机构应当取消其药物调剂资格。医师处方权和药师药物调剂资格取消后,在6个月内不得恢复其处方权和药物调剂资格。

(二) 中药合理用药

1. 中药的安全合理应用教育

(1)中药临床应用基本原则:临床中药师应告知患者,中药必须在中医药理论的指导下辨证用药、辨病用药,或病证结合选药组方。因此中药的临床应用需要在临床医生的诊断和药师的指导下使用,不能仅根据西医诊断和个人理解选用药物。

(2)正确认识中药的毒性:药师应加强对患者的宣传教育和用药指导。如服用乌头类中药时,应避免大量饮酒,减少不良反应的发生;雷公藤制剂因具有生殖毒性,育龄期人群应避免服用;含马兜铃酸的药材可导致严重肾损害,肾功能不良患者及老人、儿童应避免使用。

2. 中药不良反应的认知与应对方法

(1)对中药不良反应的认知:在对患者进行用药教育时,应指出药品不良反应是药品的固有属性,服用药品出现不良反应是正常现象。只要使用药品,就有发生不良反应的可能,中药也同样存在发生不良反应的风险,而按照药品说明书或医嘱合理使用药品,可以有效减少不良反应的发生。

(2)对中药不良反应的应对方法

1)在服药的头几天,身体对药物有一个适应过程,可能出现不良反应,因此要特别注意对新增药物的不良反应监测。

2)教育患者加强对易出现不良反应药品的监测,如中药注射剂、毒性中药等。其中肝功能不良的患者应加强对含黄药子、生首乌、苍耳子等易导致肝损伤中药的监测,肾功能不良的患者应加强对含青木香、细辛、天仙藤、朱砂莲等易导致肾损伤中药的监测。

3)提示患者可能出现的不良反应及其应对方法。如服用含大黄、番泻叶的患者可能出现腹泻、腹痛等不良反应,应及时减量或停药;服用熊胆粉、黄连等苦寒药物可能损伤胃气,出现胃部不适、纳差等不良反应,该类药应饭后服用以减轻对胃肠道的刺激;女性月经期应暂停服用红花、益母草等活血化瘀药,以避免月经量过多。

4)一旦发现或怀疑出现药物不良反应,应立即停药并及时就医。

5)就医时,告知医生所有正在服用的药物,包括中药、西药和保健品,以便分析不良反应发生的原因。

3. 对中药不良反应的预防

(1)辨证用药,采用合理的剂量和疗程,尤其是对特殊人群,如婴幼儿、老年人、孕妇以及原有脏器损害、功能不全的患者,更应注意用药方案。

（2）关注患者的过敏史，对有药物过敏史的患者应密切观察其服药后的反应，如有过敏反应，应及时处理，以防止发生严重后果。对出现不良反应的药物应避免再次使用。

（3）注意药物间的相互作用，在同时服用多种中药以及中西药联用时尤其要注意避免因药物之间相互作用而可能引起的不良反应。

（4）关注中药的服用禁忌，包括配伍禁忌证、证候禁忌、妊娠禁忌、饮食禁忌等，减少不良反应的发生。

（5）需长期服药的患者要加强安全性指标的监测。

（6）遵医嘱用药，未经医生或药师的同意，不应擅自使用或停用任何药物。

思政元素

疫情下的医院制剂

2020年10月16日，天津市卫生健康委员会召开会议，在新冠肺炎疫情防治过程中，中医药发挥了不可替代的独特作用，展现了防病治病的强大优势。为应对秋冬季节流感和新冠肺炎叠加风险，保障天津市全市人民群众生命安全和身体健康，充分发挥中医药治未病优势，张伯礼院士团队根据武汉疫情防控经验，研制出"清感饮"（系列）制剂，2020年10月在全市各级医院作为院内制剂推广使用。

中医在疫情暴发时，通过症状收集和临床分析，确定治疗方案，迅速用于临床救治，具有快速反应、迅速应对等优势。对于轻型和普通型患者，第一时间使用中药，对于重型和危重型患者，中医和西医专家联合会诊，中西药并用，发挥两种医学的叠加效应。对于恢复期人群，中药和针灸、按摩等方法并用，促进患者康复。

实践证明，中医药治疗新冠肺炎效果很明确。在《新型冠状病毒感染的肺炎诊疗方案（试行第七版）》中，中医治疗的内容很丰富，既有通用方，也有针对不同病情、不同证型的方剂和中成药。

案例分析

医疗机构处方用药分析点评二例

1. 用法用量不适宜处方

患者，女，52岁。

诊断：2型糖尿病。

用药：盐酸二甲双胍缓释片0.5g，3次/日。

2. 联合用药不适宜处方

患者，女，69岁。

诊断：2型糖尿病，高血压，慢性支气管炎，肾功能不全。

用药：拜糖平50mg，3次/日；格华止片0.5g，4次/日；络活喜5,1次/日；金水宝胶囊6粒，3次/日；百令胶囊6粒，3次/日。

请对上述处方进行点评。

ER-12-1
案例分析
答案

ER-12-2
知识拓展：
"4+7"城市
药品带量
采购

法规原文

学习小结

1. 学习内容

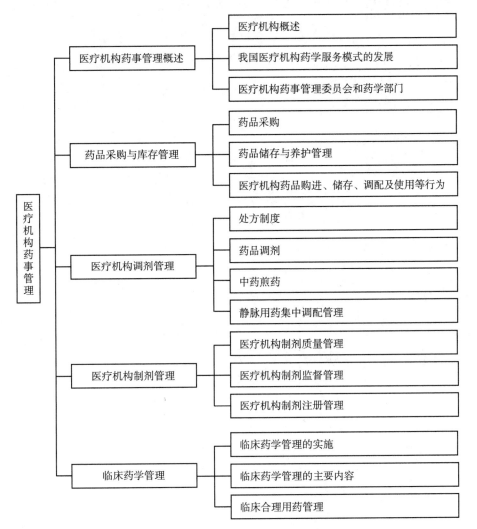

2. 学习方法　本章通过理论讲授、课堂讨论,结合实地参观等方法,认识医疗机构药事管理主要分为调剂、药品管理、制剂与临床药学四大块,重点掌握药剂科组织及人员配备,调剂业务及处方管理,医疗机构制剂管理及药品供应与管理,药品临床应用及抗菌药物临床应用的合理管理等知识。需要在理解的基础上进行记忆,实地参观可以帮助记忆。

（雷志钧　王　艳）

复习思考题

1. 什么是医疗机构?

2. 什么是处方? 处方是怎样组成的? 处方审核内容包括哪些? 处方的"四查十对"的主要内容有哪些?

3.《医疗机构制剂注册管理办法(试行)》规定不得作为医疗机构制剂注册申报的情形有哪些? 医疗机构制剂的批准文号格式是什么?

4. 临床药学管理的主要内容有哪些?

5. 简述抗菌药物临床应用的分级原则及具体划分标准。

第十三章

药品知识产权管理

PPT 课件

📖 **学习目标**

通过本章的学习,掌握药品专利权、药品商标权、与药品有关的著作权、药品商业秘密、中药品种保护的主要制度,熟悉药品知识产权概念、特征、我国药品知识产权保护法律体系,了解与知识产权有关的国际组织和国际公约。

第一节 药品知识产权

一、概述

(一)概念

知识产权(intellectual property)即"智慧财产权""智力财产权",是指公民、法人或者其他组织在科学技术或文化艺术方面,对创造性的劳动所完成的智力成果依法享有的专有权利。这种财产权通常被称为无形资产,与动产、不动产并称为人类财产的三大形态。知识产权包括著作权、专利权、商标权、商业秘密、地理标记等科学技术成果权。根据知识产权的范围不同,可以将知识产权分为狭义和广义两种。

1. 狭义的知识产权 又称传统意义上的知识产权,分为两大类:一类是文学产权,包括著作权和著作权有关的邻接权;另一类是工业产权,主要包括专利权和商标权。

2. 广义的知识产权 在 1967 年《世界知识产权组织公约》和 1993 年关贸总协定缔约方通过的《知识产权协议》草案中划定的知识产权范围包括以下十种:著作权或版权;邻接权或相关权利;专利权;外观设计权;商标权;科学发现;集成电路布图设计权;地理标记权;商业秘密;制止不正当竞争。

(二)药品知识产权

1. 概念 药品知识产权是指一切与药品有关的发明创造和智力劳动成果的财产权。

2. 分类

(1)专利和技术秘密:主要包括要申请专利和不要申请专利的新产品、新物质、新技术、新工艺、新材料、新配方、新构造、新设计、新用途以及动植物、微生物和矿物新品种的生产方法等。

(2)商标和商业秘密:主要包括已注册的标志、原产地名称以及不为公众所知的由医药企业拥有的涉及管理工程设计市场服务研究开发财务分析和技术转让等方面的信息。

(3)涉及药品企业的计算机软件:如 GLP 控制系统及 GMP 控制系统软件等。

（4）由药品企业组织人员创造或提供资金、资料等创造条件或承担责任的有关百科全书、年鉴、辞书、教材、摄影画册等编辑作品的著作权。

（5）同其他单位合作中涉及研究开发、市场营销、技术转让、投资等与经营管理有关的需要保密的技术、产品信息和药品说明书。

二、知识产权的特征

知识产权作为一种财产权属于民事权利的范畴，但与其他民事权利相比，它具有以下特征：

1. 专有性　知识产权的专有性是指权利人对其智力成果享有独占、垄断和排他的权利，任何人未经权利人的许可或依法律规定都不得利用权利人的智力成果。知识产权专有性意味着权利人排斥非权利人对其智力成果进行不法仿制、假冒或剽窃。例如，两人各自拥有同样一种药品，他们均有权使用、支配、收益或处分各自的产品，而且互不干涉，所以不会因此发生侵权行为。但是，如果两人分别研制出完全相同的药物制剂发明，在分别申请专利的情况下，只可能其中一人获得专利权，而另一人除了拥有"在先使用权"外无其他任何权利。在这种情况下，尽管该发明确实是其独立完成的，但是如果无权利一方把自己研制出发明进行转让，就侵犯了拥有专利权一方的权利。

2. 时间性　知识产权的时间性是指其权利人对其智力成果仅在一个法定期限内受到保护，一旦超过这一期限，专有权自行消失，即使作为产权客体的智力成果仍能发挥效用，但该知识产品已进入"公有领域"，成为全社会的共同财富，为全人类共享。比如我国《专利法》规定，发明专利的保护期为 20 年。因此，一项发明专利在 20 年后，任何人都可以使用此项发明技术，而且不需要征得发明人的同意，也不必支付报酬。

3. 地域性　知识产权的地域性是对权利人的一种空间限制。知识产权是依据一个国家的法律确认和保护的，所以一般只在该国领域内具有法律效力，在其他国家原则上不发生效力。如果权利人希望在其他国家或地区也享有独占权，则需要依据其他国家的法律另行提出申请。也就是说，除签有国际公约或双边互惠协定之外，知识产权没有域外效力。客观地说，知识产权的地域性不利于科学文化在国际间的交流，为了解决这一矛盾，各国先后签订了一些保护知识产权的国际公约，并成立了一些保护知识产权的全球性或地区性国际组织，形成了一套国际知识产权保护制度。

4. 无形性　知识产权的客体是各领域知识形态的劳动产品，是人们对无形智力成果所拥有的权利，当知识产权公开后，所有权人的权利被侵犯的可能性明显高于有形财产的权利人。也正因为知识产权客体的"无形性"，知识产权的权利人可以利用其权利控制他人对其智力成果的使用，并可允许多个民事主体同时使用或反复多次使用，具有极高的经济价值，是企业发展过程中的重要财富。

三、有关国际组织和国际公约

由于知识产权的法律保护具有"地域性"的特点，人们的智力劳动成果很难在本国以外获得保护。20 世纪以来，知识产权在国际贸易和文化交往中的地位日益突出。因此，通过成立国际组织和签订国际公约等方法进行知识产权的国家保护，已成为知识产权保护的重要途径。以下是目前在国际社会影响较大的知识产权国际组织和国际公约：

（一）知识产权国际条约的管理机构

1. 世界知识产权组织（World Intellectual Property Organization，WIPO）　WIPO 是根据 1967 年 7 月 14 日 51 个国家在瑞典首都斯德哥尔摩签署的《建立世界知识产权组织公约》

在 1974 年成立的,其总部设在瑞士日内瓦。该组织是国际社会中隶属于联合国处理国际性知识产权问题的唯一管理机构。其宗旨为:一是通过国与国之间的合作以及其他国际组织的合作,促进全世界对知识产权的保护;二是保证各种知识产权公约所建立的联盟之间的行政合作。WIPO 在知识产权领域的国际合作中发挥了极其重要的作用。截至 2021 年,WIPO 共有成员国 193 个,我国于 1980 年加入。

2. 世界贸易组织(World Trade Organization,WTO) WTO 于 1995 年 1 月 1 日建立,总部设在瑞士日内瓦,其前身是 1947 年建立的《关税与贸易总协定》(GATT)缔约组织。WTO 是具有法人地位的国际组织,在调解成员争端方面具有更高的权威性。与 GATT 相比,WTO 涵盖货物贸易、服务贸易以及知识产权贸易,GATT 只适用于商品货物贸易。截至 2020 年 10 月,WTO 已有 164 个成员国或地区,我国于 2001 年 12 月 11 日正式加入 WTO。

(二)知识产权保护国际公约

目前国际社会缔结的知识产权保护公约、条约、协定有 20 余个。以下简要介绍几个重要的公约:

1.《保护工业产权巴黎公约》(简称《巴黎公约》) 该公约于 1883 年 3 月 20 日在巴黎签订,它是保护工业产权最早、最主要的国际公约,它的缔结标志着工业产权及工业产权的保护制度开始走向国际化。该公约的实质性内容,主要是在工业产权的保护范围、国民待遇原则、优先权原则、专利和商标的独立原则、共同规则强制许可等方面达成共识。截至 2021 年 5 月,《巴黎公约》已有 177 个成员国,1985 年我国加入该公约,成为该公约成员国之一。

2.《保护文学和艺术作品伯尔尼公约》(简称《伯尔尼公约》) 该公约于 1886 年 9 月 9 日在瑞士首都伯尔尼缔结,这是世界上第一个国际版公约,它的产生标志着国际版权保护体系的初步形成。《伯尔尼公约》的宗旨是尽可能有效、一致地保护作者对其文学和艺术作品所享有的权利。该公约对著作权的保护对象、作者的权利保护期限、版权的限制以及发展中国家实行强制许可证等问题,作了较为详尽的规定。截至 2021 年 3 月,该公约已有 179 个成员国,我国于 1992 年加入该公约。

3.《世界版权公约》 该公约于 1952 年 9 月 6 日在瑞士日内瓦缔结,由联合国教科文组织管理其日常工作。该公约保护的权利主体较《伯尔尼公约》广泛,包括作者及其他版权所有者,但保护水平较后者低。截至 2021 年 5 月,该公约已有 100 个成员国,我国于 1992 年加入该公约。

4.《商标国际注册马德里协定》(简称《马德里协定》) 该协定于 1891 年 4 月 14 日签订于西班牙马德里,它是根据保护工业产权的《巴黎公约》而缔结的一项专门协定。其目的是消除《巴黎公约》对商标国际注册所规定的繁琐程序。该协定的主旨是解决商标的国际注册问题,主要内容包括商标国际注册的程序、国际注册的效力、国际注册的有效期、国际注册与国内注册的关系等。截至 2020 年,该协定已有 55 个成员国。我国于 1989 年加入该协定。

5.《专利合作公约》 该公约于 1970 年 6 月 19 日在美国华盛顿签订,而正式生效是在 1978 年 1 月 24 日,是专利领域的一项国际合作条约。自采用《巴黎公约》以来,该公约被认为是该领域进行国际合作最具有意义的进步标志。专利公约的宗旨是为简化国际间申请专利的手续,加快信息传播,加强对发明的法律保护,促进缔约国的技术进步和经济发展。截至 2021 年 1 月,已有 153 个国家加入该公约,我国于 1993 年加入该公约。

6.《保护录音制品制作者禁止未经许可复制其录音制品日内瓦公约》(简称《录音制品公约》) 1971 年 10 月 29 日,该公约正式缔结。《录音制品公约》的宗旨是保护录音制品的作者,以法律手段防止非权利人擅自复制他人的录音制品。截至 2021 年 5 月,该公约已有

80 个成员国。1993 年,我国加入该公约,成为其成员国之一。

7.《世界知识产权组织版权条约》和《世界知识产权组织表演和录音制品条约》 1996 年 12 月,世界知识产权组织通过以上两个条约。《世界知识产权组织版权公约》主要为解决国际互联网络环境下应用数字技术而产生的版权保护新问题,该公约于 2002 年 3 月 6 日生效。《世界知识产权组织表演和录音制品条约》实际是"邻接权"条约。截至 2021 年 5 月,以上两条约分别有 110 和 109 个国家加入。2006 年 12 月 29 日,我国正式加入这两个条约。

8.《与贸易有关的知识产权协定》(简称《TRIPS 协定》)《TRIPS 协定》于 1991 年在 GATT 缔约国乌拉圭回合谈判中获得通过,WTO 正式成立后,专门成立了知识产权理事会,监督和管理《TRIPS 协定》的实施,因而其成为世界知识产权组织外另一管辖知识产权的国际贸易组织。《TRIPS 协定》从 1995 年 1 月 1 日起生效,我国于 2001 年 12 月 11 日成为该协定成员国之一。与其他国际公约相比,《TRIPS 协定》的内容涉及范围更广,几乎涉及知识产权的各个领域,保护水平更高,而且强化了知识产权的执法程序和保护措施,强化了协议的执行措施和争端解决机制,把履行协议保护产权与贸易制裁紧密结合在一起。《TRIPS 协定》的目标和宗旨是:减少对国际贸易的扭曲和阻塞,促进对知识产权国际范围内更充分、有效地保护,确保知识产权的实施及程序不会对合法贸易构成壁垒。

由于 WTO 管辖的范围及对各成员国的约束和影响比其他国际经济组织及公约更宽、更严、更深,《TRIPS 协定》的签订和实施不仅强化了知识产权与贸易的关系,而且使知识产权国际保护体系从以往以世界知识产权组织管理的众多国际公约为核心,转变为以《TRIPS 协定》为核心。此外,《TRIPS 协定》还改变了知识产权国际保护与国内法保护两种形式的关系,使知识产权的国际保护带有了更多的强制性,将知识产权保护按国内法实施的传统原则让位给优先按国际法实施的新规则。

四、我国药品知识产权保护

(一) 我国药品知识产权保护法律体系

目前世界各国知识产权保护制度主要有专利制度、商标制度和版权(著作权)制度。为适应国际发展的趋势,我国以专利、商标及著作权为支柱的知识产权法律框架已基本形成,药品知识产权的法律体系也已完善,包括《中华人民共和国宪法》《中华人民共和国民法典》《中华人民共和国反不正当竞争法》《中华人民共和国专利法》《中华人民共和国商标法》《中华人民共和国著作权法》《中华人民共和国科学技术进步法》《中华人民共和国药品管理法》《中华人民共和国疫苗管理法》《中华人民共和国中医药法》等多部法律;国务院制定的《药品管理法实施条例》《中药品种保护条例》《中华人民共和国知识产权海关保护条例》《野生药材资源保护管理条例》《专利代理条例》《中华人民共和国植物新品种保护条例》《中华人民共和国著作权法实施条例》《中华人民共和国商标法实施条例》《中华人民共和国专利法实施细则》等多部法规;国务院各部门制定的有关知识产权保护规章;以及中国参加的国际公约。这些法律、法规、规章共同构成了我国医药知识产权的法规体系,这不仅有利于促进国际的科技合作和经济贸易,也为我国制药工业的发展创造了有利的法律环境。

(二) 我国药品知识产权的保护

在我国,对药品发明的保护通常采取以下几种保护方式:

1. 申请专利保护。专利保护以《专利法》为依据,是一种强有力的法律保护体系,其对药物发明创造的保护是绝对垄断的、排他的,但存在一定的保护期限。

2. 采取绝对保密占有的保护形式。此形式是指对其占有的科技成果采取各种行之有效的保密措施,使之保密在最小的范围之内,以保持垄断。被保密的科技诀窍通常被称为"技术秘密"或专有技术,是商业秘密的一种。此种保护形式的弊端是时刻存在泄密的风险,优势在于没有保护期限的限制,所以只要保护得当,就可使其永远为权利人所享有。

3. 利用其他法律、法规的规定,对药品发明成果实行全方位、综合的保护,例如商标保护和著作权保护等。医药企业可以在药品被实行专利保护、行政保护、秘密保护的同时,利用药品的商品名,并通过商标注册申请成为注册商标来进行综合保护。行政保护和专利保护的不足是有保护期限的限制,绝对保密占有方式又时刻存在被泄密的风险,而药品商品名的商标化与以上保护措施相比优势在于十年保护期满企业只要及时续展,企业将享有该药品商品名的永久独占权,因此其带来的经济效益由商标注册人独自享有。

第二节　药品专利权

一、专利权的概念

专利权是指依照《专利法》的规定,权利人对其获得专利的发明创造(发明、实用新型或者外观设计),在法定期限内享有的独占权或专有权。

二、药品专利的类型

与其他技术领域一样,药品领域的专利也包含发明、实用新型和外观设计3类。

(一)药品发明专利

1. 药品发明专利的定义　药品发明专利是对药品、方法或其改进所提出新的技术方案,包括产品发明专利和方法发明专利。

2. 药品发明专利的类型

(1)药品产品发明专利:药品产品发明专利指的是人工制造及以有形物品形式出现的发明。包括新的化合物、微生物及其代谢产物、制药设备及药物分析仪器。新的药物化合物又包括新的药物组合物和新合成的化合物。新的化合物不管是活性成分还是非活性成分,只要有医药用途的成分,无论是合成的还是提取的,无论是有机物、无机物、高分子化合物,还是中间体或结构不明物,对该新化合物及其药物组合物都可以申请医药产品发明专利。在制药领域中可以涉及新原料、新质料、代谢物、中间体或药物前体。

授予微生物及其代谢产物专利权的条件是必须分离纯的培养物,并进行特征的鉴定,并且具有特定的工业用途。

(2)药品方法发明专利:药品方法发明指的是为解决某一问题所采用的手段和步骤。包括药物化合物或组合物的制备方、药物化合物和组合物的用途等。

(二)药品实用新型专利

1. 实用新型的定义　实用新型指的是对产品的形状、构造或其结合所提出的适于实用的新的技术方案。实用新型本质上属于发明的一部分,不过在技术思想的创作水平上略低。

实用新型发明创造限定的范围主要有这几类:①针对产品而言,任何方法都不属于实用新型的范围;②作为实用新型对象的产品只能是具有立体形状、构造的产品;③其技术方案设计的产品形状和构造必须具备实用功能,即能产生技术效果并在工业上能应用。

药品实用新型专利主要包括:①某些与功能相关的药物剂型、形状、结构的改变(如剂型专利、晶形专利),如通过改变药品的外层结构达到延长药品疗效的技术方案;②诊断用药的试剂盒与功能有关的形状、结构的创新;③生产药品的专用设备的改进;④某些与药品功能有关的包装容器的形状、结构和开关技巧等。

2. 实用新型的特点

(1)具有一定的形状、结构或其结合的产品。

(2)必须基于一定技术思想而创造产生的,并在工业上适于应用。

(三)药品及涉药产品外观设计专利

1. 外观设计的定义　外观设计指的是对产品的形状、图案或者其结合以及色彩与形状、图案的结合所做出的富有美感并适于工业应用的新设计。目前世界各国对于外观设计的保护主要有两个方面:①将其作为专利权加以保护;②将其作为版权加以保护。

药品外观设计专利主要包括:①药品的外观;②药品包装的外观,如药品的包装盒;③药品密封条、瓶盖等局部的外观设计等。

2. 外观设计的特点　①必须以产品为载体;②是一种形状、图案、色彩或其结合的设计;③能够适用于工业上应用;④必须富有美感。

三、申请专利保护的原则

(一)先申请原则

两个以上的申请人分别就同样的发明创造申请专利的,专利权授予最先申请的人。该原则有利于促使发明人在完成发明创造后尽早申请专利,也使社会大众能够尽早得到最新的技术,避免重复的研究与投入。

(二)书面原则

我国的《专利法》及其实施细则规定的各种手续,每个具有法律意义的步骤都应以书面形式办理。专利申请中的书面原则通过落实专利申请文件得以落实。

(三)单一性原则

狭义上的单一性原则指的是一件专利申请的内容只能包含一项发明创造;广义上的还包括同样的发明创造只能授予一次专利权,不能就同样的发明创造同时存在两项或两项以上的专利权。一项发明一件申请便于专利申请案的审查、登记、分类、检索。同时,有利于授权后一系列法律事务的运作。

(四)优先权原则

优先权原则是指申请人自发明或者实用新型在外国第一次提出专利申请之日起12个月内,或自外观设计在外国第一次提出专利申请之日起6个月内,又在中国就相同主题提出专利申请的,按照该国同中国签订的协议或共同参加的国际条约,或按照共同承认的优先权原则,可以享有优先权。若申请人自发明或实用新型在中国第一次提出专利申请之日起12个月内,又向国家专利行政部门就相同主题提出专利申请的,可以享有优先权。

四、专利的申请程序

(一)授予专利权的条件

授予专利权的发明和实用新型,应当具备新颖性、创造性和实用性。

1. 新颖性　是指该发明或者实用新型不属于现有技术;也没有任何单位或者个人就同样的发明或者实用新型在申请日以前向国务院专利行政部门提出过申请,并记载在申请日以后公布的专利申请文件或者公告的专利文件中。上述现有技术,是指申请日以前在国内外为公众所知的技术。

ER-13-1

知识拓展:
不具备实用
性的主要
情形

258

2. 创造性　是指与现有技术相比,该发明具有突出的实质性特点和显著的进步,该实用新型具有实质性特点和进步。

3. 实用性　是指该发明或者实用新型能够制造或者使用,并且能够产生积极效果。

（二）不授予专利权的情形

我国《专利法》规定,不授予专利权的情形有:①科学发现;②智力活动的规则和方法;③疾病的诊断和治疗方法;④动物和植物品种;⑤原子核变换方法以及用原子核变换方法获得的物质;⑥对平面印刷品的图案、色彩或者两者的结合做出的主要起标识作用的设计。上述动物和植物品种的生产方法,可以依照《专利法》的规定授予专利权。

（三）申请专利权的申请与审批

发明专利申请的审批程序包括 5 个阶段:受理、初步审查、公布、实质审查以及授权。

1. 受理申请　国家专利行政部门在收到发明专利申请的请求书、说明书和权利要求书后,应明确申请日、给予申请号,并通知申请人。不予受理的,通知申请人。

2. 初步审查　即形式审查,是国家专利行政部门对专利申请是否具备形式条件进行的审查,为以后的专利公开和实质审查做准备。

3. 公布申请　国家专利行政部门收到发明专利申请后,经过初步审查认为符合《专利法》要求的,自申请日起满 18 个月,即行公布。国家专利行政部门可以根据申请人的请求早日公布其申请。

4. 实质审查　实质审查是国家专利行政部门根据申请人的要求,从技术角度对发明的新颖性、创造性、实用性等实质性条件进行审查。

5. 授权公布　发明专利申请经实质审查没有发现驳回理由的,由国家专利行政部门作出授权发明专利权的决定,发给发明专利证书,同时予以登记和公告。发明专利权自公告之日起生效。

实用新型和外观设计专利申请经初步审查没有发现驳回理由的,由国务院专利行政部门作出授予实用新型专利权或者外观设计专利权的决定,发给相应的专利证书,同时予以登记和公告。实用新型专利权和外观设计专利权自公告之日起生效。

五、专利权的期限、终止和无效

（一）专利权的期限

发明专利权的期限为 20 年,实用新型专利权期限为 10 年,外观设计专利权期限为 15 年,均自申请日起计算。

（二）专利权的终止

在以下情况下专利权终止:①专利权期限届满自行终止;②专利权人以书面声明放弃其专利权;③专利权人不按时缴纳年费而终止。专利权终止后,其发明创造就成为公共财富,任何人都可以利用。

（三）专利权的无效

自国家专利行政部门公告授予专利权之人起,任何单位或者个人认为该专利权的授予不符合《专利法》有关规定的,可以请求专利复审委员宣告该专利权无效。宣告无效的专利视为自始即不存在。

六、专利权人的权利和义务

（一）专利权人的分类

1. 执行本单位的任务或者主要是利用本单位的物质技术条件所完成的发明创造为职

务发明创造。职务发明创造申请专利的权利属于该单位,申请被批准后,该单位为专利权人。该单位可以依法处置其职务发明创造申请专利的权利和专利权,促进相关发明创造的实施和运用。

2. 非职务发明创造,申请专利的权利属于发明人或者设计人;申请被批准后,该发明人或者设计人为专利权人。

3. 利用本单位的物质技术条件所完成的发明创造,单位与发明人或者设计人订有合同,对申请专利的权利和专利权的归属作出约定的,从其约定。

4. 两个以上单位或个人合作完成的发明创造、一个单位或者个人接受其他单位或者个人委托完成的发明创造,除另有协议外,申请专利的权利属于完成或共同完成的单位或个人,申请被批准后,专利权人为申请的单位或个人。

5. 两个以上的申请人就同样的发明创造申请专利的,专利权授予最先申请的人。

(二) 专利权人的权利

专利权人的权利指的是权利人依法对获得专利权的发明创造所享有的控制、利用和支配的权利。该权利包括以下几个方面:①享有自己实施其专利技术和禁止他人实施其专利技术的权利,即独占实施权。专利权的实施包括制造、使用、销售、许诺销售、进口五种行为;②有处理其专利的权利。专利申请权和专利权可以转让。任何单位或个人实施他人专利的,都必须取得专利人的许可,并且向专利权人支付一定的费用;③有在产品或包装上注册专利标记的权利。专利的标记指的是标明有关是有专利保护的字样,且任何人不得擅自仿制;④专利权人享有放弃权。以书面形式声明放弃其专利权的,一经国家专利行政机关登记和公告,其专利权即终止,其发明创造任何人都可以自由使用。

(三) 专利权人的义务

专利权人的基本义务有:①按期缴纳年费,拒不缴纳年费的,其专利权将自动终止;②实施发明专利;③对职务发明创造的设计人或发明人给予奖励。

知识拓展:
艾滋病药品
的强制许可

七、国际药品专利的申请

我国的单位或个人申请国外的专利,在向中国专利主管部门提交申请后,还需要经过必要的保密审查。经保密审查同意后,申请人可据此进一步办理向国外申请专利的手续。

第三节　药品商标权保护

一、商标的概念、特征和分类

(一) 商标的概念

商标即商品标记,是指商品的生产者(包括制造、加工、拣选)和经营者在商品或商品的包装、容器上使用具有显著特征,用以区别自己的商品与他人生产或经营的同类商品的标记。商标的构成要素可以是文字、图形、字母、数字、三维标志、颜色组合和声音等,也可以是上述要素的组合。

(二) 商标的特征

1. 显著性　使用商标的目的是与他人的商品或服务项目区别,便于消费者识别,所以要求它具有显著的特征,即不与他人商标混同。只有将具有鲜明特征的标记用于特定的商品或服务,才能便于消费者识别和辨认。

2. 独占性　注册商标所有人对其商标具有专有权、独占权,未经注册商标所有人许可,他人不得擅自使用,否则构成侵权。

3. 依附性　商标依附于商品或服务存在,商标是区别商品来源的标记,只有附着在商品上用来表明商品来源并区别于其他同类商品的标志才是商标。

4. 价值性　商标代表着一种商品或服务的质量、信誉、社会影响,它能吸引消费者认牌购物,给经营者带来丰厚的利润。商标的价值可以通过评估来确定。

5. 竞争性　商标是参与市场竞争的工具,生产经营者之间的竞争就是商品或服务质量的竞争,商标知名度越高,其商品或服务的竞争力就越强。

（三）商标的分类

1. 根据使用对象不同可将商标分为商品商标和服务商标。商品商标是指用于生产销售的商品上的标记,而服务商标是指用于识别服务提供者的标记。

2. 根据商标的作用功能不同可将商标分为普通商标、集体商标和证明商标。普通商标是指普通经营者可以自行注册的商标;集体商标是指以团体、协会或者其他组织名义注册,供该组织成员在商事活动中使用,以表明使用者在该组织中的成员资格的标志;证明商标是指由对某种商品或者服务具有监督能力的组织所控制,而由该组织以外的单位或者个人使用于其商品或者服务,用以证明该商品或者服务的原产地、原料、制造方法、质量或者其他特定品质的标志。

二、商标权

（一）商标权的取得

《中华人民共和国商标法》(以下简称《商标法》)规定,下列标志不得作为商标使用:①同中华人民共和国的国家名称、国旗、国徽、国歌、军旗、军徽、军歌、勋章等相同或者近似的,以及同中央国家机关的名称、标志、所在地特定地点的名称或者标志性建筑物的名称、图形相同的;②同外国的国家名称、国旗、国徽、军旗等相同或者近似的,但经该国政府同意的除外;③同政府间国际组织的名称、旗帜、徽记等相同或者近似的,但经该组织同意或者不易误导公众的除外;④与表明实施控制、予以保证的官方标志、检验印记相同或者近似的,但经授权的除外;⑤同"红十字""红新月"的名称、标志相同或者近似的;⑥带有民族歧视性的;⑦带有欺骗性,容易使公众对商品的质量等特点或者产地产生误认的;⑧有害于社会主义道德风尚或者有其他不良影响的。县级以上行政区划的地名或者公众知晓的外国地名,不得作为商标。但是,地名具有其他含义或者作为集体商标、证明商标组成部分的除外;已经注册的使用地名的商标继续有效。《药品管理法》也规定已经作为药品通用名称的,该名称不得作为药品商标使用。

同时,《商标法》还规定了不得作为商标注册的标志:①仅有本商品的通用名称、图形、型号的;②仅直接表示商品的质量、主要原料、功能、用途、重量、数量及其他特点的;③其他缺乏显著特征的。上述所列标志经过使用取得显著特征,并便于识别的,可以作为商标注册。以三维标志申请注册商标的,仅由商品自身的性质产生的形状、为获得技术效果而需有的商品形状或者使商品具有实质性价值的形状,不得注册。

（二）商标权的内容

对于注册商标而言,商标权人享有商标专用权,即在核定使用的商品或服务上使用核准注册的商标的专有权利。商标注册人成为商标专用权人,其专用权一般包括:

1. 独占权　是指商标权人在核定的商品或服务上使用注册商标的权利。

2. 禁止权　是指商标权人有权禁止他人未经许可为一定行为的权利。

3. 转让权　是指商标权人在法律允许的范围内,根据自己的意志,将其注册商标转让给他人所有的权利。

4. 许可权　是指商标权人以收取使用费用为代价,通过合同方式许可他人有偿使用其注册商标的权利。

三、注册商标的申请、变更和转让、许可使用和专用权保护

（一）商标注册的申请

自然人、法人或者其他组织在生产经营活动中,对其商品或者服务需要取得商标专用权的,应当向商标局申请商标注册。申请注册的商标,应当有显著特征,便于识别,并不得与他人在先取得的合法权利相冲突。商标注册申请人自其商标在外国第一次提出商标注册申请之日起 6 个月内,又在中国就相同商品以同一商标提出商标注册申请的,依照该外国同中国签订的协议或者共同参加的国际条约,或者按照相互承认优先权的原则,可以享有优先权。商标在中国政府主办的或者承认的国际展览会展出的商品上首次使用的,自该商品展出之日起 6 个月内,该商标的注册申请人可以享有优先权。

（二）注册商标的变更、转让和许可使用

1. 注册商标的变更　注册商标需要变更注册人的名义、地址或者其他注册事项的,应当提出变更申请。

2. 注册商标的转让　转让注册商标的,转让人和受让人应当签订转让协议,并共同向商标局提出申请。受让人应当保证使用该注册商标的商品质量。转让注册商标的,商标注册人对其在同一种商品上注册的近似的商标,或者在类似商品上注册的相同或者近似的商标,应当一并转让。对容易导致混淆或者有其他不良影响的转让,商标局不予核准,书面通知申请人并说明理由。转让注册商标经核准后,予以公告。受让人自公告之日起享有商标专用权。

3. 注册商标的许可使用　商标注册人可以通过签订商标使用许可合同,许可他人使用其注册商标。许可人应当监督被许可人使用其注册商标的商品质量。被许可人应当保证使用该注册商标的商品质量。经许可使用他人注册商标的,必须在使用该注册商标的商品上标明被许可人的名称和商品产地。许可他人使用其注册商标的,许可人应当将其商标使用许可报商标局备案,由商标局公告。商标使用许可未经备案不得对抗善意第三人。

四、商标专用权的保护

（一）商标专用权的保护范围和续展

注册商标的专用权,以核准注册的商标和核定使用的商品为限。注册商标的有效期为 10 年,自核准注册之日起计算。注册商标有效期满,需要继续使用的,商标注册人应当在期满前 12 个月内按照规定办理续展手续;在此期间未能办理的,可以给予 6 个月的宽展期。每次续展注册的有效期为 10 年,自该商标上一届有效期满次日起计算。期满未办理续展手续的,注销其注册商标。

（二）侵犯商标专用权的救济

一般而言,商标专用权被侵犯时可通过以下途径寻求救济:①由当事人协商解决;②商标注册人或利害关系人向人民法院起诉;③请求工商行政管理部门处理;④构成犯罪的,由司法机关依法追究刑事责任。

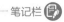

第四节 与药品有关的著作权

一、著作权的概念

著作权是民事主体依法对作品及相关客体所享有的专有权利。1990 年 9 月 7 日,第七届全国人民代表大会常务委员会第十五次会议通过了《中华人民共和国著作权法》(以下简称《著作权法》),并根据 2001 年 10 月 27 日第九届全国人民代表大会常务委员会第二十四次会议《关于修改〈中华人民共和国著作权法〉的决定》、2010 年 2 月 26 日第十一届全国人民代表大会常务委员会第十三次会议《关于修改〈中华人民共和国著作权法〉的决定》和 2020 年 11 月 11 日第十三届全国人民代表大会常务委员会第二十三次会议通过《全国人民代表大会常务委员会关于修改〈中华人民共和国著作权法〉的决定》,对其进行了三次修正。新版《著作权法》自 2021 年 6 月 1 日起施行。

二、著作权的主体、客体和归属

1. 著作权的主体 著作权的主体指的是依法对文学、艺术和科学作品享有著作权的人,包括作者和其他依法享有著作权的公民、法人和非法人组织。

2. 著作权的客体 著作权的客体是作品,包括一般的作品和计算机软件。与药品有关的著作权的客体可以是由与医药相关的单位提供资金、资料,组织人员创作或承担责任的有关年鉴、百科全书、教材、摄影画册等编辑作品的著作权。

3. 著作权的归属 著作权属于作者,《著作权法》另有规定的除外。

4. 不保护对象 《著作权法》规定的不保护的对象包括:①法律、法规,国家机关的决议、决定、命令和其他具有立法、行政、司法性质的文件及其官方正式译文;②单纯事实消息;③历法、通用数表、通用表格和公式。

三、著作权的内容、产生与保护期限

(一)著作权的内容

著作权的内容,指的是著作权人根据法律规定对其作品有权进行控制、利用及支配的具体行为方式,包括著作人身权和著作财产权。

1. 著作人身权 即作者资格权,是作者基于作品依法享有的各种以人身利益为内容的权利,包括署名权、发表权、修改权、保护作品完整权等。

2. 著作财产权 即经济权利,是著作权人自己使用或者授权他人以一定方式使用作品而获得利益,包括使用权和报酬权。

(二)著作权的产生与保护期限

著作权自作品完成之日起产生,并受《著作权法》保护。外国人或无国籍人的作品首先在中国境内出版的,自首次出版之日起产生。作者的署名权、修改权和保护作品完整权的保护期限不受限制。自然人作品的发表权、使用权和获得报酬权的保护期限为作者终生及其死亡后 50 年;合作作品的保护期限截止于最后死亡的作者死亡后 50 年;法人及非法人组织的作品,著作权(除署名权外)由法人或非法人组织享有的职务作品,其发表权、使用权和获得报酬权的保护期限为 50 年,从作品首次发表之日算起。

第五节 药品商业秘密

一、商业秘密概述

商业秘密,是指不为公众所知悉、能为权利人带来经济利益,具有实用性并经权利人采取保密措施的设计资料、程序、产品配方、制作工艺、制作方法、管理诀窍、客户名单、货源情报、产销策略等技术信息和经营信息。其中,不为公众知悉,是指该信息是不能从公开渠道直接获取的;能为权利人带来经济利益,具有实用性,是指该信息具有可确定的可应用性,能为权利人带来现实的或者潜在的经济利益或者竞争优势;权利人采取保密措施,包括订立保密协议,建立保密制度及采取其他合理的保密措施。根据国家工商行政管理局发布的《关于禁止侵犯商业秘密行为的若干规定》(1998年修订)规定,技术信息和经营信息包括设计、程序、产品配方、制作工艺、制作方法、管理诀窍、客户名单、货源情报、产销策略、招投标中的标底及标书内容等信息。而权利人采取保密措施就意味着权利人为此必须采取包括订立保密协议,建立保密制度及其他合理的保密措施。对于商业秘密的保护,在药品行业亦不例外,且尤显重要。例如,药品生产企业为进行药品注册所提交的申报资料大致可以分为两类:一类是商业秘密之外的信息,另一类是属于商业秘密的信息。由于药品生产企业申报提供的材料包含了为进行药品研发所采用的各种工艺、技术以及所进行的各种实验数据,这些都涉及药品生产企业的商业秘密。因此,对于属于商业秘密的申报信息,审批机关及其相关工作人员对此申报信息有保密的义务,在没有正当理由的情况下不得以任何形式对外披露。

二、商业秘密的特征

一般而言,只有同时具备以下四个特征的技术信息和经营信息才属于商业秘密:

(一)秘密性

商业秘密首先必须是处于秘密状态的信息,不可能从公开的渠道获悉。《关于禁止侵犯商业秘密行为的若干规定》规定:"不为公众所知悉,是指该信息是不能从公开渠道直接获取的。"即不为所有者或所有者允许知悉范围以外的其他人所知悉,不为同行业或者该信息应用领域的人所普遍知悉。

(二)实用性

商业秘密与其他理论成果的根本区别就在于,商业秘密具有现实或潜在的实用价值。商业秘密必须是一种现在或者将来能够应用于生产经营或者对生产经营有用的具体的技术方案和经营策略。不能直接或间接使用于生产经营活动的信息,不具有实用性,不属于商业秘密。

(三)保密性

保密性即权利人采取保密措施,包括订立保密协议,建立保密制度及采取其他合理的保密手段。只有当权利人采取了能够明示其保密意图的措施,才能成为法律意义上的商业秘密。

(四)价值性

价值性是指该商业秘密自身所蕴含的经济价值和市场竞争价值,并能实现权利人经济利益的目的。

三、商业秘密的范围

商业秘密具有丰富的内涵和广泛的应用范围。它是所有者的重要财产,而且这种财产既可以是有形的,也可以是无形的。

(一)商业秘密的界定

依据我国法律对商业秘密的界定,它所涉及的范围为两类:

1. 技术信息　它是指凭经验或技能所产出的,在实际中尤其是工业中适用的技术情报、数据或知识。它包括化学配方、工艺流程、未申请专利的设计、技术秘诀等。

2. 经营信息　它是指具有秘密性质的经营管理方法及与经营管理方法密切相关的信息和情报。它包括管理方法、企业营销战略、客户名单、货源情报等。

(二)商业秘密的内容

商业秘密包括生产领域的秘密和商业领域的秘密。从商业企业角度来看,商业秘密范围似乎更广一些,同时也更为明确,主要包括以下诸方面的内容:

1. 产品　它是指由公司自己开发的,并具有商业价值的产品,在未获得专利之前,便可以称得上是一项商业秘密。即便产品本身不是商业秘密,组成产品的成分及组成的方式等也可能成为商业秘密。

2. 配方　工业配方是商业秘密中的一种常见形式。很多食品的配方及其化学合成,化妆品的确切成分及各种含量度的比例都是很有价值的商业秘密。如"可口可乐"饮料配方作为一项商业秘密闻名于世。

3. 工艺程序　它是指若干设备,经过特定组合,可以成为一项高效率的工艺流程。这项工艺流程便可能成为商业秘密。

4. 机器设备及其改进　在市场上,通过一般正常的渠道公开购买的设备不能算作商业秘密。但是,若公司以独特的方法对它进行改进,从而使其生产能力更高或具有更多的用途。那么,这项改进就可以作为商业秘密。

5. 研究与开发的文件　公司在文件中如何记录研究和开发也是商业秘密。如设计的蓝图、图样、计算机数据、实验结果,以及具体表明开发过程的设计都属于这一类,即使是失败实验的文件和记录也属于这一类,切不可落入竞争者手中。

6. 通信　公司的一般通信信件不属于商业秘密,因为它不属于保护的对象。但有些特定的通信同公司的经营活动有关,事关大局,落入竞争者手中将对对方大有帮助,这样的通信就应视为商业秘密。

7. 公司内部文件　公司有许多文件,同公司各方面经营活动有重要关系,应尽可能列入商业秘密范围。如某公司采购文件中记录了该公司购买关键物资或服务的实际费用,若竞争对手看到这项文件,就可推算出公司对某些产品的定价,对其很有帮助,这样的文件就应列入商业秘密范围。即便是一张计算机用纸,若在上面记载有公司在任何一个时间存货的情况,都可属于商业秘密。

8. 客户情报　客户情报是商业秘密中的重要内容。若是在价格合适的情况下,公司可以在市场上向任何人出售产品,则公司的客户不能成为商业秘密。通常是在工业部门,客户名单则是受到保护的公司情报。

9. 财务和会计报表　公司的内部财务和会计报表,除向外公开的以外,应该属于商业秘密的范畴。在发达国家,甚至公司同哪些银行有联系也可算作商业秘密。

10. 诉讼情况　一项潜在的诉讼会给公司带来不利的影响。因此,在诉讼尚未成为公开事实之前,也应列入商业秘密范围。

11. 公司的规范和战略发展规范　公司的长远规范、内部的运作与营销战略计划等内部文件也属于商业秘密。但是,很多企业还没有注意到要保护这些文件。

四、侵犯商业秘密行为的表现形式

侵犯商业秘密行为是指为了竞争或个人目的,通过不正当的方法来获取、泄露或使用他人商业秘密的行为。《中华人民共和国反不正当竞争法》(以下简称《反不正当竞争法》)规定,经营者不得采用下列手段侵犯商业秘密:以盗窃、利诱、胁迫或者其他不正当手段获得权利人的商业秘密;披露、使用或者允许他人使用以前项手段获取的权利人的商业秘密;违反约定或者违反权利人有关保守商业秘密的要求,披露、使用或者允许他人使用其掌握的商业秘密。《反不正当竞争法》还规定,第三人明知或者应知上述所列违法行为,获取、使用或者披露他人的商业秘密,视其侵犯商业秘密。从实践中来看,侵犯商业秘密行为有多种形式。

1. 盗窃商业秘密。盗窃商业秘密是一种极不道德的商业行为,从盗窃行为的主体来看,一种是公司内部的雇员盗窃其雇主的商业秘密以后,转卖给第三者,从中牟取不义之财。另一种是公司外部人员盗窃商业秘密自用,以便与权利人进行竞争。这两类人员是公司商业秘密的现实与潜在威胁。而大多数企业家,往往是把眼睛盯住其组织以外的那些人。这是因为,一般人总是容易接受来自外部的威胁而不愿意承认来自内部的威胁。事实上,公司内部的雇员却是公司商业秘密最大的威胁。从国外统计资料来看,历来由公司内部雇员盗窃商业秘密的案例总是多于外部人员。

2. 了解或掌握商业秘密的有关技术人员和经营管理人员,擅自泄露或允许他人使用其所了解或掌握的受雇单位的商业秘密。这是一种严重的工作失误。

3. 了解他人商业秘密后,未经权利人许可,擅自在公开媒体上宣传,泄露其所了解的商业秘密。这是一种对权利人不负责任的侵犯商业秘密的违法行为。

4. 明知第三者获得的商业秘密是通过不正当手段达到的,但仍然给第三者一定好处,从而索取该商业秘密,以便获得更多的暴利;中介机构明知他人的商业秘密为非法所得,仍为其代理转让。

5. 个别企业主管单位或行业协会,不遵守法律、法规的规定,违背下属企业的意愿,强迫拥有商业秘密的下属企业将所拥有的商业秘密无偿传播给其他下属企业。

6. 某些国家机关工作人员、事业单位工作人员,违反国家有关法律、法规,擅自将其在业务工作中了解到的商业秘密泄露给外界。

第六节　中药品种保护

一、中药品种保护概述

1992 年 10 月 14 日国务院颁布《中药品种保护条例》,该条例于 1993 年 1 月 1 日实施。首届国家中药品种保护审评委员会于 1993 年 10 在北京成立,我国中药品种保护工作全面展开。中药品种保护是对专利保护和新药保护的一种后续保护。2018 年 9 月 18 日《国务院关于修改部分行政法规的决定》对《中药品种保护条例》进行了修订并实施。中药品种保护使得药品市场得以进一步规范,劣质药品得以淘汰,高质量药品得以占据更大的市场份额,从而为企业赢得更多的经济利益。

二、中药保护品种等级划分

《中药品种保护条例》保护的中药品种,必须是列入国家药品标准的品种。经过国务院卫生行政部门认定,列为省、自治区、直辖市药品标准的品种,也可以申请保护。受保护的中药品种分为一级、二级。

符合下列条件之一的中药品种,可以申请一级保护:

1. 对特定疾病有特殊疗效的。

2. 相当于国家一级保护野生药材物种的人工制成品。

3. 用于预防和治疗特殊疾病的。

符合下列条件之一的中药品种,可以申请二级保护:

1. 符合申请一级保护规定条件的品种或者已经解除一级保护的品种。

2. 对特定疾病有显著疗效的。

3. 从天然药物中提取的有效物质及特殊制剂。

三、申请办理中药品种保护的程序

1. 中药生产企业对其生产的符合规定的中药品种,可以向所在地省级药品监督管理部门提出申请,由省级药品监督管理部门初审签署意见后,报国务院药品监督管理部门。特殊情况下,中药生产企业也可以直接向国务院药品监督管理部门提出申请。

2. 国务院药品监督管理部门委托国家中药品种保护审评委员会负责对申请保护的中药品种进行审评。国家中药品种保护审评委员会应当自接到申请报告书之日起 6 个月内作出审评结论。

3. 根据国家中药品种保护审评委员会的审评结论,由国务院药品监督管理部门决定是否给予保护。批准保护的中药品种,由国务院药品监督管理部门发给《中药保护品种证书》。国务院药品监督管理部门负责组织国家中药品种保护审评委员会,委员会成员由国务院药品监督管理部门聘请中医药方面的医疗、科研、检验及经营、管理专家担任。

四、中药保护品种的保护期限及保护措施

1. 中药一级保护品种的保护期限分别为 30 年、20 年和 10 年　中药一级保护品种的处方组成、工艺制法,在保护期限内由获得《中药保护品种证书》的生产企业和有关的药品监督管理部门及有关单位和个人负责保密,不得公开。负有保密责任的有关部门、企业和单位应当按照国家有关规定,建立必要的保密制度。向国外转让中药一级保护品种的处方组成、工艺制法的,应当按照国家有关保密的规定办理。中药一级保护品种因特殊情况需要延长保护期限的,由生产企业在该品种保护期满前 6 个月,依照《中药品种保护条例》第九条规定的程序申报。延长的保护期限由国务院药品监督管理部门根据国家中药品种保护审评委员会的审评结果确定;但是,每次延长的保护期限不得超过第一次批准的保护期限。

2. 中药二级保护品种的保护期限为 7 年　中药二级保护品种在保护期满后可以延长 7 年。申请延长保护期的中药二级保护品种,应当在保护期满前 6 个月,由生产企业依照《中药品种保护条例》规定的程序申报。

国务院药品监督管理部门批准保护的中药品种如果在批准前是由多家企业生产的,其中未申请《中药保护品种证书》的企业应当自公告发布之日起 6 个月内向国务院药品监督管理部门申报,并依照《中药品种保护条例》第十条的规定提供有关资料,由国务院药品监督管理部门指定药品检验机构对该申报品种进行同品种的质量检验。国务院药品监督管

理部门根据检验结果,可以采取以下措施:对达到国家药品标准的,补发《中药保护品种证书》。对未达到国家药品标准的,依照药品管理的法律、行政法规的规定撤销该中药品种的批准文号。

对临床用药紧缺的中药保护品种的仿制,须经国务院药品监督管理部门批准并发给批准文号。仿制企业应当付给持有《中药保护品种证书》并转让该中药品种的处方组成、工艺制法的企业合理的使用费,其数额由双方商定;双方不能达成协议的,由国务院药品监督管理部门裁决。

生产中药保护品种的企业应当根据省、自治区、直辖市人民政府药品监督管理部门提出的要求,改进生产条件,提高品种质量。中药保护品种在保护期内向国外申请注册的,须经国务院药品监督管理部门批准。

法规原文

学习小结

1. 学习内容

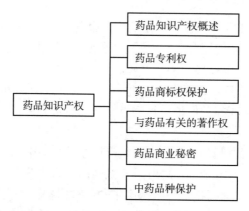

药品知识产权 —— 药品知识产权概述、药品专利权、药品商标权保护、与药品有关的著作权、药品商业秘密、中药品种保护

2. 学习方法 可通过查阅文献、典型案例分析等方法加深对药品知识产权的理解,了解我国药品相关保护法规制度,深化对药品知识产权的认识,增强学习者对药品创新和新药研制的信心与动力。同时,中药作为我国特有的知识产权保护对象,要注意理解和区分我国药品专利保护与相关行政保护的概念和特征。

（王一硕 喻小勇）

扫一扫
测一测

复习思考题

1. 简述医药知识产权的分类。
2. 药品专利有哪些类型?
3. 简述药品的商标注册。
4. 简述著作权的内容。
5. 简述侵犯他人商业秘密的形式。

◇◇◇ 主要参考书目 ◇◇◇

1. 国家药品监督管理局执业药师资格认证中心.药事管理与法规[M].北京:中国医药科技出版社,2020.

2. 万仁甫.药事管理与法规[M].3 版.北京:人民卫生出版社,2018.

3. 沈力,吴美香.药事管理与法规[M].北京:中国医药科技出版社,2017.

4. 谢明,田侃.药事管理与法规[M].2 版.北京:人民卫生出版社,2016.

5. 杨世民.药事管理学[M].6 版.北京:中国医药科技出版社,2019.

6. 何宁,胡明.药事管理学[M].2 版.北京:中国医药科技出版社,2018.

7. 刘红宁.药事管理学[M].10 版.北京:中国中医药出版社,2016.

8. 田侃,吕雄文.药事管理学[M].北京:中国医药科技出版社,2016.

9. 马凤森.药事管理学[M].2 版.杭州:浙江大学出版社,2017.

10. 孟锐.药事管理学[M].4 版.北京:科学出版社,2016.

11. 杨波,刘兰茹,杨书良.药事管理学[M].3 版.北京:化学工业出版社,2017.

12. 翁开源,廖瑞斌.药事管理学(案例版)[M].2 版.北京:科学出版社,2017.

◇◇◇ 附 录 ◇◇◇

附录一 常用术语英汉对照表

A

active pharmaceutical ingredients, API	活性药物成分
adverse drug event, ADE	药品不良事件
adverse drug reaction, ADR	药品不良反应
Agreement on Trade-Related Aspects of Intellectual Property Rights, TRIPS	与贸易有关的知识产权协定
American Society of Health-System Pharmacists, ASHP	美国卫生系统药师协会
assessment	评价

B

blinding/masking	设盲

C

cause-compare research	原因比较研究
Center for Drug Evaluation and Research, CDER	美国 FDA 药品评价与研究中心
China Food and Drug Administration, CFDA	国家食品药品监督管理总局
Chinese crude drug	中药材
Chinese herbal pieces	中药饮片
clinical trial	临床试验
contract research organization, CRO	合同研究组织
current good manufacturing practice, cGMP	动态药品生产质量管理规范

D

descriptive research	描述性研究
develop research	发展性研究
dispensing	调剂
drug instruction	药品说明书
drug label and directions	药品标识物
drug standard	药品标准

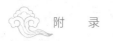

drugs distribution   药品流通

E

Essential Drugs List,EDL   基本药物目录

essential medicines   基本药物

ethics committee   伦理委员会

experiment system   实验系统

experimental research   实验研究

G

Good Agricultural Practice,GAP   中药材生产质量管理规范

Good Clinical Practice,GCP   药物临床试验质量管理规范

Good Laboratory Practice,GLP   药物非临床研究质量管理规范

Good Manufacturing Practice,GMP   药品生产质量管理规范

Good Pharmacy Practice,GPP   优良药房工作规范

good post-marketing surveillance practice,GPMSP 药品上市后监测实施标准

Good Review Practice,GRP   药品再评价质量管理规范

Good Supplying Practice,GSP   药品经营质量管理规范

H

handling of drugs   药品经营

historical research   历史研究

Hospital Information System,HIS   医疗机构信息系统

I

informed consent   知情同意书

introduction   介绍

institutional pharmacy administration   医疗机构药事管理

intellectual property   知识产权

investigate research   调查研究

investigational new drug,IND   申请作为临床研究用新药

investigational product   试验用药品

Investigator's brochure   研究者手册

L

leading compound   先导化合物

legislation of pharmacy administration   药事管理立法

licensed pharmacist   执业药师

M

medication history   药历

multiple center trial   多中心试验

Marketing Authorization Holder,MAH   药品上市持有人

N

narcotic drugs	麻醉药品
National Drug/Medicine Policy, NDP/NMP	国家药物政策
National Essential Drug System, NEDS	国家基本药物制度
new chemical entities, NCEs	新化合物实体
new drug application, NDA	新药申请
new drug	新药
non-clinical study	非临床研究
nonprescription drug/OTC (over the counter)	非处方药

P

pharmaceutical affair	药学事业
pharmaceutical care, PC	药学保健
pharmaceutical service	药学服务
pharmacist	药师
pharmacy administration law	药事管理法
pharmacy administration	药事管理
Pharmacy Intravenous Admixture Services, PIVAS	静脉药物调配中心
plan	治疗方案
post-marketing drug assessment	药品上市后再评价
post-marketing surveillance, PMS	药品上市后监测制度
prescription drug or ethical drug	处方药
prescription	处方

Q

quality assurance unit, QAU	质量保证部门

R

radioactive drug	放射性药品
recommendation	提出建议

S

signature	签字
social pharmacy	社会药学
standard operation procedure, SOP	标准操作规程
specimen	标本
spirit drug	精神药品
National Medical Products Administration, NMPA	国家药品监督管理局
State Food and Drug Administration, SFDA	国家食品药品监督管理局
subjective	主诉
supervision and management of drug	药品监督管理

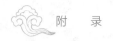

technical evaluation	技术审评

T

text	正文部分
the discipline of pharmacy administration	药事管理学
the legal system of pharmacy administration	药事管理法律体系
The Pharmacopoeia of the People's Republic of China, ChP	中华人民共和国药典
The quality authorized person	质量受权人
therapeutic drug monitoring, TDM	治疗药物监测
title	主题
total quality management, TQM	全面质量管理
toxic drug	毒性药品
traditional Chinese medicine preparations	中成药
traditional Chinese medicine	中药

U

Uppsala Monitoring Center, UMC	乌普沙拉监测中心

W

WHO Monitoring Center	WHO 药物监测中心
World Health Organization, WHO	世界卫生组织
World Intellectual Property Organization, WIPO	世界知识产权组织
World Trade Organization, WTO	世界贸易组织

附录二　常用术语汉英对照表

B

标本	specimen
标准操作规程	standard operation procedure, SOP

C

处方	prescription
处方药	prescription drug or ethical drug

D

调查研究	investigate research
动态药品生产质量管理规范	current good manufacturing practice, cGMP
毒性药品	toxic drug
多中心试验	multiple center trial

F

发展性研究	develop research
放射性药品	radioactive drug
非处方药	nonprescription drug/OTC（over the counter）
非临床研究	non-clinical study

G

国家基本药物制度	National Essential Drug System，NEDS
国家食品药品监督管理局	State Food and Drug Administration，SFDA
国家食品药品监督管理总局	China Food and Drug Administration，CFDA
国家药物政策	National Drug/Medicine Policy，NDP/NMP
国家药品监督管理局	National Medical Products Administration，NMPA

H

合同研究组织	contract research organization，CRO
活性药物成分	active pharmaceutical ingredients，API

J

基本药物	essential medicines
基本药物目录	Essential Drugs List，EDL
技术审评	technical evaluation
介绍	introduction
精神药品	spirit drug
静脉药物调配中心	Pharmacy Intravenous Admixture Services，PIVAS

L

历史研究	historical research
临床试验	clinical trial
伦理委员会	ethics committee

M

麻醉药品	narcotic drugs
美国 FDA 药品评价与研究中心	Center for Drug Evaluation and Research，CDER
美国卫生系统药师协会	American Society of Health-System Pharmacists，ASHP
描述性研究	descriptive research

P

评价	assessment

Q

签字	signature
全面质量管理	total quality management，TQM

S

设盲	blinding/masking

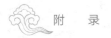

社会药学	social pharmacy
申请作为临床研究用新药	investigational new drug，IND
实验系统	experiment system
实验研究	experimental research
世界贸易组织	World Trade Organization，WTO
世界卫生组织	World Health Organization，WHO
世界知识产权组织	World Intellectual Property Organization，WIPO
试验用药品	investigational product

T

提出建议	recommendation
调剂	dispensing

W

WHO 药物监测中心	WHO Monitoring Center
乌普沙拉监测中心	Uppsala Monitoring Center，UMC

X

先导化合物	leading compound
新化合物实体	new chemical entities，NCEs
新药	new drug
新药申请	new drug application，NDA

Y

研究者手册	Investigator's brochure
药历	medication history
药品标识物	drug label and directions
药品标准	drug standard
药品不良反应	adverse drug reaction，ADR
药品不良事件	adverse drug event，ADE
药品监督管理	supervision and management of drug
药品经营	handling of drugs
药品经营质量管理规范	Good Supplying Practice，GSP
药品流通	drugs distribution
药品上市后监测实施标准	good post marketing surveillance practice，GPMSP
药品上市后监测制度	post-marketing surveillance，PMS
药品上市后再评价	post-marketing drug assessment
药品生产质量管理规范	Good Manufacturing Practice，GMP
药品说明书	drug instruction
药品再评价质量管理规范	Good Review Practice，GRP
药师	pharmacist

药事管理	pharmacy administration
药事管理法	pharmacy administration law
药事管理法律体系	the legal system of pharmacy administration
药事管理立法	legislation of pharmacy administration
药事管理学	the discipline of pharmacy administration
药物非临床研究质量管理规范	Good Laboratory Practice, GLP
药物临床试验质量管理规范	Good Clinical Practice, GCP
药学保健	pharmaceutical care, PC
药学服务	pharmaceutical service
药学事业	pharmaceutical affair
药品上市持有人	Marketing Authorization Holder, MAH
医疗机构信息系统	Hospital Information System, HIS
医疗机构药事管理	institutional pharmacy administration
优良药房工作规范	Good Pharmacy Practice, GPP
与贸易有关的知识产权协定	Agreement on Trade-Related Aspects of Intellectual Property Rights, TRIPS
原因比较研究	cause-compare research

Z

正文部分	text
知情同意书	informed consent form
知识产权	intellectual property
执业药师	licensed pharmacist
质量保证部门	quality assurance unit, QAU
质量受权人	The quality authorized person
治疗方案	plan
治疗药物监测	therapeutic drug monitoring, TDM
中成药	traditional Chinese medicine preparations
中华人民共和国药典	The Pharmacopoeia of the People's Republic of China, ChP
中药	traditional Chinese medicine
中药材	Chinese crude drug
中药材生产质量管理规范	Good Agricultural Practice, GAP
中药饮片	Chinese herbal pieces
主诉	subjective
主题	title

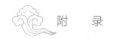

附录三　常用药事法规名录

1.《中共中央　国务院关于促进中医药传承创新发展的意见》(中共中央、国务院,2019年10月20日)

2.《中药材保护和发展规划(2015—2020年)》(工业和信息化部、国家中医药管理局等部门,2015年4月14日)

3.《中华人民共和国药品管理法》(全国人大常务委员会,2019年8月26日)

4.《"十三五"国家药品安全规划》(国务院,2017年2月14日)

5.《国务院办公厅关于完善国家基本药物制度的意见》(国务院办公厅,2018年9月19日)

6.《关于进一步加强公立医疗机构基本药物配备使用管理的通知》(国家卫生健康委员会、国家中医药管理局,2019年1月17日)

7.《国家基本药物目录》(2018年版)(国家卫生健康委员会、国家中医药管理局,2018年9月30日)

8.《总局关于进一步加强食品药品标准工作的指导意见》(国家食品药品监督管理总局,2018年1月17日)

9.《国务院办公厅关于进一步改革完善药品生产流通使用政策的若干意见》(国务院办公厅,2017年1月24日)

10.《国家药监局关于药品信息化追溯体系建设的指导意见》(国家药品监督管理局,2018年10月31日)

11.《处方药与非处方药分类管理办法(试行)》(国家药品监督管理局,1999年6月18日)

12.《处方药与非处方药流通管理暂行规定》(国家药品监督管理局,1999年12月28日)

13.《国务院关于整合城乡居民基本医疗保险制度的意见》(国务院,2016年1月3日)

14.《基本医疗保险用药管理暂行办法》(国家医疗保障局,2020年7月30日)

15.《野生药材资源保护管理条例》(国务院,1987年10月30日)

16.《国家医药储备管理办法》(国家经济贸易委员会办公厅,1999年6月14日)

17.《执业药师职业资格制度规定》(国家药品监督管理局,2019年3月20日)

18.《执业药师职业资格考试实施办法》(国家药品监督管理局、人力资源和社会保障部,2019年3月5日)

19.《反兴奋剂条例》(国务院,2018年9月18日)

20.《放射性药品管理办法》(国务院,2017年3月1日)

21.《麻醉药品和精神药品管理条例》(国务院,2016年2月6日)

22.《医疗用毒性药品管理办法》(国务院,1988年12月27日)

23.《易制毒化学品管理条例》(国务院,2018年9月18日)

24.《中华人民共和国疫苗管理法》(全国人大常务委员会,2019年6月29日)

25.《药品说明书和标签管理规定》(国家食品药品监督管理局,2006年3月15日)

26.《国家药品监督管理局关于药品上市许可持有人直接报告不良反应事宜的公告》(国家药品监督管理局,2018年9月29日)

27.《药品不良反应报告和监测管理办法》(卫生部,2011年5月4日)

28.《药品召回管理办法》(国家食品药品监督管理局,2007年12月10日)

29.《药品注册管理办法》(国家市场监督管理总局,2020年1月22日)

30.《中药注册分类及申报资料要求》(国家药品监督管理局,2020 年 9 月 27 日)

31.《药物非临床研究质量管理规范》(国家食品药品监督管理总局,2017 年 7 月 27 日)

32.《药物临床试验质量管理规范》(国家药品监督管理局、国家卫生健康委员会,2020 年 4 月 27 日)

33.《药品生产质量管理规范》(卫生部,2011 年 1 月 17 日)

34.《中药材生产质量管理规范》(国家药品监督管理局,2002 年 4 月 17 日)

35.《药品经营监督管理办法(征求意见稿)》(国家市场监督管理总局,2019 年 10 月 15 日)

36.《药品经营质量管理规范》(国家食品药品监督管理总局,2016 年 7 月 13 日)

37.《药品经营质量管理规范现场检查指导原则》(国家食品药品监督管理总局,2016 年 12 月 16 日)

38.《互联网药品信息服务管理办法》(国家食品药品监督管理总局,2017 年 11 月 21 日)

39.《医疗机构管理条例》(国务院,2016 年 2 月 6 日)

40.《医疗机构管理条例实施细则》(国家卫生和计划生育委员会,2017 年 2 月 21 日)

41.《医疗机构处方审核规范》(国家卫生健康委员会办公厅,2018 年 6 月 29 日)

42.《关于加快药学服务高质量发展的意见》(国家卫生健康委员会、国家中医药管理局,2018 年 11 月 21 日)

43.《国务院办公厅关于建立现代医院管理制度的指导意见》(国务院办公厅,2017 年 7 月 14 日)

44.《国务院办公厅关于完善公立医院药品集中采购工作的指导意见》(国务院办公厅,2015 年 2 月 9 日)

45.《中药品种保护条例》(国务院,2018 年 9 月 18 日)

46.《中华人民共和国专利法》(全国人大常务委员会,2020 年 10 月 17 日)

47.《中华人民共和国商标法》(全国人大常务委员会,2019 年 4 月 23 日)

48.《中华人民共和国著作权法》(全国人大常务委员会,2020 年 11 月 11 日)

49.《中医药发展战略规划纲要(2016—2030 年)》(国务院,2016 年 2 月 26 日)

50.《中医药健康服务发展规划(2015—2020 年)》(国务院办公厅,2015 年 4 月 24 日)

复习思考题
答案要点

模拟试卷